Theodor Billroth

Die Krankenpflege im Hause und im Hospitale

Ein Handbuch für Familien und Krankenpflegerinnen

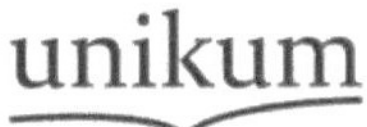

Theodor Billroth

Die Krankenpflege im Hause und im Hospitale

Ein Handbuch für Familien und Krankenpflegerinnen

ISBN/EAN: 9783845723006

Erscheinungsjahr: 2012

Erscheinungsort: Bremen, Deutschland

www.unikum-verlag.de | office@unikum-verlag.de

Theodor Billroth

Die Krankenpflege im Hause und im Hospitale

Ein Handbuch für Familien und Krankenpflegerinnen

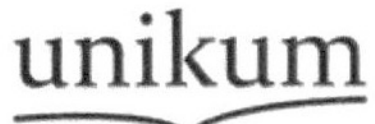

Die Krankenpflege

im

Hause und im Hospitale.

Ein Handbuch

für Familien und Krankenpflegerinnen

zum Besten des

Rudolphiner-Vereines

zur Erbauung und Erhaltung eines Pavillon-Krankenhauses behufs Heranbildung von Pflegerinnen für Kranke und Verwundete in Wien

herausgegeben

von

Dr. Th. Billroth

in Wien.

Wien.

Druck und Verlag von Carl Gerold's Sohn.

1881.

Vorwort.

Es gibt eine ziemlich große Anzahl von Büchern über weibliche Krankenpflege, doch kann ich nur folgende empfehlen:

Dr. L. G. Courvoisier. Die häusliche Krankenpflege. Basel 1876.

Florence S. Lees. Handbuch für Krankenpflegerinnen, übersetzt von Dr. Paul Schliep. Berlin 1874.

Florence Nightingale. Rathgeber für Gesundheits- und Krankenpflege, übersetzt von Dr. Paul Niemeyer. Leipzig 1878.

Taschenbuch für Krankenpflegerinnen. Weimar, Jahrgang 1879, 1880 und 1881.

Dr. J. Wiel. Diätetisches Kochbuch; in vielen Auflagen in Freiburg (Fr. Wagner'sche Buchhandlung) erschienen.

Dr. J. Wiel. Tisch für Magenkranke; ebenfalls in vielen Auflagen in Carlsbad (bei H. Feller) erschienen.

Nach meinem Ermessen enthalten diese und ähnliche Bücher, so vortrefflich sie auch geschrieben sind, theils zu wenig, theils zu viel. Zu viel in soferne, als ich alle systematischen anatomischen und physiologischen Auseinandersetzungen für ebenso überflüssig in solchen Büchern halte, als die systematischen Auseinandersetzungen über die Ursachen und die Erkenntniß aller möglichen Krankheiten. — Was man von medicinischer Wissenschaft und Kunst in populärer Form kurz darstellen kann, das wird immer nur etwas unendlich Oberflächliches und Unvollkommenes sein. Für eine begabte, hochstrebende Frau ist es zu wenig, für eine Frau, die ihr Glück und ihren Beruf in der Krankenpflege sucht und findet, ist es unnöthig. Von Kranken und ihrer Pflege zu sprechen, ohne etwas über die wichtigsten Krankheiten, einen Theil ihrer Ursachen und Erscheinungen zu sagen, geht nicht an; auch in diesem Buche findet sich Manches darüber; doch ist nur gelegent-

*

lich so viel eingefügt, als zum Verständniß unentbehrlich ist. Die Krankenpflegerin soll die Helferin des Kranken und des Arztes sein; sie soll lernen, die Anordnungen des Arztes zweckmäßig und genau auszuführen, doch sie soll nicht selbst auf eigene Hand curiren wollen; sie soll ein eben so unbedingtes Vertrauen auf den Arzt haben, wie der Kranke selbst; denn wenn dies nicht der Fall ist, so wird sie immer versucht sein, nach ihrem Halbwissen die Anordnungen des Arztes zu kritisiren, ihrer Meinung nach wohl gar verbessern zu wollen. Eine solche Pflegerin erschwert nicht nur dem Arzt die Ausübung seines Berufes, sondern es leidet unter solchen Verhältnissen immer der Kranke selbst am meisten; ja er kann dadurch, daß er durch die Pflegerin im Vertrauen zu seinem Arzt beirrt, bald diese, bald jene Curen beginnt, keine ganz und ordentlich durchführt, zu Grunde gerichtet werden.

Ich betrachte es als einen ganz besonderen Vorzug unserer deutschen Kranken-Behandlungsmethode, zumal in den Spitälern, daß der Oberarzt und seine Assistenten möglichst viel selbst thun. Dies gilt besonders von den Verbänden der Verwundeten. Es ist beim Verbande Verwundeter und Operirter so unendlich viel Sorgfalt nöthig, daß nicht einmal jeder junge Arzt dazu geeignet ist, ja manche es nie erlernen, weil sie ihre Aufmerksamkeit nicht genügend auf das Technische zusammenzufassen vermögen. Die persönliche Verantwortung des Verbindenden ist nach den jetzt gültigen Grundsätzen eine geradezu beängstigende geworden. — In Frankreich, England, Italien, Rußland überlassen die Aerzte das Verbinden der Wunden fast ausschließlich den Nonnen, Wärterinnen und Wärtern. So finden sich denn auch allerlei Anzeigen zu diesen oder jenen Verbandmethoden in anderen Handbüchern für Pflegerinnen auseinandergesetzt, die man vergeblich in meinem Buche suchen wird. — Ich bin weit entfernt, behaupten zu wollen, daß eine Frau bei gehöriger Unterweisung nicht eben so gut lernen könne, einen guten, wenn auch noch so complicirten Verband so sorgfältig zu machen, wie ein junger Arzt, aber ich weiß aus Erfahrung, daß es unendlich viele Frauen gibt, welche alle Eigenschaften einer vortrefflichen Pflegerin erwerben können, ohne gerade zu allem dem befähigt zu sein, was ein Arzt lernen und wissen muß.

Ich habe eine Reihe von Auseinandersetzungen vermieden, welche das Zartgefühl der Frauen gleich vom Anfange an verletzen können. Es lernt sich da Vieles am Krankenbette rasch und Manches wird nach und nach leicht überwunden, was bei der gedruckten Auseinandersetzung abschreckend wirkt.

Man wird nun vielleicht fragen, was denn nach Ausscheidung der erwähnten Abschnitte, die in den Büchern für Pflegerinnen umfangreiche Capitel füllen, noch übrig bleibt. Ich hoffe, die Leserinnen werden immer noch genug aus diesem Buche zu lernen und in ihr Gedächtniß dauernd einzuprägen finden.

Der Inhalt dieses kleinen Handbuches soll nach meiner Auffassung zugleich auch den Inhalt der ersten Vorträge (des Vorcurses) über Krankenpflege für diejenigen bilden, welche sich zu Berufs-Krankenpflegerinnen ausbilden wollen. Daß ein solcher Vorcurs gleich mit praktischen Demonstrationen verbunden sein muß, betrachte ich als selbstverständlich; ebenso, daß die ausgebildete Pflegerin nach und nach mehr lernen muß, als in diesem Buche steht. Wie viel der Arzt einzelnen besonders begabten Frauen übertragen will, hängt von ihm ab. Ebenso hat der Arzt zu beurtheilen, ob eine Frau sich zur Oberpflegerin in einem Krankenhause und zur Lehrerin für die Probeschwestern eignet; das Dienstalter darf dabei nie entscheidend sein, sondern nur die besondere Befähigung. Es sind dazu mehr gewisse Eigenschaften des Charakters und der Persönlichkeit nöthig, als außergewöhnliche medicinische Kenntnisse. Praktischer Verstand, klare Uebersicht der Verhältnisse, Menschenkenntniß, Unparteilichkeit, Geduld, Wohlwollen, ruhige Würde mit festem Charakter verbunden, machen die Frau wie den Mann mehr zum Leiter Anderer geeignet, als besonders vieles Wissen. Man lernt diese Eigenschaften nicht aus Büchern, sondern sie sind theils angeboren, theils müssen sie durch langjährige Erfahrung und Selbsterziehung erworben werden.

Nehme jede Frau und jedes Mädchen, das sich für Krankenpflege interessirt, getrost dies Buch in die Hände; ich hoffe, daß sie Manches darin finden wird, womit sie Andern helfen und wohlthun kann.

Einen Vorwurf wird man mir nicht ersparen, nämlich den, daß Vieles hier gedruckt ist, was über die Denkfähigkeit einer Pflegerin hinausgeht. Diesen Vorwurf nehme ich gern auf mich; man hat ihn mir in gleicher Weise gemacht, als ich ein Buch für Studenten schrieb, und doch habe ich alle Ursache, mit dem Erfolge jenes Buches zufrieden zu sein. — Abgesehen davon, daß ich hier nicht nur für Berufspflegerinnen, sondern auch für gebildete Hausfrauen und Familienmütter geschrieben habe, die doch nicht nur etwas auswendig zu lernen, sondern auch etwas zu denken haben wollen, und abgesehen davon, daß geistig wenig begabte Frauen sich überhaupt nicht zu Pflegerinnen eignen, habe ich immer gefunden, daß man praktische Erfolge in der Lehrthätigkeit mehr durch sichere Methode und allmähliche Ausbildung eines geordneten Denkens erzielt, als durch ein Herabsteigen zu tiefster Unkenntniß und niederster Begabung. Man rathe gar zu wenig begabten Frauen lieber vom Pflegerinnenberufe ab; nicht nur weil erfahrungsgemäß das zuverlässige Ausführen wichtiger Aufträge unbedingt eine gewisse Ausbildung der Intelligenz voraussetzt, sondern eben so sehr, weil die größte Herzensgüte nur im Vereine mit Verstandesausbildung praktische Erfolge auf dem Gebiete der Krankenpflege erzielen kann.

Wien, im Jänner 1881.

Dr. Th. Billroth.

Verfasser und Verleger haben bei der Herausgabe dieses Buches auf eigene Vortheile verzichtet. Die Berechnung des Verkaufspreises ist so gemacht, daß jedes verkaufte Exemplar dem „Rudolphiner-Verein" 1 fl. ö. W. einbringt.

Inhalt.

Einleitung.

Die Krankenpflege muß erlernt werden. — Die Eigenschaften der Krankenpflegerin: Neigung, innerer Beruf zur Krankenpflege; ruhiger Charakter; besonderes Talent, Beobachtungsgabe; Wahrheitsliebe, Ordnungssinn, Zuverlässigkeit; Fügsamkeit, Anstand, Sittlichkeit. — Gesunder Körper. Größte Sauberkeit. Leichte Hand. Geschicklichkeit und Sorgfalt. — Verhalten der Pflegerin im Verkehr mit den Kranken und ihrer Umgebung. Verschwiegenheit. Ruhige stille Thätigkeit. Pflege der Unheilbaren; Pflege der genesenden Kranken. — Hohe Ansprüche an den Pflegerinnenstand. — Pflegerinnenschulen.

„Probiren geht über Studiren;
doch hast Du nicht zuvor studirt,
so wirst Du öfter irregeführt."

Wer Andern hilft, verhilft sich selbst zum Glück. Viele möchten dieses Glück genießen, und wissen nicht, wie es anfangen. Leidenden helfen zu können, ist gewiß eine der schönsten Fähigkeiten, die der Mensch besitzt; doch er muß sie zu einer Kunst ausbilden, muß Wissen und Können mit einander verbinden, wenn er für Andere und für sich eine volle, beglückende Wirkung erzielen will. So viel angebornes Talent zur Hilfeleistung auch Jemand besitzt, eines sicheren Erfolges kann er sich nur erfreuen, wenn er weiß, wie er in jedem Falle helfen muß. Man kann sich gewiß auch auf diesem Gebiete durch Erfahrung und eigenes Suchen nach dem Zweckmäßigen Vieles aneignen, doch ein solches umhertappendes Suchen kann auch den Leidenden gelegentlich schaden und führt nur unendlich langsam zum erwünschten Ziel; die Ruhe und Sicherheit im Wirken, die schon für sich ein kräftiges Mittel ist, das Vertrauen der Kranken zu erwecken, wird dabei erst sehr spät erreicht. Gewiß kann diese Ruhe und Sicherheit nur bei der praktischen Ausführung der Krankenpflege gewonnen werden. Doch gibt es immerhin eine Menge von Dingen, welche in Vorträgen und Büchern im Zusammenhange auseinandergesetzt werden können; solche Bücher dienen dann zum Nachschlagen und wiederholten Lesen, um das Gelernte im Gedächtniß festzuhalten. Dies ist der Zweck auch dieses Buches; es enthält nicht Alles, was eine ausgebildete Krankenpflegerin wissen kann und soll, doch sind die Hauptgrundsätze der Krankenpflege darin gegeben.

Man kann daraus entnehmen, was etwa in den einzelnen Fällen geschehen soll, doch wie es in den besonderen Fällen auszuführen ist, das läßt sich nur durch die eigene praktische Uebung lernen. Wer diese dann in den Hauptsachen beherrscht, der weiß nicht nur, wie Kranke zu pflegen sind, sondern kann dann die Krankenpflege auch mit Erfolg ausüben. Mit allem unseren Wissen und Können verhält es sich in dieser Hinsicht gleich. Erst wenn wir unseren Beruf praktisch ausgeführt haben, sind wir im Stande, nicht nur unser Wissen, sondern auch unser Können aus Büchern noch zu vervollständigen, weil wir erst dann in der Lage sind, uns das richtig und klar vorzustellen, was wir lesen oder hören.

Ueber die zur Krankenpflege nöthigen Eigenschaften ist Mancherlei zu sagen. Ich will aber gleich hervorheben, daß dabei die Verbindung und Ausbildung der Eigenschaften in einem Menschen entscheidender für den Erfolg der Pflege ist, als eine besonders entwickelte Einzeleigenschaft. Ob eine Frau sich eignet, den Beruf als Pflegerin zu erfüllen, können nur die Aerzte und die Kranken beurtheilen, welche die Pflegerin in ihrem Wirken beobachten. — Eine der ersten Bedingungen für die Ausbildung zu diesem schweren Berufe ist, daß eine besonders starke Neigung zu dieser Art praktischer Hilfeleistung besteht. Es muß die Krankenpflegerin einen immer wieder und wiederkehrenden Trieb in sich verspüren, Leidenden wohl zu thun und zur Erkenntniß kommen, daß für sie eine Quelle höchsten Glückes in dieser Art des persönlichen Wohlthuns liegt. Ob diese Neigung stark genug ist, um die vielen Beschwerden und mancherlei peinlichen Empfindungen, ja die Gefahren, welche dieser Beruf auch gelegentlich mit sich bringt, dauernd zu überwinden, das zeigt sich erst in der praktischen Ausführung. Empfindet die Pflegerin das Glück ihres Berufes in dieser praktischen Ausführung täglich mehr, und überwindet sie die unangenehmen Seiten desselben täglich leichter, dann soll sie getrost ihre Lehrzeit durchführen. Fühlt sie indeß, daß sie sich über die Stärke ihrer Neigung getäuscht hat — und das kann der Besten begegnen — dann soll sie lieber einen anderen Beruf wählen.

Frauen, die rasch in leidenschaftlicher Erregung für alles Schöne und Erhabene erglühen, bei denen das Mitgefühl so stark ist, daß sie den körperlichen und seelischen Schmerz Anderer in gleicher Stärke mitempfinden oder sich dies wenigstens einbilden, eignen sich selten zur Krankenpflege; denn sie werden durch die Leiden Anderer in ihrem Denken und Thun gelähmt. Im Kriege habe ich es selbst öfter erlebt, daß Menschen mit allzu weichem Herzen vor lauter Mitgefühl und Mitjammer über alles Elend, was sie umgab, nicht zum Handeln kamen; es mag dem Leidenden einige Momente Trost gewähren, wenn er sieht, daß Andere tief mit ihm empfinden, doch den Helfenden wird er dankbarer sein.

Wenn nun auch Frauen mit so heiß empfindendem Mitgefühl bei gleichzeitiger Energie und Selbstbeherrschung sich zwingen können, wie man sagt, ihren Kopf oben zu behalten, so sind im Ganzen doch ruhigere Naturen, die weniger mit der Bekämpfung ihrer eigenen Empfindungen zu thun haben, mehr zur Krankenpflege geeignet. Gemüthsstimmungen Anderer wirken nicht nur auf uns ein, sondern unsere Stimmungen wirken ebenso auf Andere; meist geschieht beides unbewußt. Kranke sind nun noch viel empfänglicher und empfindlicher für die Stimmung ihrer Umgebung als Gesunde, und so ist es klar, daß leidenschaftliche, heftige Naturen, selbst wenn sie sich zum Theil beherrschen können, weniger angenehm in der Umgebung eines Kranken wirken als ruhige, sanfte, geduldige Charaktere. Freilich gibt es auch so phlegmatische und gleichgiltige, so langsam denkende und handelnde Menschen, daß sie eben durch diese Eigenschaften den Kranken ungeduldig machen, ja ihm endlich zuwider werden. Auch sind die Kranken nicht nur in ihren eigenen Charakteren verschieden, sondern die verschiedenen Krankheiten erzeugen auch verschiedene Stimmungen in ihnen. Persönliches Wohlgefallen und Mißfallen, die Sympathie und Antipathie der Menschen untereinander kommen hinzu und wirken ohne unser Zuthun mit in dem so nahen Verkehr, in welchen Kranke und Pflegerin zu einander treten. Die Pflegerin darf dieser Empfindung nie nachgeben; sie muß unter allen Umständen ihres Amtes walten, mag es ihr im einzelnen Falle auch noch so schwer werden. Vor übertriebenen Forderungen von Seiten der Kranken und ihrer Angehörigen wird sie der Arzt schützen. Man hört zuweilen eine strenge Scheidung machen zwischen den hervorragenden Eigenschaften des Herzens und des Verstandes. Es ist richtig, daß eine gewisse angeborene Gutmüthigkeit sich auch bei geistig beschränkten Menschen vorfinden kann, ebenso, daß sich ein hoher Grad von Schlauheit mit starkem Hang zum Bösen verbinden kann. Doch die wahre und ausdauernde Herzensgüte geht stets mit verständigem Ueberlegen und Handeln Hand in Hand; sie entspringt nicht nur aus der gelegentlichen, flüchtigen Erregung des Mitgefühls, sondern aus der tief innerlichen Ueberzeugung, daß unser Glück mit dem Glücke unserer Mitmenschen unauflöslich verknüpft ist, und daß wir durch gute Handlungen nicht nur uns selbst immer vervollkommnen und glücklicher machen, sondern daß wir dadurch auch am mächtigsten das Gute in Anderen fördern.

„Die sittliche Weltordnung ist nicht außer Dir. Sie ist nur durch Dich. Glaube sie und Du hilfst sie machen.

(Fr. Th. Vischer.)

Ich sprach früher schon von einem besonderen Talent zur Krankenpflege, und muß noch einmal betonen, daß etwas davon vorhanden sein muß, wenn erfreuliche Erfolge erzielt werden sollen. Innerste Neigung zu diesem Berufe, Herzensgüte, Verstand, stilles Wesen, müssen sich verbinden mit jenem Talent, dessen Eigenthümlichkeit in einer meist unbewußten Beobachtungsgabe für die Vorgänge im und am Menschen besteht. Es verhält sich damit ganz eigen. Jeder Mensch hat doch Augen und Ohren, Geruch, Geschmack und Empfindung, und doch nehmen die Menschen alle mit den Sinnen erkennbaren Dinge so ungleich wahr. Schon bei Kindern finden sich die Unterschiede in dieser Beziehung oft sehr deutlich ausgeprägt. Die Einen merken nichts und behalten nichts von dem Vielerlei, was um sie vorgeht; die Andern machen eine Menge von Wahrnehmungen, behalten sie in ihrem Gedächtnisse und man ist erstaunt, später gelegentlich zu erfahren, daß sie eine Menge von Dingen bemerkt und für sich überdacht haben, von denen man nicht glaubte, daß sie ihnen überhaupt aufgefallen seien. Dies Beobachtungstalent kann mehr oder weniger von Natur aus vorhanden sein, es kann durch Uebung bei gehöriger Unterweisung aber auch mehr und mehr entwickelt werden; es ist unerläßlich, um dem Kranken seine Wünsche an den Augen abzulesen und den Arzt in seinem Handeln zu unterstützen. Die Pflegerin muß den Kranken im ärztlichen Sinne beobachten lernen, damit sie wahrheitsgetreu berichten kann, was in der Zeit zwischen den ärztlichen Besuchen vorgegangen ist; worauf es dabei ankommt, kann nur am Krankenbette selbst gelehrt werden.

Wahrheitsliebe, Ordnungssinn, zuverlässige Treue im Berufe, Folgsamkeit gegenüber den ärztlichen Anordnungen, Fügsamkeit auch in die einzelnen, zuweilen recht unbehaglichen Verhältnisse, sind unerläßliche Eigenschaften einer Pflegerin, Eigenschaften, die durch Selbsterziehung erworben werden können und müssen, wenn es auch je nach angeborner Anlage und häuslicher Erziehung der Einen schwerer wird als der Andern, sich zu beherrschen und unterzuordnen. Brauche ich noch hinzuzufügen, daß die Berufspflegerin auf ihren Anstand und ihre Sittlichkeit in jeder Beziehung zu halten hat? Ich glaube kaum; denn wer die früher hervorgehobenen Eigenschaften besitzt und zu immer größerer Vollkommenheit in sich auszubilden bemüht ist, der ist auch anständig und sittlich.

Ich habe absichtlich die Eigenschaften des Herzens und des Geistes voran gestellt, welche eine gute Pflegerin besitzen und in sich ausbilden soll, doch sie können nur dann zur vollen praktischen Wirkung kommen, wenn sie in einem gesunden Körper ihren Wohnsitz aufgeschlagen haben, denn die Anstrengungen der Pflegerinnen von Beruf sind oft sehr groß; eine gewisse zähe Ausdauer des Körpers ist unerläßlich. Diese wird bei Frauen selten vor dem zwanzigsten Jahre befestigt sein und selten mehr als etwa fünfzehn bis zwanzig Jahre dauern; das Alter zwischen zwanzig und vierzig Jahren ist daher für die Aufnahme in die Pflegerinnenschulen ziemlich überall festgestellt. Die Festigkeit der Gesundheit zu erhalten ist eine Pflicht der Pflegerinnen gegen sich selbst, sie wird sonst allzu früh für ihren Beruf untüchtig. Kräftige Nahrung, nie zu viel auf einmal, doch öfter am Tage und bei Nachtwachen auch in der Nacht, erhält die Körperkraft dauernd und in gleichmäßiger Spannung. Starkes Essen auf einmal, wie es das moderne, fieberhaft aufgeregte Berufsleben mit sich bringt, um die Tagesarbeit nicht zu unterbrechen, ist besonders für Frauen nicht geeignet; es macht außerdem immer für mehrere Stunden nach der Mahlzeit träge und arbeitsunlustig.

Von der größten Wichtigkeit für die Gesundheit der Pflegerin und eben so sehr für die zu pflegenden Kranken ist die größte Sauberkeit. Häufiges Baden, häufiges Wechseln der Wäsche und Auslüften ihrer Kleider muß sich die Pflegerin zur Pflicht machen; die Ausdünstungen und Schweiße des Körpers, welche sich in die Kleider setzen, sind nicht nur ihrem eigenen Körper schädlich, sondern können auch den Kranken widerlich werden. Die Hände müssen jedesmal vor und nach Verrichtungen am Körper des Kranken gewaschen werden, besonders auch die Nägel, der Mund, die Zähne, die Ohren und der Kopf sehr rein gehalten werden. Größte Sauberkeit ist schon an sich eine der besten Empfehlungen für eine Pflegerin; doch es ist auch eines der wichtigsten Schutzmittel vor Ansteckung, sowohl für den Kranken, welcher von der Pflegerin, als für die Pflegerin, welche durch den Kranken angesteckt werden kann. Wir wissen jetzt ganz genau, daß die größte Zahl der Ansteckungen nicht durch die Lüfte und Luftgeister entstehen, sondern daß die Ansteckungsstoffe an den Absonderungen der Kranken haften, daß sie ihre Ansteckungskraft oft auch dann noch beibehalten, wenn sie getrocknet als Staub und Schmutz im Zimmer, in den Betten, in den Kleidern der Kranken haften und in die Haut, Schleimhäute oder in kleinere oder größere Wunden anderer Menschen eindringen. Es werden darüber später auch besondere Regeln für einzelne Fälle zu geben sein.

Die größere Reinlichkeit ist eine Hauptursache, weshalb sich ansteckende Krankheiten in wohlhabenden Familien selten so ausbreiten, wie in den Wohnungen armer Leute; ebenso ist die gute Ernährung und Kräftigung des Körpers in den bemittelteren Ständen eine Hauptursache, daß die ansteckenden Krankheiten meist leichter und günstiger verlaufen. Es soll daher die größte Sauberkeit der Pflegerin nicht Gegenstand der Eitelkeit, nicht nur ein Mittel, den Kranken besser zu gefallen, sein, sondern sie ist zu Aller Schutz ein dringendes Erforderniß der Krankenpflege eben so sehr im Hospitale wie im Palast.

Zur Erhaltung der Gesundheit der Pflegerin ist außer kräftiger Nahrung auch frische Luft und Bewegung dringend nöthig, auch muß sie nach durchwachten Nächten am Tage einige Stunden Ruhe haben. Welche Zeiten des Tages hiezu am besten zu wählen sind, hängt von den besonderen Umständen in den einzelnen Fällen ab, ebenso, ob der Kranke in diesen Pausen einer zweiten Krankenpflegerin bedarf, oder ob eine andere Person im Hause an ihre Stelle tritt. Wenn Frauen auch hie und da Staunenswerthes in wiederholten Nachtwachen leisten, so würde doch eine Frau, die ihr ganzes Leben dem Pflegerinnenberufe widmet, bald ihre Gesundheit untergraben und zu ihrem Berufe allzu früh unfähig werden, wenn sie gar keine Rücksicht auf ihren Körper nähme.

Es ist zuweilen nothwendig, gleich bei Uebernahme der Pflege eines Kranken sich sowohl über die Unerläßlichkeit der Ruhestunden, sowie über die Kost für die Pflegerin mit den Angehörigen des Patienten zu verständigen, da es unverständige Leute gibt, welche die Nothwendigkeit einer solchen Rücksicht nicht einsehen wollen. Es ist Sache des Vereines, welcher die Pflegerin entsendet, oder des Arztes, welcher die Pflegerin engagirt hat, dies alles gleich im Beginne der Pflege festzustellen.

Man hört manche Aerzte und manche Pflegerinnen besonders rühmen, weil sie eine so leichte, zarte Hand haben, den Kranken bei Operationen, Untersuchungen, Verbänden u. s. w. so wenig wehe thun. Dies scheint auch eine körperliche Eigenschaft zu sein; doch wenn man diese gerühmten Hände sieht, so findet man sie oft gar nicht besonders fein und weich. Wie verhält es sich also damit? Die geschickte, sichere, von Erfahrung und Vorsicht geleitete Hand ist es, welche dem Kranken leicht und sanft erscheint. Ich gebe zu, daß Geschick zu Handreichungen und häuslichen Arbeiten einer Frau mehr angeboren ist als einer andern; doch es kann durch energische Selbsterziehung und Uebung unter gehöriger Anleitung auch viel Geschicklichkeit erworben werden. Die Hauptsache bleibt immer, daß die Pflegerin bei jeder Handleistung daran denkt, dem Kranken nicht wehe zu thun; denn absichtlich wird sie es ja nicht thun. Doch außerdem muß sie auch wissen, wie sie es anfangen soll, um eine neue Lagerung, einen Umschlag, eine Einspritzung, einen Verband schmerzlos auszuführen; sie darf nicht in jedem einzelnen Falle bald so, bald so verfahren, nicht im Ungewissen darüber den Kranken bald hier, bald dort anpacken. Das reizt den Kranken, macht ihn unzufrieden und unwirsch; kein Kranker will Versuche an sich machen lassen; die meisten ertragen einen unvermeidlichen Schmerz besser, wenn man ihnen vorhersagt, daß dies oder jenes zu ihrer Genesung Nöthwendige geschehen muß, und nicht ohne einen rasch vorübergehenden Schmerz auszuführen sei. Thut man einem Kranken unvorhergesehen weh, so wird er erschrecken und aufschreien; ist der Kranke auf einen empfindlichen Moment vorbereitet, so wird er, falls man sicher aber sanft mit ihm verfährt und der Zweck erreicht wird, oft sagen: „nun, es war nicht so arg, wie ich es mir vorgestellt hatte". — Manche Pflegerinnen übertreiben aber auch die Vorsicht im Anfassen derart, daß sie mit den Fingerspitzen angreifen, wo nur die volle Hand wirken kann. Will man z. B. Jemand an beiden Schultern von vornher fassend im Bett in die Höhe richten und greift ihn nur mit den Fingerspitzen an, so muß man diese fest ins Fleisch einbohren, um den Körper zu heben, und wird den Kranken dabei sehr drücken, während das Fassen mit der vollen Hand keinen Schmerz macht.

Es erübrigt noch, etwas über das Verhalten der Pflegerin im Verkehre mit den Kranken und ihrer Umgebung zu sagen. Am leichtesten ist der Verkehr mit Schwerkranken; sie sind meist stumpfsinnig, sprechen nicht viel oder phantasiren vor sich hin; die Pflegerin führt pünktlich und geräuschlos aus, was ihr vom Arzt aufgetragen wird, beobachtet und notirt alle Veränderungen, die mit den Kranken vorgehen, um sie dem Arzt zu berichten. Weit schwieriger ist der Verkehr mit Kranken, die sich in der Genesung (Reconvalescenz) befinden und mit Kranken, die an einer langdauernden (chronischen) Krankheit leiden,. sich zuweilen ziemlich wohl fühlen, doch aber mancher Hilfeleistung bedürfen; in Privathäusern wollen solche Kranke nicht selten eine Pflegerin um sich haben, zumal wenn niemand in der Familie ist, welcher diese Pflege übernehmen kann oder will. — So verschieden auch die Charaktere der Menschen sein mögen, der kranke Mensch denkt vor Allem, ja meist ausschließlich an sich und seine Krankheit; hat sich der Kranke an seine Pflegerin gewöhnt und Vertrauen zu ihr gewonnen, so wird er bald früher, bald später mittheilsamer werden, denn er hat das Bedürfniß, vorwiegend von sich und seiner Krankheit zu sprechen. Er wird täglich unzählige Fragen an die Pflegerin stellen, er wird ihr allerlei aus seinen intimsten Familienverhältnissen erzählen; fühlt er sich schwach und hat er wenig Schlaf, so wird er aufgeregt, unwirsch, heftig sein, auch wohl grob. Er wird bald weinen und sich verzweifelnd geberden, bald über die Pflegerin, über die Aerzte, über das ganze menschliche Dasein sich beklagen, wohl auch in Wuthausbrüche verfallen. Fühlt er sich wohler, so wird er vielleicht ebenso überschwänglich Alles loben und schön finden, sein Herz in dankbaren Reden ergießen.

Es ist eine höchst schwierige Aufgabe für die Pflegerinnen, sich diesen verschiedenen Gemüthsstimmungen gegenüber richtig zu benehmen; das kann nur durch Erfahrung nach und nach erlernt werden. Doch vor Allem hüte sich die Pflegerin vor Neugierde und Schwatzhaftigkeit. Verschwiegenheit und ruhige, stille, unverdrossene Erfüllung des Berufes ist Pflicht der Pflegerin. Hat der Kranke das Bedürfniß, sich auszusprechen, so höre sie ihn ruhig und theilnehmend an, doch klatsche sie nicht darüber, sondern vergesse das, was nicht zur Krankheit gehört, möglichst bald. Sie soll dem Kranken freundlich und hilfreich entgegenkommen, doch hüte sie sich, gar zu intim mit ihm zu werden, denn dadurch verliert sie ihr Ansehen dem Kranken gegenüber, er wird ihr dann bald nicht mehr folgen wollen. Es ist für manchen Kranken zuweilen gut, die Pflegerinnen zu wechseln, denn die beste Pflegerin ermüdet bei einem wochen- oder gar monatelangem Einerlei der Pflege. Auch Kranke, die lange liegen müssen, wünschen zuweilen einen Wechsel von Pflegerin und Arzt; sie haben das Bedürfniß, das ewige Einerlei zu unterbrechen, hoffen Besseres vom Wechsel, von irgend etwas Anderem, wenn sie dessen auch bald wieder überdrüssig werden. Doch hüte sich die Pflegerin, ein beim Kranken auftauchendes Mißtrauen gegen den behandelnden Arzt zu unterstützen, im Gegentheil, sie stärke das Vertrauen auf den Arzt nach Kräften. Man kann einem Kranken keinen schlechteren Dienst erweisen, als ihm seinen Arzt zu verdächtigen. Verzeihlich ist es ja, wenn ein Kranker bei einer sehr lange dauernden Krankheit glaubt, der Arzt behandle ihn nicht richtig. Die ärztliche Kunst ist nicht allmächtig; die meisten Kranken glauben es aber; kein Kranker wird es leicht zugeben, daß ihm seine Krankheit schon im Keim angeboren sei; jeder hält sich für einen normalen gesunden

Menschen, nur ein Zufall, eine Vernachlässigung, falsche Behandlung, meint er, habe ihn krank gemacht. Die meisten Menschen glauben auch die Ursachen ihrer Krankheit selbst in solchen Fällen zu wissen, wo die ärztliche Wissenschaft schon seit Jahrhunderten vergeblich darnach sucht. Es ist den Menschen und wohl auch den höheren Thieren angeboren, daß sie in allen Vorgängen, die sie wahrnehmen, Ursache und Wirkung erkennen. Wo der Mensch nun etwas beobachtet, dessen Ursache er nicht kennt, erfindet er sich lieber eine solche, als daß er sich sagt: ich weiß nicht, warum dies oder das geschehen ist. So ist es auch mit dem Urtheil der Menschen über die Krankheiten. Die Krankheiten müssen eine Ursache haben; wenn wir gesund sind, finden wir es begreiflich, daß wir diese Ursachen nicht immer zu erkennen vermögen. Doch so wie Jemand selbst krank wird, verläßt ihn diese Kraft der Entsagung; er grübelt so lange nach, bis er eine Ursache gefunden zu haben glaubt; auch ein Märchen beruhigt ihn wie ein Kind; ist es auch wunderbar, so tröstet doch der Schein von Wahrheit. Man muß den Kranken nicht zu sehr in solchen Dingen widersprechen; mit kranken Menschen soll man ohne Nothwendigkeit überhaupt nicht streiten, soll ihnen keine wissenschaftlichen Vorlesungen über ihre Krankheit halten; sie glauben doch nur, was *ihnen* am wahrscheinlichsten ist, und werden nur von einer Belehrung entzückt sein, welche ihnen ihre eigenen Vorstellungen bestätigt.

Ebenso findet sich kein Kranker in den Gedanken, daß er an einer unheilbaren Krankheit leidet. Er weiß, daß es unheilbare Krankheiten gibt, er hat Freunde und Verwandte an solchen zu Grunde gehen sehen; doch in seinem eigenen Falle sucht und findet er die Ursachen meist in ganz nebensächlichen Dingen, nicht in der Unheilbarkeit der Krankheit an sich. Dies ist ein Glück für die meisten dieser Kranken; sie hoffen bis zum letzten Augenblick, man soll ihnen die Hoffnung nicht trüben; sie täuschen sich über ihren Zustand, man reiße sie nicht aus ihren hoffnungsvollen Vorstellungen. Hier kommt die Pflegerin wie der Arzt oft in die schwierigsten Lagen. Der Kranke drängt, die volle Wahrheit zu wissen, er sagt, er sei auf alles vorbereitet. Man darf ihm dies aber nicht ganz glauben; er täuscht sich über den Grad seiner Kraft, das Schrecklichste zu hören. Trost und Beruhigung zu geben, auch dadurch, daß man selbst wider eigene Ueberzeugung den Kranken in seinen Hoffnungen unterstützt, wird hier zur Pflicht. Wo man nicht heilen kann, soll man das Leiden so viel als möglich lindern; Hoffnung ist aber die beste Linderung, Balsam für das gequälte Herz, Erquickung für die verzweifelnde Seele. Noch einmal muß ich hervorheben, daß man nie vergessen darf, daß der Kranke vorwiegend an sich denkt, an seine Krankheit; es verletzt ihn, wenn man seine Klagen, dann die Beobachtungen, die er an sich gemacht hat oder gemacht zu haben glaubt, und die er für sehr wichtig hält, unbeachtet läßt; vielleicht sind sie ganz gleichgiltig für die Behandlung der Krankheit, doch man darf das dem Kranken nicht merken lassen. Jeder Mensch sieht die Welt nur von sich aus, hält sich gewissermaßen für den Mittelpunkt, um welchen herum Alles vorgeht, und wenn ihm etwas zustößt, so soll es doch etwas Besonderes sein. Ich habe immer gefunden, daß es die Kranken unangenehm berührt, wenn man ihnen sagt, ihre Krankheit sei eine ganz gewöhnliche, eine Krankheit, die man tausendfältig gesehen habe und deren Behandlung nach den gewöhnlichsten Regeln vor sich gehe. Der Kranke kommt sich dann wie eine Nummer unter tausend anderen vor, er fürchtet nicht genügend beachtet zu werden. Er wünscht etwas Besonderes zu sein, seine Krankheit soll, wenn sie auch eine häufige ist, bei ihm besonders merkwürdig verlaufen. Das schmeichelt einerseits seiner Eitelkeit, andererseits erwartet er dabei mehr Beachtung von Seiten der Aerzte und der Krankenpflege zu finden. Man soll den Kranken nicht aus diesen, ihm angenehmen Vorstellungskreisen herausreißen. Die Pflegerin prahle daher nie mit ihren Erfahrungen, wenn sie auch sagen darf, daß sie ähnliche Fälle schon erlebt habe; doch sage sie nie, daß diese Fälle auch schlecht verlaufen sind, und wenn der Kranke von Anderen spricht, die an der Krankheit gestorben sind, welche er nun hat, so sage sie, der Fall sei doch wohl ein anderer gewesen, mit ihm verhalte es sich ganz anders. Man lernt nach und nach ebenso erfinderisch in beruhigenden Antworten zu werden, wie es der Kranke in immer neuen Fragen ist.

Das sind nur einige Andeutungen über die schwierigsten Lagen, in welche die Pflegerin durch die Kranken gebracht werden kann. Das meiste läßt sich nur durch Erfahrung am Krankenbette lernen. Wo sich die Pflegerin nicht mehr selbst zu helfen weiß, frage sie den Arzt um Rath, auch schon um seinen Aussagen nicht zu widersprechen. Kranke sind meist mißtrauisch und werden es um so mehr, wenn sie irgendwo Widerspruch finden, oder zu finden glauben; sie fassen dann gleich den ihnen am nächsten liegenden Gedanken, daß ihre Krankheit nicht richtig erkannt sei und also auch nicht richtig behandelt werde. Ich rathe, in solchen schwierigen Verhältnissen so zu handeln, wie man selbst behandelt zu werden wünschte, wenn man an Stelle des Kranken wäre.

„Willst Du Dich selber erkennen, so sieh wie die Andern es treiben!
Willst Du die Andern versteh'n, blick' in Dein eigenes Herz!"
(Schiller.)

Und nun wenden wir uns fort von diesem traurigen Bilde der Pflege Unheilbarer! Sie ist heilige Pflicht; auch ist sie nicht so undankbar, wie es auf den ersten Blick scheint, denn diese Kranken sind für jede Erleichterung erkenntlich, die man ihnen, wenn auch nur vorübergehend, schafft; schweres, langes Leiden zwingt auch den stärksten, trotzigsten Mann nach und nach zur Genügsamkeit. Viel erfreulicher ist es freilich, wenn nach Tagen, vielleicht nach Wochen schwerer Sorge, endlich die Genesung beginnt und täglich bis zur vollkommenen Gesundheit fortschreitet! Je trüber und länger die sorgenvolle Zeit war, um so größer ist dann die Freude auch für die Pflegerin, das Ihre zum glücklichen Ausgang beigetragen zu haben. Endlos und qualvoll waren die Tage und die Nächte! Unruhig warf sich der Kranke umher, von seinen Fieberphantasien verfolgt; wie glühte das Gesicht, wie schwer war der Athem, wie gierig schlürfte der ausgetrocknete Mund das dargereichte Wasser! Wie matt war das Auge am Morgen, wenn das erregte Gehirn mühsam durch Arzeneimittel zum kurzen betäubenden Schlaf gezwungen war! Wie angstvoll blickte die Mutter auf ihren kranken, einzigen, bis dahin so blühenden Sohn! Hundertmal fragte ihr Blick: wird er leben? Wie bangte die Frau um ihren Gatten, den Ernährer und Erhalter der Familie; lautlos schlich sie dahin, ermattet sank sie aufs Lager, der Schlaf übermannte sie; da schreckt sie wieder auf, und mit bleichen Zügen fröstelnd, fast starr vor Schmerz, sieht sie den Morgen grauen und immer noch kein Hoffnungsstrahl, noch immer keine Besserung! — Da endlich verändert sich das Krankheitsbild; das Fieber wird geringer, die Nächte werden ruhiger. Ein natürlicher erquickender Schlaf breitet seine sanften Flügel über den Kranken. Wie neugeboren erwacht er, wohl blaß und schwach, doch das Auge klar, die Züge wieder in ihrer früheren gesunden Form; die Stimme noch recht matt, doch sie hat schon wieder ihren alten lieben Klang! Und von Tag zu Tag geht es besser und besser! Wie eine Erlösung geht die Botschaft durchs ganze Haus. Genesung! Rettung! — Nun gibt es erst recht zu thun, zu sorgen, daß keine Rückfälle eintreten. Vorsichtig werden die Speisen ausgewählt, die den Kranken kräftigen und erquicken sollen. Alles freut sich, wenn wieder neue Fortschritte zu verzeichnen sind. Erst nach und nach kommt es dem Kranken zum Bewußtsein, wie schlimm es mit ihm stand; noch hat er keine anderen Wünsche als essen und schlafen. Allmählich nimmt er wieder Theil an dem, was um ihn herum vorgeht; die Vergangenheit scheint ihm wie ein langer Traum, an dessen Einzelheiten er sich erst nach und nach erinnert. Nun kommt der erste Versuch, außer Bett zu sein, wieder zu stehen, zu gehen; der Kranke freut sich darauf ebenso sehr, wie die ganze Umgebung; doch es fällt nicht so gut aus wie man hoffte, er fühlt sich bald matt, verlangt bald wieder ins Bett; den folgenden Tag geht es schon besser, am dritten Tag noch besser. Endlich kommt der erste Gang ins Freie, die Kraft wächst immer schneller von Tag zu Tag. — Nun scheidet die Pflegerin oder

der Kranke verläßt das Krankenhaus. Es wird ihr nicht an mancherlei Beweisen der Dankbarkeit von Seiten des Kranken und der Angehörigen fehlen, doch den schönsten Lohn hat sie sich selbst erworben, das Bewußtsein treu erfüllter Pflicht, das wonnige Gefühl einem Menschen wohl gethan, zu seiner Rettung beigetragen zu haben. — „Geben ist seliger, denn nehmen", heißt es in der heiligen Schrift (Apostelgeschichte XX. 35). Man braucht nicht Schätze Goldes, um zu geben; Wissen und Können sind oft mehr als Gold. Hat die Pflegerin ihren Beruf tüchtig erlernt, dann hat sie einen Schatz erworben, der nicht erschöpft wird, sondern sich durch Erfahrung häuft; sie kann den Leidenden, den Kranken, den Verwundeten reichlich geben, das ist ihr höchstes Glück — „Geben ist seliger denn nehmen!"

Man wird mir vielleicht einwenden, daß die Ansprüche, welche ich an die Eigenschaften einer Pflegerin mache, viel zu hoch gegriffen sind, daß ein weibliches Wesen, welches so viele angeborne und erworbene gute Eigenschaften besitzt, wohl lieber einen andern Beruf wählen wird, als die Mühsale der Krankenpflege. Dieser Einwand ist bereits durch die Erfahrung in andern Ländern widerlegt, und es ist gar kein Grund vorhanden, warum es sich bei uns in Oesterreich anders verhalten sollte, wenn einmal erst ein sicherer Grund durch Errichtung einer Pflegerinnenschule gelegt ist.

Ich habe Kranke und Verwundete mit ausgezeichneten Pflegerinnen behandelt, die den höchsten Anforderungen entsprachen; sie gehörten theils katholischen Orden an, theils waren es protestantische Diaconissinnen, andere waren in keinem geistlichen Verbande, sondern aus den in Deutschland bestehenden Pflegerinnenschulen hervorgegangen, darunter Frauen und Mädchen aus den höchsten Kreisen der Gesellschaft neben Bürgers- und Handwerkerstöchtern. Keine Confession, kein Stand darf das Recht, zu lernen und zu helfen für sich allein in Anspruch nehmen.

Von mancher Seite wird daran gezweifelt, daß Frauen sich im Pflegerinnenstande sittlich erhalten könnten, ohne den Zwang eines religiösen Verbandes. Ich muß im Namen der Frauen gegen eine solche völlig aus der Luft gegriffene Behauptung protestiren. Auch hat die Erfahrung bereits hinlänglich gezeigt, wie irrthümlich eine solche Behauptung ist. In der Erkenntniß dieses Irrthums eine religionsfeindliche Gesinnung zu finden, ist thöricht. Eines aber hebe ich hervor und sage es immer wieder und wieder, so viel Widerspruch ich auch damit hervorgerufen habe: eine Pflegerinnenschule kann in einer großen Stadt mit vorwiegend großen Hospitälern nur zur gedeihlichen Entwickelung kommen, wenn sie mit einem eigens dazu bestimmten Krankenhause verbunden ist.

Auch die Diaconissenverbände und die geistlichen Orden haben ihre Mutterhäuser mit Krankenanstalten; ihre Vorstände werden sich gewiß einstimmig dagegen erklären, die Probeschwestern in beliebige Krankenhäuser, etwa unter die Wärterinnen des Wiener allgemeinen Krankenhauses in die Lehre zu geben, wenn sie auch die ausgebildeten Schwestern gruppenweise in die verschiedensten Hospitäler entsenden. Die Gründe liegen nicht allein auf dem kirchlichen Gebiet, sondern ebenso in Grundsätzen der Erziehung, welche tausendfach bewährt sind.

Es ist eine allgemein anerkannte Thatsache, daß bei der Erziehung zur Sittlichkeit und Gutthat, sowie zu Fleiß und tüchtigem Streben nichts so mächtig wirkt, als Beispiel und Gewöhnung; sie kann durch keinen, noch so strengen Unterricht ersetzt werden. Man kann Anstand, Sittlichkeit, edle Gesinnung, Wohlwollen gegen Andere nicht auswendig lernen; man erzieht die Kinder in anständiger Gemeinschaft, in sittlicher Umgebung, im Umgang mit edelgesinnten, wohlwollenden Menschen; man hält alles Unlautere von ihnen fern; so empfinden sie an sich das Gute und sehen die Wirkung des Guten auf Andere; sie lernen sich in dieser Umgebung wohl fühlen, und sind die besten menschlichen Eigenschaften in ihnen gefestigt, dann trachten sie überall wieder einen solchen Kreis um sich zu schaffen, wie sie ihn in der Jugend um sich hatten, sie verbannen alles Unlautere von sich. Freilich ist der Mensch in seiner Kindheit besonders empfänglich für alle von außen kommenden Eindrücke; im Kinde sind nur etwaige eigene böse Neigungen durch die Erziehung zu unterdrücken; auf ein Kind, welches in der gleichen sittlichen Umgebung aufgewachsen ist, hat noch nichts Böses von außen eingewirkt. Doch auch in späteren Jahren dauert immer noch der Einfluß des Umganges fort. Die Verhältnisse verändern die Menschen im Laufe der Jahre oft ganz gewaltig; manche unerzogene Naturen werden edler, ihr Trotz wird zur energischen Selbstbeherrschung, ihr Eigensinn zu beharrlicher Ausdauer im tüchtigen Thun. Leider kommt es auch vor, daß gut erzogene Menschen in schlimmer Umgebung sich arg verwandeln. Frauen sind ganz besonders geneigt, sich in den Ton ihrer Umgebung umzustimmen. — Ist nun eine Pflegerinnenschule mit einem Krankenhause verbunden, in welchem nur gutgeschulte, sittlich gebildete Frauen ihren Beruf ausüben, so wird sich die Weihe des Hauses auch sehr bald auf die hinzukommenden Probeschwestern erstrecken. — Ist einmal eine bestimmte Methode des Verkehrs mit den Kranken und den Pflegerinnen untereinander festgestellt, so entwickelt sich ganz von selbst ein Herkommen, das einen gewaltigen unbewußten Zwang wie in Unterrichtsinstituten so auch in Krankenhäusern ausübt. Bald geht alles scheinbar von selbst; eine Pflegerin lernt von der andern, vom Arzte, ohne daß viel geredet und scheinbar kaum unterrichtet wird. Beispiel und Gewöhnung sind auch hier die Hauptsache; sie sind Sonnenschein und Regen auf fruchtbaren Boden; eine reiche Ernte kann da nicht ausbleiben; das Unkraut wird durch das kräftige Gedeihen des reinen Saatkorns bald unterdrückt.

Ist die Zahl guter Pflegerinnen genügend herangewachsen, dann kann man sie nicht nur einzeln zur privaten Krankenpflege, sondern auch in andere Hospitäler, doch in letztere nur gruppenweise, entsenden, wie es eben auch die geistlichen Genossenschaften thun. Solche kleinere oder größere Gruppen übernehmen entweder ein kleines Hospital allein zur Verwaltung und zur Krankenpflege, oder sie treten in eine abgeschlossene Abtheilung eines großen Krankenhauses ein; diese abgetrennten Zweige des ersten kräftigen Baumes können dann in gutem Boden wieder zu einer Pflegerinnenschule heranwachsen. So wächst die segensreiche Stiftung, es bilden sich von dem Mutterhause Töchterhäuser und so fort in immer weiteren Generationen, bis endlich alle Krankenhäuser mit guten gebildeten Pflegerinnen versehen sind. Man hebe den Stand der Pflegerinnen und sie werden sich Achtung allerseits erwerben, es wird an Zufluß von Frauen und Mädchen zu diesem geläuterten Stande mit so edlem Berufe kein Mangel sein, selbst wenn der Abgang durch Verheiratung ein bedeutender sein sollte, wie es sich in manchen Ländern bereits gezeigt hat. Ich brauche wohl nicht besonders hervorzuheben, wie bedeutend das sittliche Element ist, welches auch in diesem Falle immer tiefer ins Volk dringen wird.

In Ländern und Städten, wo schon lange Pflegerinnenschulen bestehen, wie in Baden, Preußen, Sachsen, Hannover, Hamburg u. A. (siehe den Anhang), haben sich aus kleinen Anfängen bereits die segensreichsten Wirkungen entfaltet, und auch bei uns werden wir durch die Unterstützung edler Frauen und Männer hoffentlich bald in der Lage sein, eine solche Pflegerinnenschule in einem eigenen Krankenhause, dem „Rudolfiner Haus", zu begründen. Ueberall sind diese Institute durch Vereine geschaffen worden.

„Gemeinsam Wirken zu gleichem Ziel
Macht Kleines zu Großem, Wenig zu Viel!"

Auch unser Anfang in Wien wird klein sein, doch immer mehr wird das Verständniß für die Bedeutung derselben sich verbreiten und es soll uns nicht bekümmern noch entmuthigen, wenn die volle Wirkung dieser Schöpfung in Oesterreich erst in den folgenden Generationen ganz zur Entfaltung kommen wird.

Treten wir hier in Wien ins allgemeine Krankenhaus und wandeln durch die luftigen, grünen, schattigen Höfe, so segnen wir die Vorsorge des kühn vorschreitenden Joseph II., der dies

Haus „zum Heile und zum Troste der Leidenden" (Saluti et solatio aegrorum) auf den Rath der großen Männer, welche seinen Thron umgaben, erstehen ließ. Nun sind die Räume auch dieses Riesen-Krankenhauses für Wien zu enge geworden, neue Krankenhäuser sind daneben entstanden, eine neue Heilkunst, eine neue Art von Pflege der Kranken besteht schon jetzt und vervollkommnet sich fortwährend; unsere Pflicht ist es, für die kommenden Generationen vorzusorgen. Mir ist erst kürzlich ein herrliches Gedicht E. Geibel's bekannt geworden, das so ganz die Stimmung wiedergibt, die uns bei unserer Aufgabe erfüllt, daß ich mich nicht enthalten kann, es ganz herzusetzen:

Mit dem alten Förster heut
Bin ich durch den Wald gegangen,
Während hell im Festgeläut
Aus dem Dorf die Glocken klangen.

Golden floß in's Land der Tag.
Vöglein sangen Gottes Ehre,
Fast als ob's der ganze Hag
Wüßte, daß es Sonntag wäre.

Und wir kamen in's Revier,
Wo, umrauscht von alten Bäumen,
Junge Stämmchen — sonder Zier —
Sproßten auf besonnten Räumen.

Feierlich der Alte sprach:
„Siehst Du über unsern Wegen
„Hochgewölbt das grüne Dach?
„Das ist uns'rer Ahnen Segen.

„Was uns Noth ist, uns zum Heil
„Ward's gegründet von den Vätern;
„Aber das ist unser Theil,
„Daß wir gründen für die Spätern.

„D'rum im Forst auf meinem Stand
„Ist's mir oft, als böt ich linde,
„Meinem Ahnherrn diese Hand,
„Jene meinem Kindeskinde.

2*

„Und sobald ich pflanzen will,
„Pocht das Herz mir, daß ich's merke
„Und ein frommes Sprüchlein still
„Muß ich beten zu dem Werke:

„Schütz Euch Gott, Ihr Reiser schwank!
„Mögen unter euren Kronen,
„Rauscht ihr einst den Wald entlang,
„Gottesfurcht und Freiheit wohnen!

„Und ihr Enkel, still erfreut,
„Mögt ihr dann mein Segnen ahnen,
„Wie's mit frommem Dank mich heut
„An die Väter will gemahnen."

Wie verstummend im Gebet
Schwieg der Mann, der tief ergraute,
Klaren Auges, ein Prophet,
Welcher vorwärts, rückwärts schaute. —

Segnend auf die Stämmlein rings
Sah ich dann die Händ' ihn breiten;
Aber in den Wipfeln ging's
Wie ein Gruß aus alten Zeiten. —

Capitel I.

Das Krankenzimmer.

Auswahl eines Krankenzimmers. — Lüftung (Ventilation). — Heizung. — Abkühlung. — Ruhige Lage.

Reinigung und Mobiliar.

Das Krankenbett.

Die Bettstelle: Eiserne Bettstellen, ihre Vortheile. Länge, Breite, Höhe der Bettstellen. — Der Betteinsatz mit Untermatratze. Drahtmatratze.

Das Bettwerk: Roßhaarmatratze. — Leintuch. — Polster. — Decken.

Unterstützung der Lagerung: Schlummerrolle. — Kreuzpolster. — Fußstützen. — Stellbarer Sitzrahmen. — Steckbretter. Bettscheeren.

Stellung des Bettes im Zimmer.

Bei der Auswahl eines Zimmers, welches längere Zeit einem Kranken zum Aufenthalt dienen soll, ist vor Allem daran zu denken, daß es gut gelüftet (ventilirt), gut geheizt und abgekühlt werden kann, daß es dem Sonnenlicht zugänglich, nicht zu klein und still gelegen ist.

In den Wohnungen des Mittelstandes großer Städte findet man diese Erfordernisse oft in gar keinem Zimmer vereinigt; selbst bei Reichen sucht man meist vergeblich nach einem guten Krankenzimmer. Früher war es die Nothwendigkeit, jede Stadt zur Festung zu machen, jetzt ist es der Reiz nach möglichst großem Gewinn, was die Menschen veranlaßt, die Häuser eng und hoch hinauf zu bauen. Die Gesetze haben darin freilich viel gebessert; man läßt jetzt weder allzu enge Straßen, noch allzu hohe Häuser zu, und legt möglichst viele mit Bäumen bepflanzte Plätze zwischen den Häusern an; doch zu einer so entwickelten Ausbreitung der Städte in die Fläche, wie in England, ist es bisher weder in Deutschland noch in Frankreich gekommen. Die rasche Zunahme der Städte und die gesetzliche Beschränkung in der Verbauung des Bodens und Luftraumes wird auch uns und andere Nationen zwingen, immer schnellere und billigere Verkehrsmittel herzustellen, um denjenigen Zeit zu ersparen, welche ihre Geschäfte im Mittelpunkte der Stadt und ihre Wohnungen an den äußersten Enden derselben haben. Dann werden auch die Familien der Mittelclassen in Großstädten häufiger ihre eigenen, freistehenden, von einem Garten umgebenen gesunden Häuser haben, wie dies in England und in kleineren Städten bei uns allgemein Sitte ist.

Es ist natürlich leichter in einem einfachen Hause, welches nach allen Seiten Fenster hat, ein gut ventilirbares und gut beleuchtetes Krankenzimmer zu finden, als in einer eleganten Wohnung, welche nur Fenster nach einer engen, dumpfen Straße, und einem noch engeren, dumpfen, stinkenden Hofe hat. — Auch die Spitäler sollten nach und nach aus dem Mittelpunkt der Stadt heraus in die Vorstädte verlegt und gleich so viel Terrain rund herum angekauft werden, daß selbst beim Verbauen der umliegenden Gründe die Luftbewegung um das Krankenhaus herum nicht gehemmt wird. Selten wurde ein Hospital vom Anfang an so zweckmäßig hingestellt, wie das allgemeine Krankenhaus in Wien; die drei sehr großen Höfe und breiten anliegenden Straßen sichern genügenden Zugang von Luft und Licht. — Von den verschiedenen Arten des Hospitalbaues neuerer Zeit ist das Pavillon- (Block-Baracken-) System schon deshalb das beste, weil es den Grundbedingungen für die Anlage von Krankenzimmern am meisten entspricht, vorausgesetzt, daß man das gegebene Terrain nicht zu sehr verbaut.

Lüftung (Ventilation) der Krankenzimmer.

Da der Mensch die Luft zum Leben gebraucht, indem sich ein Theil derselben (Sauerstoff) bei der Einathmung mit dem Blute verbindet und ein anderer, verbrauchter, dem Leben schädlicher Theil (Kohlensäure) ausgeathmet wird, so ist es klar, daß ein Mensch, der nur auf eine gewisse Menge von Luft in einem vollkommen luftdicht geschlossenen Raum angewiesen wäre, zu Grunde gehen würde, theils weil die in dem Raum vorhandene gute Luft von ihm nach und nach verbraucht wird, theils weil er sich durch das wieder Zurückathmen der von seiner Lunge ausgeschiedenen Luft vergiftet. Man pflegt die Todesart, welche durch Störung der Athmungsthätigkeit bedingt wird, „Erstickung" zu nennen. Ein Mensch in einem völlig luftdicht verschlossenen Raum eingeschlossen, würde, noch ehe er verhungert, langsam ersticken. Zum Glück ist ein völliger Abschluß von Luft ungemein schwer herzustellen, denn die Luft durchdringt, noch leichter wie das Wasser, alle für unsere Augen unsichtbaren feinsten Poren unseres Baumaterials; sie dringt nicht nur durch Fugen und Ritzen, sondern durch alle Bausteine, durch Kalk, Gyps, Marmor.

Die Menge von Luft, welche auf diese Weise eindringt, ist aber nicht genügend, um in einem Zimmer einen für die Erhaltung des Lebens ausreichenden Luftwechsel hervorzubringen; wenn nicht Thüren und Fenster da wären, die zuweilen aufgemacht werden, so müßten Menschen, welche sich dauernd in einem mit gewöhnlichem Baumaterial hergestellten, vollkommen geschlossenen Raum ohne Fenster und Thüren befinden, doch allmählich zu Grunde gehen. Wenn wir als Kinder unsere Spielsachenschachteln zu Raupenwohnungen umwandelten, ließ man uns viele Löcher in die Wände der Schachteln bohren, damit die Raupen nicht sterben. Der Mensch braucht aber noch viel mehr Luft zum Leben als Raupen und Würmer, die sich ja oft bis in große Tiefe in's Holz einbohren, wohin nur sehr wenig Luft eindringt. Lüftung eines Zimmers bedeutet im Wesentlichen immer Lufterneuerung. Diese Lufterneuerung soll womöglich eine stetig fortdauernde sein. Die Luft soll im Zimmer ebenso rein sein und bleiben wie außerhalb des Hauses, wo sich die verschiedenen Luftarten, welche die Erde umgeben, fortwährend mischen. Wenn nun in einem abgeschlossenen Wohnraume, der aus dem üblichen Baumaterial hergestellt ist, immer dieselben Verhältnisse bleiben: die gleiche Anzahl von Menschen, die gleichen Luftöffnungen, die gleiche Geschwindigkeit der Luftströmung durch diese Oeffnungen, so wird auch die Luft in dem Zimmer immer die gleiche — je nach Anordnung der Ventilation gleich schlechte oder gleich gute — bleiben. Aendern sich aber die Verhältnisse z. B. dadurch, daß sich die doppelte oder zehnfache Zahl von Menschen in dem Raum befindet, ohne daß der Luftstrom verstärkt wird, so wird die Luft in einem solchen Raum bald verdorben sein. Das Gleiche würde der Fall sein, wenn man bei der Anzahl von Menschen, für welche ursprünglich die Ventilation eingestellt war, die Ventilationsöffnungen verkleinern würde. Endlich würde sich die Luft in dem erwähnten Raum ändern, wenn es draußen kälter oder wärmer wird, und wenn sich Wind erhebt. Warme Luft ist leichter als kalte; die wärmere Luft steigt in die Höhe; dadurch entsteht an den Grenzen von warmer und kalter Luft ein oft sehr rascher Luftstrom, welcher dann eine raschere Mischung kalter und warmer Luft miteinander bewirkt; diese durch die Mischung von kalter und warmer Luft entstandene Luftströmung, welche ganz ohne Wind entsteht, empfinden wir zuweilen als einen starken Zug.

Es ergibt sich aus diesen Betrachtungen ganz klar, daß eine gute Ventilationsvorrichtung regulirbar sein muß; man muß es wenigstens bis zu einem gewissen Grade in der Hand haben, ob man viel oder wenig Luft von außen zulassen will, d. h. ob man eine stärkere oder schwächere Luftbewegung erzeugen will. — Ferner ist es gut, daß man sich völlig darüber klar macht, daß eine wirksame Ventilation nichts anderes ist als das, was man im gewöhnlichen Leben „Zug" nennt, und daß es nur darauf ankommt, diesen Luftzug so zu leiten, daß er die Kranken im Zimmer nicht, oder wenigstens nicht an entblößten Stellen trifft.

Wenn bei ruhiger Luft die natürliche Ventilation (so nennt man die Ventilationsmethode durch zweckmäßig angebrachte Oeffnungen im Zimmer) hauptsächlich auf dem Temperaturunterschied zwischen außen und innen beruht, durch mehr oder weniger Wind natürlich mehr oder weniger unterstützt wird, so ist es klar, daß bei völlig gleicher Temperatur außen und innen ohne Hilfe des Windes gar keine Zufuhr von frischer Luft erfolgt, und daß bei geringem Unterschied der Temperatur draußen und drinnen auch keine rasche Strömung erreicht werden kann. Solche Verhältnisse kommen bei uns im Sommer öfter vor, und da ist man dann in der glücklichen Lage, immer alle Fenster offen lassen zu können. Eine volle Wirkung — d. h. daß die Luft im Zimmer ebenso ist wie draußen — erzielt man bei Temperatur-Gleichheit oder geringem Temperaturunterschied nur dann, wenn man gegenüberliegende Fenster öffnet. Da kommen dann doch immer Luftbewegungen zu Stande. Ich würde also ein Krankenzimmer, welches gegenüberliegende Fenster hat, bei weitem einem solchen vorziehen, welches nur auf einer Seite mit Fenstern versehen ist; denn wenn man in letzterem auch die Thüre zum Corridor öffnet, was in Privathäusern für die Dauer nicht geht, weil der Corridor ja meistens als Durchgang für die Hausbewohner dient, so bekommt man von da doch vorwiegend schlechte Luft vom Hofe, oder aus den übrigen Wohnräumen des Hauses ins Krankenzimmer. In Krankenhäusern, welche ganz oder theilweise nach dem Corridorsystem gebaut sind, müssen über den Thüren der Krankenzimmer große unverschließbare, nur mit einem Drahtgitter gedeckte Oeffnungen, und ihnen gegenüber die oben mit Ventilationsvorrichtungen versehenen Fenster angebracht sein.

Die sogenannten künstlichen Ventilationssysteme bestehen darin, daß man am Fußboden und in den Wänden der Krankenzimmer Oeffnungen von Kanälen anbringt, durch welche man mit Pumpwerken die Luft aus den Krankenzimmern herauszieht, oder mit windmühlartigen Apparaten frische Luft hineintreibt, oder beides miteinander verbindet. Diese in der Anlage und im Betrieb sehr kostbaren Vorrichtungen haben im Allgemeinen so wenig den daran geknüpften Erwartungen entsprochen oder so viele anderweitige Uebelstände mit sich gebracht, daß man viele von ihnen bald wieder außer Thätigkeit gesetzt hat.

Es ist zweifellos, daß eine kräftige Ventilation im Winter das Zimmer so rasch und stark abkühlt, daß es bedeutender Menge von Heizmaterial bedarf, um die einströmende kalte Luft immer rasch genug zu erwärmen und eine gleichmäßige Temperatur zu erhalten. Obgleich ich für meine Person die Empfindung habe, daß nur kühle reine Luft wahre Erquickung und Erfrischung gewährt, so muß ich doch auch nach meiner Erfahrung über sogenannte Dachreiter-Ventilation in Kriegsbaracken zugeben, daß die zu rasche Abkühlung des Krankensaales bei niedriger Außentemperatur selbst durch starke Heizung schwer zu bewältigen ist. Man hat daher getrachtet die Fenster-Ventilation im Winter dadurch zu ersetzen, daß man unter dem Fußboden einen Kanal von außen zum Ofen hinleitet, den Ofen mit einem Mantel (ein im Boden befestigter um den Ofen herum gehender Schirm von Eisen, oder von Steinen gemauert) umgibt, so daß die von außen einströmende kalte Luft erst durch die warme Luftschichte um den Ofen herum durchdringen und sich hier erwärmen muß, ehe sie in den Krankensaal gelangt. Diese sehr sinnreiche Ventilationsvorrichtung kann aber nach meiner Erfahrung die Fenster-Ventilation nicht ganz ersetzen, es müßte denn der zuführende Kanal vielleicht noch ein- oder zweimal so weit sein, wie er gewöhnlich gemacht wird; dann würde aber der angestrebte Vortheil der Ersparung von Brennmaterial wieder schwinden.

Wenn nun schon alles über Lufterneuerung in den Zimmern Gesagte für gesunde Menschen zur Erhaltung ihrer Gesundheit gefordert werden sollte, so kommen für das Krankenzimmer noch andere Umstände in Betracht. Die Ventilation muß in demselben ganz besonders kräftig sein, weil reine frische Luft nicht nur eine Hauptbedingung für die Genesung, sondern bei manchen Krankheiten geradezu das wichtigste Heilmittel ist.

Die Ausdünstungen und Entleerungen der Kranken sind oft ganz besonders übelriechend, und es handelt sich daher nicht selten darum, nach solchen Entleerungen die Luft im Krankenzimmer rasch zu erneuern, mit anderen Worten, den Gestank rasch heraus zu befördern. Dies kann nur durch Oeffnen der Fenster geschehen, wobei im Winter gleichzeitig die Heizung bedeutend verstärkt werden muß; eine nur auf gleichmäßige Lufterneuerung eingestellte Ventilation wird das nie leisten können.

Die Vorurtheile über die Gefährlichkeit von Luftbewegung im Krankenzimmer sind freilich im Laufe der letzten Jahre im gebildeten Publikum mehr und mehr geschwunden, doch haften sie da und dort immer noch zimlich fest, so daß ich nicht umhin kann, etwas darüber zu sagen.

Ein ganz besonderes Vorurtheil herrscht gegen die Nachtluft, und doch ist die Nachtluft gerade in großen Städten meist viel reiner als die Tagluft, welche durch Staub, Rauch und Küchendünste verunreinigt ist. Man kann daher nicht genug rathen, in Städten gerade während der Nacht die Fenster zu öffnen um die frische Luft einzulassen. Wo das nicht geschieht, wird man immer, auch bei den reinlichsten Menschen am Morgen einen Dunst im Schlafzimmer wahrnehmen, der theils vom Körper selbst, theils von dem Bettwerk herrührt, in welches die Ausdünstungen des schlafenden Menschen hineingezogen sind. Die Regel, Nachts *fortdauernd* frische Luft in's Krankenzimmer einzulassen, gilt ganz besonders für den Sommer, wo man zugleich den Vortheil erzielt, daß das Zimmer durch die Nachtluft abgekühlt wird. Im Herbst und Frühjahr, wo sich oft starke Niederschläge zumal zur Zeit des Sonnenunterganges einstellen, darf die Oeffnung für den Luftzutritt nur klein sein; im Winter darf das Fenster nur zeitweilig und sehr wenig geöffnet sein, da die große Temperatur-Differenz außen und innen schon durch die Fenster und Thüren eine starke Luftbewegung zur Folge hat. Wo keine besonderen Ventilationsklappen angebracht sind, müssen wenigstens Vorrichtungen vorhanden sein, daß man einen der *oberen Theile jedes Fensters* beliebig wenig oder beliebig weit öffnen und in der gewünschten Stellung feststellen kann. Leider fehlt das selbst in vielen guten Privathäusern; für ein gutes Krankenzimmer ist eine solche Vorrichtung absolut nothwendig. Die kühlere Luft fällt von der Fensteröffnung oben direct am Fenster herunter, so daß die Schichte über dem Fußboden am Fenster die kälteste im ganzen Raum ist; hier ist die stärkste Luftbewegung; der Kranke soll also nicht am Fenster unter der Ventilationsöffnung liegen; auch die Pflegerin soll dort nicht sitzen, sie würde sehr bald kalte Füße bekommen, und vielleicht lange darnach an Schmerzen in den Füßen leiden. Am heißesten ist es immer oben im Zimmer. Jeder kann sich davon im Winter bei geheiztem Zimmer überzeugen, wenn er auf eine Leiter steigt; dicht unter dem Plafond ist es unerträglich heiß, während es in dem unteren Theil des Zimmers angenehm warm ist. Liegen die Ventilationsöffnungen über oder oben in den Fenstern, so dringt kalte Luft ein und senkt sich; dadurch entsteht eine Bewegung, durch welche auch die warme Luft nach oben herausgedrängt wird. Je nach der Stärke der Luftströmung und je nach der Kühle der einströmenden Luft muß also die Wärme durch mehr oder weniger Heizung regulirt werden.

Bei sehr hoch und gegenüberliegenden Ventilationsöffnungen wird der im unteren Theile des Zimmers liegende Kranke nicht direct vom Luftstrome betroffen; dies kann aber wohl eintreten, wenn die Thüre geöffnet wird. Das alles hat die Pflegerin zu beachten und darnach die Stellung des Bettes einzurichten, oder das Bett durch große Schirme vor kalten Luftströmungen, die beim Oeffnen der Thüre entstehen, zu schützen.

Ich kann nicht genug wiederholen, daß die Erhaltung guter reiner Luft im Krankenzimmer die erste Bedingung für die rasche Genesung der Kranken ist.

Es ist von allen Aerzten und Pflegerinnen, welche in den letzten Kriegen thätig waren, einstimmig bestätigt worden, daß die Verwundeten in den ganz leicht gebauten, zum Theile recht zugigen Holzbaracken, keine Erkältungskrankheiten bekommen haben, wenn sie auch zuweilen wegen Mangel an wollenen Decken froren. Der Satz der Miß Nightingale: „Der Kranke erkältet sich im Bette nicht", ist im Allgemeinen auch nach meiner Erfahrung vollkommen richtig. Ich muß indeß hervorheben, daß doch ein Unterschied besteht zwischen verwundeten, gegen alle Unbilden der Witterung abgehärteten Soldaten und den oft verweichlichten Stadtbewohnern. Es ist auch manchem Menschen der Zug an und für sich unangenehm und erregt in ihm trotz aller Gegenversicherung die Besorgniß, er könne sich erkälten und sein Zustand könne sich dadurch verschlimmern; endlich gibt es in der That Menschen, die eine so empfindliche Haut haben, daß ein Zug, der sie an einer Stelle getroffen hat, Tage lang andauernde Schmerzen hervorruft. Wenn sich daraus auch keine ernstlichen Krankheiten entwickeln, so ist es doch eine Unbehaglichkeit für den Patienten, die ihm durch eine gute Pflegerin erspart werden sollte. Es sind daher die Ventilationsöffnungen und die Thüren zu schließen, wenn man die Kranken zur Untersuchung, zum Verband entblößen, umbetten oder umkleiden muß. Nachher aber muß sofort wieder frische Luft zugelassen werden. Soll nach Leibesentleerungen oder nach dem Verbande stinkender Geschwüre rasch und stark gelüftet werden, dann decke man den Kranken ganz zu, auch den Kopf, damit ihn der Luftzug nicht treffe, oder man rolle sein Bett, wenn es thunlich ist, in ein Nebenzimmer.

Man darf es nur als ein unvollkommenes Auskunftsmittel in besonderen Fällen betrachten, nicht das Krankenzimmer selbst, sondern das daneben liegende Zimmer zu ventiliren; es ist bald durch die Erfahrung zu lernen, wie wenig ausgiebig eine solche indirecte Ventilation ist.

Ist das Krankenzimmer sehr klein, so daß das Bett dem Fenster nahe steht (was aber nicht sein sollte), so mag man sich mit der Ventilation des Nebenzimmers begnügen; besser aber, man nehme das Krankenbett aus dem kleinen Zimmer heraus und bringe es in das größere, ventilirbare Nebenzimmer.

Es herrscht hier und da immer noch die Meinung, als

könnten Räucherungen die Luft im Krankenzimmer verbessern oder gar etwas Aehnliches wie die Ventilation leisten. Die Räucherungen mit Räucherkerzen, Räucherpulver und Aehnlichem verursachen einen solchen Qualm, daß man den Gestank weniger merkt; doch ist der Gestank weit weniger schädlich als der Qualm, welcher in der Hauptsache nichts anderes als unvollkommen verbrannte, im Zimmer umherfliegende Kohle und Asche ist. Soll durchaus geräuchert sein, so gieße man etwas Essig oder Kölnerwasser auf eine heißgemachte Kohlenschaufel, oder lasse einen kräftigen Spray erst mit gewöhnlichem Wasser, dann mit wohlriechenden Wässern eine Zeit lang arbeiten.

Heizung.

Die Heizung des Krankenzimmers, deren wir in unserem Klima den größten Theil des Jahres bedürfen, um eine für uns behagliche, gleichmäßige Temperatur in den Zimmern zu unterhalten, hängt so innig mit der Ventilation zusammen, daß wir ihrer schon wiederholt erwähnen mußten. Ich sehe hier von den in großen Hospitälern jetzt gebräuchlichen sogenannten Centralheizungen durch Röhren, welche vom Dampf, heißem oder warmem Wasser durchströmt werden, ab, weil die Pflegerinnen auf die Einrichtung derselben keinen Einfluß haben und in jedem einzelnen Falle über die besonderen Einrichtungen zur Regulirung der Temperatur belehrt werden müssen.

Was die Oefen betrifft, so hat ein der Zimmergröße entsprechender Kachelofen den großen Vortheil, daß er, einmal erwärmt, lange Wärme hält; doch, ist er ganz abgekühlt, so dauert die neue Erwärmung lange. Große Kachelöfen sind im strengen Winter vortrefflich; im Frühling und Herbst, wo es Abends, Nachts und Morgens kühl ist, am Tage heiß sein kann, ist es schwer, die Temperatur mit einem Kachelofen rasch zu reguliren.

Ganz schlecht für Krankenzimmer sind eiserne Oefen; sie werden ganz glühend, und wenn man sich auch durch Ofenschirme von Eisenblech etwas vor der strahlenden Wärme schützen kann, so trocknen sie doch die Luft so aus, daß der Aufenthalt in solchen Zimmern nicht angenehm ist. — Etwas besser sind die innen aus Thon, außen nur mit Eisenblech belegten sogenannten Füllöfen verschiedener Construction (Meidinger, Geburth). Sie halten die Wärme weit länger als die eisernen Oefen und bedürfen wenig Bedienung.

Ob der Ofen in einem Krankenzimmer von außen oder von innen geheizt werden soll, darüber herrschen verschiedene Ansichten. Für die Heizung vom Zimmer aus wird angeführt, daß der offene Ofen die Luft aus dem Krankenzimmer herauszieht, um sie zu verzehren und mit dem Rauche durch den Schornstein abzuführen, so daß dann von außen durch die Thüren, Fensterritzen und durch die Poren der Wand eine frische Luft eindringe; der nach dem Zimmer offene Ofen ventilirt also. Es scheint mir aber, daß diese Ventilation, die man durch die Fensterklappen-Ventilation viel kräftiger erzielen kann, die Nachtheile nicht aufwiegt, welche das Heizen des Ofens vom Krankenzimmer aus mit sich bringt.

Man mag nun mit Steinkohlen, Cokes, Holz oder Holzkohlen heizen, immer wird mit dem Heizmaterial eine Menge von Staub und Schmutz ins Krankenzimmer gebracht. Es ist bei aller Vorsicht nicht zu vermeiden, daß Kohlenstaub und Asche im Zimmer umherwirbelt, daß beim Anfachen des Feuers etwas Rauch ins Zimmer kommt u. s. w. Noch in weit höherem Maße ist dies bei den Kaminen der Fall, die beim Anfeuern immer rauchen und durch welche man in größeren Zimmern ohne gleichzeitig geheizte Oefen bei strenger Kälte nie die gewünschte Wärme erzielt. Zimmer mit Kaminen kühlen rasch ab, sowie das Feuer erloschen ist. Der Kamin ist ein hübscher Zierrath in der Wohnung, man sitzt sehr gemüthlich am prasselnden Feuer, doch wer im Winter nicht dort, sondern in einiger Entfernung davon am Arbeitstische beschäftigt ist, wird frieren.

Wie warm soll ein Krankenzimmer sein? Hierauf läßt sich keine für alle Fälle giltige Antwort geben; man muß folgende Unterschiede machen:

1. Ein fortdauernd im Bette liegender Patient braucht im Allgemeinen weniger Zimmerwärme als ein Patient, der am Tage auf ist. Es genügt für ersteren 12—14° Réaumur (= 15—17½° Celsius). Bei 12° R., einer Temperatur, die fiebernden Patienten meist angenehm ist, muß sich die Pflegerin selbst schon etwas wärmer anziehen; die Temperatur, bei welcher wir uns in unserem Klima am behaglichsten fühlen, ist 14° R.; haben wir den ganzen Tag hindurch eine sitzende Beschäftigung, so ist uns 15° R. angenehmer.

2. Die Eigenwärme der Menschen hat ganz bestimmte, täglich in gleicher Weise wiederkehrende Schwankungen. Wir sind bei gewöhnlicher Lebensweise Morgens zwischen 6 und 7 Uhr am kühlsten, Abends zwischen 5 und 6 Uhr am wärmsten. Diese Unterschiede sind bei Kranken bedeutender wie bei Gesunden. Wir haben demnach Morgens früh mehr Bedürfniß nach Wärme, als Abends. Man muß also im Krankenzimmer schon in der Nacht heizen, damit es Morgens nicht zu kühl ist.

3. Blutarme Menschen haben mehr Wärmebedürfniß, als Gesunde und Vollblütige. Nicht nur rasch auf einander folgende, mäßige oder einmalige starke Blutverluste machen blutarm, sondern bei jeder schweren, fieberhaften, hitzigen (acuten) Krankheit und bei vielen lang dauernden (chronischen) Krankheiten wird die Bildung des Blutes gehemmt, zuweilen eine Zeit lang ganz aufgehoben. Für alle solche Kranken muß die Zimmertemperatur höher sein, als früher angegeben. Nach Anordnung des Arztes ist sie bis auf 15—17° R. (= 18¾ bis 21° C.) zu erhöhen; bei lang dauernden Operationen lassen wir das Operationszimmer selbst bis auf 20° R. (= 25° C.) heizen. Nach starken plötzlichen Blutverlusten sinkt die Eigenwärme oft so schnell, daß man den Körper des Kranken ganz in erwärmte Tücher einhüllen muß; dadurch vermag man zuweilen das entfliehende Leben zurückzuhalten, besonders bei Kranken, die zugleich in tiefer Ohnmacht liegen, so daß sie nicht schlucken und man ihnen daher innerlich nichts beibringen kann.

4. Sehr reizbare aufgeregte Menschen, dann auch Kranke mit Herzleiden haben zuweilen bei kühler Zimmertemperatur vorübergehend eine solche Hitzempfindung in sich, daß sie alle Fenster aufreißen; im nächsten Augenblick frieren sie wieder; es ist ihnen überhaupt immer zu warm oder zu kalt. Mißt man ihre Eigenwärme mit dem Thermometer, so findet man in ihr keine Begründung für diese Empfindungen. Die Pflegerin muß es unterscheiden lernen, ob sie es mit solchen leicht erregbaren, nervösen Menschen oder mit Fiebernden zu thun hat, bei denen auch Hitze- und Kälteempfindungen oft wechseln. Im ersteren Falle darf sie mit dem fortwährenden Wechsel von starker und schwacher Ventilation, starkem und schwachem Heizen nicht nachgeben. Durch andere Kleidung, leichtere oder schwerere Decken, Wärmflaschen sucht man den Wünschen solcher Kranken zu entsprechen, von denen manche überhaupt nie zu befriedigen sind; da heißt es dann: Geduld haben! Zureden! Beruhigen!

5. Wenn auch das tägliche regelmäßige Heizen des Krankenzimmers nicht zur gewöhnlichen Arbeit der Pflegerin gehört, so ist es doch ihre Pflicht, die Regulirung der Temperatur durch eigenes Nachlegen von Feuerungsmaterial oder Oeffnen der Ventilationen, immer mit Hinblick auf den Thermometer, selbst auszuführen.

6. Jedes Krankenzimmer soll auch außen einen Thermometer haben, damit nach der Außentemperatur die Menge des Morgens in den Ofen einzulegenden Heizmateriales bestimmt wird.

Abkühlung.

Nicht minder wichtig, wie im Winter die Heizung, ist im heißen Sommer die Abkühlung des Krankenzimmers. Hier ist es vor Allem wichtig, die ganze Nacht hindurch alle Fenster des Krankenzimmers offen zu halten und sie erst am Morgen gegen 8 Uhr theilweise zu schließen. In Zimmern, welche der Sonne ausgesetzt sind, dürfen Jalousien nicht fehlen, und zwar sind diejenigen am besten, welche durch Stangen, wie die sogenannten Marquisen, unten herausgestellt und befestigt werden können. Außerdem kann man das Zimmer durch große Stücke Eis abkühlen, welche sich in flachen Kübeln befinden müssen, damit die Eisoberfläche möglichst groß ist. Auch das Zerstäuben von Wasser und Kölner Wasser (Spray) thut viel zur Abkühlung der Luft und wirkt erfrischend; die Wirkung ist keine sehr andauernde, der Spray muß daher öfter wiederholt werden, doch nicht zu oft mit Kölner Wasser, weil dies, in größeren Mengen angewandt, betäubend wirkt.

Sonnenlicht.

Ein Krankenzimmer soll hell sein, nicht nur damit man alle Veränderungen, die am Kranken vorgehen, gut wahrnehmen kann, sondern weil Licht ein wesentliches Bedürfniß für den Menschen ist. Wenn wir auch an Menschen, welche wenig Luft bei ihren Arbeiten haben und zumal bei den Bergleuten wahrnehmen, daß sie stets blaß und elend aussehen und diesen Mangel an Licht besonders an den armen bleichen Kindern bemerken, welche in dunkeln Kellerwohnungen aufwachsen, so tritt uns doch der Einfluß des Lichtes noch ganz besonders bei den Pflanzen entgegen. Die Keime der Kartoffeln, die wir im Keller zuweilen hoch aufschießen sehen, der Hafer, den wir im Winter in den Zimmern auf Watte säen, die mit Wasser durchtränkt ist, sind blaß, fast farblos. Alle Thiere, welche in unterirdischen Gewässern leben, wie z. B. der Proteus in der Adelsberger Grotte, sind ganz farblos; sie werden nach und nach braun oder schwarz, wenn man sie ins Helle bringt. Doch mit dem Sonnenlicht muß es noch eine ganz besondere Bewandtniß haben. Man kann in einem von Häusern eingeschlossenen Garten allerlei Bäume, Sträucher, Blumen pflanzen, und viele von ihnen werden eine Zeit lang ganz gut gedeihen, wenn sie sonst gut gepflegt werden; aber zum Blühen bringt man Weniges und das nur an einigen Stellen, wohin täglich wenigstens einige Stunden die Sonne scheint. Unter größeren breiten Bäumen geht das Anfangs gut gekeimte Gras nach und nach wegen Mangel an

Sonne zu Grunde und wird bei viel Feuchtigkeit durch Moos, was kein Sonnenlicht braucht, verdrängt. Die Blumen wenden der Sonne ihr Angesicht zu; Früchte wird man in einem schattigen Garten überhaupt nicht erziehen. Dieselben Bäumchen, welche draußen im Walde in der Sonne ungepflegt wachsen, leisten im Winter der strengsten Kälte mehr Widerstand, als die gleichen in künstlich gepflegten Boden gepflanzten Bäumchen im engen sonnenarmen Stadtgarten. So wirkt das Sonnenlicht nicht nur auf die Entwickelung, Blüthen- und Fruchtbildung der Pflanzen, sondern es macht sie kräftiger, widerstandsfähiger gegen die äußeren Einflüsse.

Wenn wir auch diesen Einfluß des Sonnenlichtes auf den Menschen nicht in jedem einzelnen Falle genau bemessen können, so besteht er zweifellos; es ist also nicht nur die erheiternde Wirkung des glänzenden blauen Himmels und des Sonnenlichtes, welche wir für den Kranken fordern, sondern es ist für seine Genesung und Kräftigung von größter Wichtigkeit, daß die Sonne in sein Krankenzimmer scheinen kann.

Nur bei wenigen Krankheiten muß das Licht und besonders das Sonnenlicht abgeschlossen werden. Dies ist z. B. nöthig bei manchen Augenleidenden und bei einigen Nervenkranken, welche, wie die mit Hundswuth Behafteten, schon beim Anblick glänzender Flächen in schmerzhafte Krämpfe verfallen.

Größe des Krankenzimmers.

Man hat für Hospitäler gewisse Grundsätze über die Größe des Luftraumes festgestellt, welchen ein Mensch haben sollte, um auch bei mittelmäßiger Ventilation keinen Schaden durch Luftverderbniß zu erleiden, noch den Andern im gleichen Zimmer einen solchen zuzufügen. Hiernach sollte auf jeden Kranken im Zimmer etwa 35—45 Cubikmeter Luft kommen*).

*) In den Sälen meiner Klinik kommen 36 Cubikmeter auf jeden Kranken, doch sind dabei die Betten der zwei Wärterinnen mitgerechnet, auch sind nicht immer alle Betten belegt.

Haben wir z. B. ein Zimmer von 10 Meter Länge und 6 Meter Tiefe (Bodenfläche also 6 × 10 = 60 Quadratmeter) und 4 Meter Höhe, so enthält ein solcher Raum (4 × 60) 240 Cubikmeter Luft; man könnte also 5—6 Krankenbetten in ihn hineinstellen. Dies mag als Regel im Allgemeinen gelten, und auch für die Auswahl eines Krankenzimmers in Privatwohnungen einen Anhalt geben. Doch die Form des Raumes kommt auch mit in Betracht; noch mehr die Möglichkeit einer ausgiebigen Ventilation. Man wählte früher mit Vorliebe Kirchen zur Etablirung von Kriegslazarethen; bei der bedeutenden Höhe, welche der Binnenraum vieler Kirchen hat, wären da oft mehr als 100 Cubikmeter auf jeden Verwundeten gekommen, selbst wenn ein Bett unmittelbar neben dem andern stand, doch es stank in diesen Kirchen immer; es war eben keine Möglichkeit einer Ventilation vorhanden; die Luftbewegung in dem höchsten Theile der Kirche war Null oder so unbedeutend, daß die Ausdünstungen der Verwundeten mit ihren Uniformen, Tornistern ꝛc. dadurch nicht fortgeschafft wurden.

Ein gar zu großes Krankenzimmer ist für einen einzelnen Kranken unheimlich und kostspielig zu heizen; ein gar zu kleines schwer so zu ventiliren, daß der Kranke nicht selbst von starken Luftströmungen getroffen wird, wirkt auch auf die Kranken bedrückend. Es wird also ein mittleres Maß einzuhalten sein.

Ruhige Lage des Krankenzimmers.

Für fiebernde und nervöse Kranke ist nichts peinlicher und aufregender, als wenn sie den ganzen Tag und einen großen Theil der Nacht Straßenlärm hören müssen; oder wenn in ihrer Nähe, etwa im anstoßenden Corridor oder gar über ihnen viele Leute umhergehen. Alle Augenblicke fahren sie in die Höhe und fangen, wenn sich das oft wiederholt, an zu zittern und zu jammern. Auch vieles Musiciren, Hämmern, Wagenrasseln und andere Geräusche in ihrer Nähe wirken höchst aufregend, verkürzen ihnen den Schlaf oder lassen sie gar nicht zum Einschlafen kommen. Man trachte daher ein Zimmer zu finden, in welches solche Geräusche nicht hineindringen.

Reinigung und Mobiliar des Krankenzimmers.

Von größter Wichtigkeit ist die Reinhaltung des Krankenzimmers. So nothwendig Luft, Licht und Wärme für das Gedeihen des Menschen sind, so wissen wir doch jetzt, daß die Ansteckungsstoffe nicht Luftarten sind, auch nicht in Flüssigkeiten löslich sind, sondern daß es feinste Körper (Samen oder sogenannte Sporen von kleinsten Pilzen) sind, die in der Luft oder in Flüssigkeiten schweben und mit dem Staub oder mit den Flüssigkeiten, zumal durch Verspritzung, an oder in den Körper gelangen. Der Staub muß also aus dem Krankenzimmer möglichst verbannt werden. Dies ist in Privatwohnungen nicht so einfach, denn die meisten behaglichen Privatzimmer sind so eingerichtet, daß sich gerade viele Gegenstände in ihnen befinden, welche den Staub sehr festhalten.

Ein Krankenzimmer im Hospital soll so hergerichtet sein, daß der Staub in ihm nicht nur schwer haftet, sondern auch leicht entfernbar ist. Dies ist in folgender Weise zu erreichen: Decke, Wände und Fußboden sollen möglichst glatte Flächen haben. Das schönste Material wären Marmortafeln oder künstlicher Marmor, demnächst glacirte Thonplatten. Für den Fußboden wohl auch Mosaik oder Asphalt. Von diesem Material sieht man bei uns ab, theils weil es (für uns in Oesterreich und Deutschland) zu theuer ist, theils weil die steinernen und glacirten Fußböden, wenn nicht Heizungsröhren unter ihnen laufen, ziemlich kühl sind. Freilich kann man sich dadurch helfen, daß man im Winter (wie man es auch in Frankreich und Italien thut) Teppiche darauf legt und die Pflegerinnen und die Kranken, welche außer Bett sind, Filzschuhe tragen läßt. Doch diese Stoffe sind wiederum Staubfänger. Ob abwischbare, glatte Gummi- oder Linoleumdecken ausreichen, um die Kälte eines Steinbodens abzuhalten, und ob diese Stoffe so haltbar sind, daß die theure

Anschaffung dadurch ausgeglichen wird, läßt sich nach den bisherigen Erfahrungen noch nicht bestimmen.

Das Steinmaterial als Verkleidung für Plafond, Wände und Fußboden ist wohl in der Anlage sehr theuer, würde aber sehr dauerhaft sein, weil es keiner Erneuerung bedarf. Der beste Ersatz dafür ist Anstrich mit Oelfarbe und Ueberzug der Farbe mit Firniß. Dieser Anstrich wird freilich in den ersten Jahren wiederholt werden müssen, zumal am Fußboden; doch nach und nach wird das Holz so von der Farbe und dem Firniß durchzogen, daß der Ueberzug steinhart wird und nur von Zeit zu Zeit kleinerer Reparaturen an den Stellen bedarf, wo viel gegangen wird.

Man hat gegen den Oelanstrich der Wände eingewendet, daß dabei die Porenventilation der Wände fast ganz aufgehoben werde. Ich habe mich schon früher dahin geäußert, daß ich diese Quelle des Luftwechsels, selbst wenn ein Sturm gegen die sonst vollkommen geschlossenen Wände weht, im Frühling, Sommer und Herbst nicht sehr hoch für ein Krankenzimmer anschlage.

Wenn die Wände mit Kalk getüncht sind, so muß der Kalküberzug wenigstens zweimal im Jahre erneuert werden; solche Wände jedesmal wieder zu bemalen, wäre wohl unnöthige Geldverschwendung. — Tapeten sind in einem Zimmer, welches dauernd für den Aufenthalt von Kranken bestimmt ist, völlig zu verwerfen. Dasselbe gilt von parquettirten Fußböden, die oft gebohnt (gewichst) werden müssen und keine Nässe vertragen.

Die Hauptbedingung ist für Wände, Plafond und Fußboden, wie für das ganze Mobiliar in einem Krankenzimmer, daß Alles, ohne Schaden zu leiden, gewaschen und feucht abgewischt werden kann; denn die gewöhnliche Methode des Staubabwischens müßte bei offenem Fenster täglich mehreremale wiederholt angewendet werden. Die Teppiche und die Vorhänge müßten jeden Morgen entfernt und ausgeklopft werden, um sie möglichst staubfrei zu halten. Alle Möbel des Krankenzimmers: Nachttisch, Stühle, Schränke sollten demnach innen und außen mit Oelfarbe gestrichen sein, damit man sie leicht abwaschen kann. Wir werden später bei der Desinfection von Krankenzimmern noch darauf zurückkommen, wie leicht und schnell ein solches Zimmer zu reinigen und zu desinficiren ist, und wie schwierig, ja fast unmöglich es wird, wenn ein Zimmer mit Tapeten bekleidet, der Plafond schön gemalt, die Möbel gepolstert, der Fußboden mit Teppichen belegt, die Betten, Fenster und Thüren mit schweren Vorhängen versehen sind. Aus diesen Gegenständen den feinsten Staub herauszubringen, ohne sie sehr stark anzugreifen oder zu zerstören, ist ein Ding der Unmöglichkeit.

Wie viele von diesen Erfordernissen eines gesunden Krankenzimmers in einer Privatwohnung zu erreichen sind, muß dem Arzt und der Pflegerin überlassen bleiben. Man trachte wenigstens das möglichst Beste zu erzielen. Es ist aber nicht zweckmäßig, die Zeit der Pflegerin, zu deren Hauptaufgaben auch die Reinhaltung des Krankenzimmers gehört, unnöthig mit umständlichem Ausstauben von Teppichen in Anspruch zu nehmen, weil dies der persönlichen Pflege, welche sie dem Kranken widmen soll, Abbruch thut.

Es ist sehr unpraktisch, die tägliche Reinigung des Krankenzimmers ganz früh Morgens vorzunehmen. Manche Kranke schlafen erst am Morgen ein und man soll sie nicht stören. Die Pflegerin gebe daher dem Patienten Morgens, wenn er erwacht ist, zuerst etwas zu frühstücken, reinige ihn dann selbst, bringe ihn wo möglich in ein neues Bett (am besten auch in ein nebenliegendes Zimmer) und vollziehe dann die nöthige Reinigung des Zimmers, ohne den Kranken zu belästigen.

Das Krankenbett.

Wer hat nicht schon in einem schlechten Bette gelegen? wie oft kann man nicht einschlafen, wirft sich umher und schiebt mit mehr oder weniger Recht sein Unbehagen auf das Bett! „Der ist gut gebettet!“ sagt man wohl von Jemand, der sich in recht angenehmen Lebensverhältnissen befindet.

Im Krankenhause soll für Kranke alles aufs beste eingerichtet sein; auf die Bettstellen und auf das Bettzeug hat man sein besonderes Augenmerk zu richten. Gewiß ist die Hauptsache, daß das Bett für den Kranken bequem und zweckmäßig ist, doch dazu gehört auch, daß es dem Arzt und der Pflegerin erleichtert wird, den Kranken im Bette zu unterstützen, zu verbinden und zu bedienen; dadurch wird auch dem Kranken am wenigsten Unbequemlichkeit bereitet.

In neueren Krankenhäusern hat man nur eiserne Bettstellen mit freiliegenden sogenannten Drahtmatratzen.

Die eiserne Bettstelle hat den großen Vortheil, daß sie am leichtesten rein zu halten, bei zweckmäßiger Construction auch am leichtesten zu transportiren ist; sie soll keine Fugen haben, in welche sich Ungeziefer verkriechen kann. — Es hat lange gedauert, bis man sich daran gewöhnt hat; man sagte, sie seien zu luftig, zu kühl und häßlich, weil man überall durchsehe. Daß das Bettgestell überhaupt zur Erwärmung des Kranken diene, ist ein Irrthum; daß ein eisernes Hospitalbett nicht schön ist, gebe ich zu; will man es durch Bedecken der Vorder- und Seitenwände mit bemaltem und lackirtem Eisenblech schöner machen, dann entstehen wieder die Nachtheile wie beim hölzernen Bett, nämlich eine Menge uncontrolirbarer Winkel und Ritzen. Für wen soll denn das Bett schön aussehen? Doch nur für die Umgebung; der Kranke, der im Bett liegt, sieht nichts davon, und er ist es doch, für den man zu sorgen hat; oder soll er sich von Wanzen zerstechen lassen, die sich in den Fugen der Bettstelle verkriechen und nur herauszubringen sind, wenn man das Bett auseinander nimmt und mit allerlei übelriechenden Tinkturen bestreicht — weil die Umgebung sein Bett nicht schön findet? Ist der Kranke den größten Theil des Tages außer Bett, dann mag man das luftig aussehende Bettgestell mit einer großen Decke umhüllen.

Von Wichtigkeit ist die Länge, Breite und Höhe der Bettstelle. Ein Bett für einen Erwachsenen soll zwei Meter Länge und etwa einen Meter Breite haben; eine etwas größere Länge ist selten, größere Breite nie nöthig. Für den Patienten mag es am bequemsten zum Aus- und Einsteigen sein, wenn sein Bett Sophahöhe (etwa einen halben Meter) hat, doch in einem so niedrigen Bette einen Kranken zu bedienen, ihn zu untersuchen und zu verbinden, ist sehr unbequem, auf die Dauer für Arzt und Pflegerin nicht durchführbar. Es gehören bedeutende Kräfte dazu, einen Menschen aus dieser Tiefe z. B. zum Umbetten zu heben und ihn so tief sanft wieder niederzulegen. Die Höhe der Ebene, in welcher der Kranke liegt, soll etwa 80—85 Centimeter betragen.

Die Füße der Bettstellen müssen genügend große Rollen (Klavierrollen) haben, um leicht eine Stellungsveränderung des Bettes vornehmen zu können; es genügen auch wohl Rollen am Kopfende: man hebt das Fußende einer Bettstelle leicht, auch wenn der Kranke darin liegt, und kann es bei einiger Geschicklichkeit leicht führen. Bettstellen auf vier Rollen hat man vorgeworfen, daß sie zu beweglich sind, sich bei jedem kleinen Anstoß leicht bewegen.

Betteinsätze, sogenannte Matratzen mit Stahlfedern, wie sie sich in unseren Polstermöbeln befinden, sind sehr allgemein verbreitet. Sie sind von einem festen, leinenen oder baumwollenen Stoff überspannt, unter welchem sich zuweilen auch noch eine Lage Roßhaar oder Wolle befindet. Das Alles ist zu vermeiden, denn es kann Ansteckungsstoffe in sich aufnehmen, ist schwer vor gelegentlicher Beschmutzung zu bewahren und muß daher öfter gewaschen werden. Das ist aber sehr umständlich, denn das Zeug muß vor der Wäsche abgetrennt, dann wieder überspannt werden; das macht unnöthige Mühe und Kosten; Arbeit ist Geld und Zeit. — Die federnden Drahtmatratzen haben allem übrigen Material den Rang abgelaufen.

Daß jedes Lager, fortwährend verwendet, endlich nachgibt, ist unvermeidlich, und daß somit auch diese federnden Drahtlager von Zeit zu Zeit neu angezogen und neu angestrichen oder erneuert werden müssen, ist ebenso unvermeidlich. Auch ist es richtig, daß ihre auf ein mittleres Körpergewicht berechnete Spannung nicht für jeden gleich bequem ist; ein sehr schwerer Mann liegt eine tiefe Grube hinein, eine magere, leichte Frau liegt hart. Doch das ist mit jedem Lagerungsmaterial dasselbe; die Füllung von Strohsäcken, das Stopfen der Matratzen, kann auch nur auf ein mittleres Gewicht berechnet sein.

Strohsäcke als Untermatratzen und selbst als alleiniges Lager kann man im Kriege und in der Armenpraxis nicht vermeiden, doch ist es ein schlechtes, hartes Lager; wird das Stroh naß, so fängt es an zu faulen, zu stinken; das Ungeziefer wimmelt oft darin; ein Strohsack ist nie ohne Staub.

Zu Obermatratzen (die Matratze, auf welcher der Körper liegt) hat man allerlei Stoffe benützt: Heu, Seegras, Baumwolle, Jute 2c. 2c.

Bis jetzt gibt es kein Material, durch welches das präparirte Roßhaar ersetzt werden könnte. Es ist der theuerste Theil des Bettes, nicht nur bei der ersten Anschaffung, sondern auch bei der späteren Behandlung; denn ganz zu vermeiden ist es nicht, daß die Matratzen zuweilen beschmutzt werden; dann müssen sie auseinander genommen, gewaschen, gelüftet und wieder neu gestopft werden; das macht viel Arbeit, kostet also viel Geld. Bei der Stopfung muß die Mitte etwas höher (bombirt) gemacht werden als die seitlichen Theile, sonst bildet sich zu rasch eine Grube. Eine Matratze so zu stopfen, daß man nicht zu hart darauf liegt, und daß sie nicht zu stark zusammengedrückt wird — was natürlich bei schweren und leichten Menschen verschieden sein wird — erfordert viel Uebung. Das Durchsteppen der Matratze ist wohl eine Arbeit mehr, doch dringend nöthig, um das gar zu rasche Einliegen und Zurseiteschieben der Roßhaare zu verhindern. — Was die Dicke dieser Matratzen betrifft, so genügen 10—12 Ctm. an den Rändern, 14—16 Ctm. in der Mitte. In manchen Fällen kann es zweckmäßig sein, die Matratze der Quere nach in drei Theile zu zerlegen, besonders bei chirurgischen Kranken ist dies zuweilen nöthig, um gewisse Apparate anzulegen.

Ueber die Matratze kommt das Leintuch; es sei weiß und groß genug, um es über die Ränder der Matratze reichlich einschlagen zu können.

Was die Kopfpolster betrifft, so dürfen auch diese nur mit Roßhaar, doch nicht zu fest gestopft sein und müssen einen weißen, leinenen Ueberzug haben. In den meisten Betten ist am Kopfende ein keilförmiges Kissen. So zweckmäßig dies im Ganzen ist, so hat es doch auch gewisse Uebelstände: diese Kopfkissen müssen besonders geformte Ueberzüge haben, sie sind dem einen Patienten zu hoch, dem andern zu niedrig.

Ich finde die Einrichtung der Betten auf meiner Klinik sehr praktisch. In jedem Bette sind zwei Polster von ungefähr Bettesbreite und etwa 40 Ctm. Höhe, in der Mitte von etwa 20 Ctm. Dicke. Diese Polster kann sich der Patient zusammenlegen oder zusammenlegen lassen, wie es ihm bequem ist. Jeder Krankensaal hat außerdem eine Anzahl Reservepolster, die nach Bedürfniß den Kranken untergelegt werden.

Federbetten und Federpolster halte ich für Kranke überhaupt sehr schlecht; der Körper sinkt hinein und wird unnöthig erhitzt. Besonders schädlich ist das Einsinken des Kopfes in ein Federkissen; der Kopf schwitzt dann fast unaufhörlich, die Kopfhaut wird so empfindlich, daß der Kranke, wenn er anfängt aufzustehen, noch lange dicke Mützen tragen muß, um Schmerzen der Kopfhaut zu vermeiden. Die durchschwitzten und benetzten Federpolster sind schwer zu reinigen, zu trocknen und auszulüften. Wenn dies nicht sehr oft geschieht, bekommen sie einen widrigen dumpfen Geruch.

Als Bedeckung sind eine, zwei auch drei wollene Decken im Winter, eine baumwollene leichtere Decke im Sommer am meisten zu empfehlen. Dieselben müssen innen von einem weißen Leintuch bedeckt sein, welches außen umgeschlagen und angeheftet wird. Diese Ueberleintücher haben im Krankenhause dieselbe Größe wie die Unterleintücher, was die Vertheilung der Wäsche sehr vereinfacht; zusammengelegte Leintücher werden auch als Unterlagen in besonderen Fällen verwendet. Auch die Polster und ihre Ueberzüge sind der Einfachheit wegen von gleicher Größe. Daß alles Bettwerk vollkommen trocken und vor der Anwendung nicht zu kalt sein soll, brauche ich als selbstverständlich nur zu erwähnen.

Es wird für die Pflegerin nicht geringere Schwierigkeiten haben, diese Grundsätze über ein zweckmäßiges Krankenbett in Privathäusern einzuführen, wie die Vereinfachung des Mobiliars im Krankenzimmer durchzusetzen und sie muß vorsichtig sein, um nicht die Kranken und ihre Umgebung durch zu viel Neuerungen auf einmal zu verstimmen. Bei ansteckenden Krankheiten wird sie am ehesten durchdringen, wenn sie der Umgebung des Kranken sagt, daß sich der Ansteckungsstoff in alle Federbetten, Kissen, Teppiche, Vorhänge, welche im Zimmer sind, setzen kann und daß diese Gegenstände später durch die Desinfection stark ruinirt werden, vielleicht gar verbrannt werden müssen. Am schwierigsten wird es sein, verweichlichten Kranken die Federüberbetten (Plumeaux) abzucomplimentiren; sie schaden auch verhältnißmäßig am wenigsten. Freilich kann man sie ganz wohl durch mehrere wollene Decken ersetzen, doch liegen diese viel schwerer auf. Hier muß man zuweilen der Gewohnheit nachgeben. Gewohnheit! Wie hängen wir Alle daran! Wie schwer ist es, sich etwas abzugewöhnen, selbst wenn wir von dessen Unzweckmäßigkeit vollkommen durchdrungen sind.

Es sind noch einige Dinge zu erwähnen, welche die Lagerung des Kranken zuweilen erheblich verbessern können.

Manche Kranke lieben es, bei mittelhoher Lage des Oberkörpers, den Kopf hoch gelegt zu haben. Zu diesem Zweck sind die kleinen, nicht zu dicken und mäßig fest mit Roßhaar gepolsterten sogenannten Schlummerrollen am zweckmäßigsten; sie sollten dann immer mit einer genügend langen, an beiden Enden der Rolle angehefteten Schnur versehen sein, welche entweder über die obere Bettwand geschlungen wird, oder welche der Kranke vor sich liegen hat. Es gewährt Erleichterung und Abwechslung der Kopflage, und kühlt den Nacken und Kopf ab, wenn man die Lage einer solchen Rolle oft wechseln kann. Das ist mit einer Schlummerrolle einfacher und vom Kranken selbst leichter zu bewerkstelligen, als wenn er sich die Polster oft wechseln läßt, wozu er sich meist aufsetzen muß.

Kranke, die gern mit dem ganzen Oberkörper hoch liegen, oder wegen Athembeschwerden hoch liegen müssen, auch sehr beleibte schwere Menschen sollen bei gewöhnlicher, mittelhoher Lage immer einen Polster im Kreuz haben, sonst liegen sie hohl und bekommen Kreuzschmerzen. Hochliegende, schwere und auch schwache mittelhoch liegende Kranke rutschen leicht immer mehr und mehr zum Fußende des Bettes herab und kommen dabei oft in eine erbärmliche Lage. Bei schwachen Kranken kann man da nur durch tiefere Lage des Oberkörpers und durch häufiges Hinaufziehen des ganzen Körpers helfen; der Kranke muß dabei am Becken, nicht in die Achsel gefaßt werden, worüber mehr beim Aufsetzen der Kranken zum Essen, Lesen &c. im nächsten Capitel gesagt werden soll. Sind die Kranken bei leidlichem Kräftezustand, so legt man ihnen einen Holzklotz von nahezu Bettbreite, nach den Fußsohlen zu etwas abgeschrägt, an das untere Ende des Bettes, damit sie sich dagegen stemmen können. In Ermanglung einer solchen besonderen Vorrichtung kann man statt derselben auch einen Fußschemel, mit der oberen Fläche den Fußsohlen zugewendet, ins Bett legen. Kranken, welche nicht die Kraft haben, sich gegen diese Dinge feststemmend von Zeit zu Zeit hinaufzuschieben, nützt das alles nichts; sie müssen immer wieder im Bett hinaufgezogen werden.

Kranke, welche längere Zeit im Bett sitzen wollen, unterstützt man im Rücken besser mit einem besonders dazu gemachten stellbaren, mit Gurten überspannten Holzrahmen, als mit einem Polstergebäude; denn die Polster verschieben sich.

Bei sehr unruhigen Kranken muß man Sorge tragen, daß sie nicht in einem unbewachten Moment aus dem Bette fallen. Zu diesem Zweck steckt man zur Seite des Bettes zumal des mittleren Theiles der Bettstelle Bretter, Steckbretter oder sogenannte Brettscheeren ein, wie man sie auch verwendet, wenn man kleine Kinder in großen Betten schlafen läßt.

Es ist nicht möglich, ohne Demonstrationen alle einzelnen kleinen Hilfen bei der Lagerung der Kranken zu beschreiben. Das muß praktisch gelernt sein. Manches wird auch noch im folgenden Abschnitt zu erwähnen sein.

Ungemein wichtig ist es, die zweckmäßigste Stellung des Bettes im Zimmer auszuwählen. Der Raumersparniß wegen stellt man gewöhnlich die Betten mit den Längsseiten an eine Wand. Dies ist zur Pflege eines dauernd bettlägerigen Kranken höchst unbequem für die Pflegerin und somit auch für den Kranken. Das Bett muß von beiden Seiten freistehen, so daß man den Kranken von beiden Seiten untersuchen und bedienen kann. Ist das Zimmer nicht groß genug, um das Bett ganz frei zu stellen, so stellt man es mit dem Kopfende an die Wand. — Der Ofen soll dem Bett nicht zu nahe sein, damit der Kranke nicht einseitig von der strahlenden Wärme getroffen wird; auch soll das Bett nicht gerade in der directen Linie des Ventilationsstromes liegen, es sei denn, daß dieser sehr hoch hinauf verlegt werden kann.

Es ist für den Kranken zumal in der Reconvalescenz sehr angenehm, wenn er vom Bett aus dem Fenster schauen und grüne Bäume oder wenigstens etwas vom Himmel sehen kann. Vorübergehende Blendung durch zu glänzendes Himmelsblau kann durch stellbare Jalousien abgedämpft werden.

Capitel II.

Allgemeine Regeln über die Pflege bettlägeriger Kranken.

Sorge für gute Lage und Behaglichkeit des Kranken im Bette. Leintuch glatt ziehen. Wechseln und Aufschütteln der Polster. Krankenheber und Krankenaufrichter. Wechseln der Leibwäsche. Bekleidung im Bette. — Leibesentleerung im Bette. — Bettwechsel, Umbetten. — Leintuchwechseln. — Unterlagen, wasserdichte Stoffe. — Erwärmung des Bettes.

Das Wundliegen und der brandige Decubitus. Das Wundliegen: Vorkehrungsmaßregeln, Kranzkissen, Waschungen, Pflaster. — Der brandige Decubitus: Ursachen. — Das Wasserbett; Herrichten desselben. Reinigung des Decubitus. Behandlung der Wunde.

Nachts Licht im Krankenzimmer. — Große Uhr ohne Schlagwerk. Das Trinken, Essen und Lesen der Kranken im Bette. Das Setzen und Hinaufziehen der Kranken im Bette. Ueber die Unmöglichkeit, Arme zweckmäßig in ihren Wohnungen zu behandeln und zu pflegen.

Treffliche Beobachtungen und Bemerkungen über die Eigenthümlichkeiten vieler Kranker und das Verhalten der Pflegerinnen dazu, von Miß Florence Nigthingale.

So mannigfaltig auch die Krankheiten sind, bei welchen die Pflegerinnen Hilfe zu leisten haben, so gelten doch gewisse Regeln für alle Kranken, welche genöthigt sind lange im Bette zu liegen. Diese Regeln wollen wir in diesem Abschnitt zusammenstellen.

Zur Erleichterung dauernden Liegens und zur Verhütung des Durchliegens gibt es manche praktisch bewährte Maßregeln.

Vor Allem muß das Leintuch sorgfältig angezogen und festgesteckt werden, damit es keine Falten macht.

Das Glattziehen und Glattstreichen des Leintuchs muß mehrere Male am Tage bewerkstelligt werden; kann sich der Kranke, ohne daß es ihn anstrengt, etwas heben (an einem Krankenheber, s. später), so kann eine Person ganz gut das Leintuch glatt ziehen, erst auf der einen, dann auf der anderen Seite. Ist der Kranke zu schwach, um sich zu heben, dann müssen zwei Personen zu gleicher Zeit von beiden Seiten, dann auch von oben und von unten das Leintuch anziehen; das muß langsam und gleichmäßig und mehrere Male hintereinander geschehen. Die Leintücher müssen dazu fest und stark sein; sehr feine oder alte Leintücher würden dabei zerreißen.

Ebenso muß auch das Hemde auf der Rückseite des Kranken öfter glatt gezogen werden, denn sowohl die Falten des Hemdes wie die des Leintuches begünstigen das sogenannte Durchliegen.

Sehr erfrischend für den Patienten ist das Wechseln und Aufschütteln der Polster; denn die Polster werden nicht nur zusammengedrückt, sondern auch warm und vom Schweiß feucht; dies gilt besonders für die Polster, welche im Kreuz liegen.

Wenn Kranke sehr lange auf dem Rücken liegen, weil sie zu schwach sind, um sich umzudrehen, so leiden sie oft durch die Hitze am Rücken. Um den Rücken abzukühlen, muß man sie vorsichtig auf die Seite legen, das Hemd dann glatt ziehen und sie so eine Zeit lang halten, oder man läßt sie, wenn es vom Arzt gestattet wird, eine Zeit lang sitzen und richtet während dessen die Rücken- und Kopfpolster.

Alle diese Vorgänge vollziehen sich ganz leicht, wenn der Patient sich selbst nur etwas dabei helfen kann, und hierzu leisten die Krankenheber und Krankenaufrichter vortreffliche Dienste; sie machen für viele Fälle die Hilfe einer zweiten Person unnöthig.

Unzweckmäßig sind die Stricke mit Handgriff, welche an der Zimmerdecke festgemacht sind, weil dann die Stellung des Bettes nicht verändert werden kann, was doch unter Umständen recht wünschenswerth ist. — Sehr brauchbar finde ich einen Lederriemen, welcher über dem oberen Brusttheil des Kranken an einem eisernen Bügel angebracht ist; dieser Bügel wird mit seinem langen senkrechten Ende am Kopfende des Bettes befestigt und muß so stark sein, daß sich der Kranke mit seiner ganzen Körperlast daran hängen kann. Wenn der Kranke mit einer Hand oder mit beiden Händen den Griff an dem zu verkürzenden und zu verlängernden Lederriemen erfaßt, so kann er ohne viel Anstrengung den ganzen Oberkörper, beim Aufstemmen der Fersen auch das ganze Becken so viel wie nöthig erheben. Ich habe diese Einrichtung in Zürich für meine Kranken machen lassen und nach Wien überpflanzt. — Im Kriegslazareth half ich mir damit, daß ich einen zerlegbaren Galgen aus Holz anfertigen ließ, der quer über dem oberen Brusttheil des Kranken aufgerichtet wurde; an ihm war der erwähnte Lederriemen mit Griff befestigt; jeder Tischler und Sattler kann diese Vorrichtung in wenigen Stunden herstellen. Ich gebe indeß dem früher erwähnten Bügel am Kopfende der Betten deshalb den Vorzug, weil er weniger bei Handreichungen und beim Verbinden des Kranken genirt; der erwähnte Galgen muß meist etwas verschoben werden, wenn man am obern Theil des Kranken zu thun hat. — Diese Krankenheber machen nicht für alle Fälle die Krankenaufrichter entbehrlich; es kann bei Verbänden an Kopf und Brust den Arzt sehr hindern, wenn der Kranke sich mit hochgehaltenen Armen am Krankenheber hält. Da ist es besser, wenn man einen Gurt unten am Bett befestigt, der bis zur Mitte des Körpers hinaufreicht, doch auch noch mehr verkürzt werden kann; am oberen Ende des Gurtes soll eine Schlinge oder ein Griff sein, weil sich der Kranke mit weniger Kraftanstrengung daran hält, als wenn er den Gurt mit den Händen fest umfassen muß. — Man kann einen solchen Krankenaufrichter mit zwei Handtüchern, die man zu Schlingen formt, zur Noth herrichten.

Sehr wichtig und sehr erquickend für den bettlägerigen, zumal viel schwitzenden Kranken ist das Wechseln der Leibwäsche und Waschen des Körpers, besonders des Rückens. Letzteres muß, ohne das Bett zu benetzen, bei geschlossener Ventilation und bei einer Temperatur von 15—17° R. (18—21° C.) geschehen. Das Wasser muß warm sein (etwa 28° R. = 35° C.), wenn nicht vom Arzt kühlende Waschungen angeordnet werden. Das Abtrocknen ist am besten mit rauhen, doch weichen sogenannten englischen Handtüchern zu bewerkstelligen. Soll der ganze Körper gewaschen werden, so muß dies nach und nach geschehen: erst Kopf, Gesicht und Hals, dann Brust und Leib, dann die Arme, dann ein Bein nach dem andern. Auch zum Ausziehen des Hemdes im Bett gehört eine gewisse Geschicklichkeit und Uebung: zuerst wird der Kranke etwas gehoben, oder hebt sich selber, damit man das Hemd unter ihm fort und hinaufziehen kann. Hat der Kranke einen Schmerz an einer Seite des Kopfes, Halses, der Brust oder an einem Arme, so läßt man zuerst den Arm der gesunden Seite emporheben und den Aermel hinaufziehen, während der Arm zurückgezogen wird; nun wird das Hemd über den Kopf auf die kranke Seite hinübergestreift, dann langsam und vorsichtig von dem kranken Arme abgezogen. — Ist der Arm mit einem Verband umgeben, über welchen sich der Hemdeärmel nur mühsam herüberstreifen läßt, so soll man den Kranken nicht täglich mit diesem Manöver quälen, sondern den Aermel in der Naht auftrennen. — Beim Ueberziehen des neuen Hemdes gehen alle beschriebenen Bewegungen in umgekehrter Folge vor sich. Zuerst den Aermel über den kranken Arm ziehen, dann das obere Hemdloch über den Kopf streifen, dann den gesunden Arm in den Aermel einführen und nun das Hemd unter den Rücken tief herunterziehen, daß es glatt liegt.

Ist der Arm des Kranken, Verwundeten oder Operirten mit dem Verband an der Brustwand befestigt, so wird beim Anziehen erst der freie Arm und der Kopf durch das Hemdloch hindurchgeführt, das Hemd heruntergezogen, oben am Hals zugesteckt, dann der leere Aermel vorn befestigt, weil er sonst durch Einklemmung mit dem Bettuch, unter den Polstern oder dem Rücken bei Bewegung des Kranken am Verband zerrt.

Die Männer brauchen als Bekleidung im Bett nichts anderes als ein Hemd; nur diejenigen, welchen eine niedrige Zimmertemperatur besonders unangenehm ist, sollten, falls sie mit dem Oberkörper frei zu liegen wünschen, eine wollene Nachtjacke überziehen. Kahlköpfige müssen, zumal wenn sie gewohnt sind, eine Perücke zu tragen, die im Krankenbett sehr unbequem ist, eine Nachtmütze aufsetzen. — Frauen tragen wegen der oben meist offenen Hemden in der Regel Nachtjacken im Bett, viele auch Nachthauben. Besondere Aufmerksamkeit haben die Pflegerinnen auch auf die Haare der Frauen zu richten. Ich sehe hier ab von der dringenden Nothwendigkeit, alle Kranken, bevor sie ins Hospital gelegt werden, sorgfältig zu reinigen und vom Ungeziefer zu befreien. — Lange Frauenhaare müssen bis zum Kopf heran geflochten werden und dann die Zöpfe entweder vorn über die Brust gelegt oder hinten am Kopf aufgesteckt werden; letzteres muß jedenfalls vor dem Wechseln der Wäsche, vor dem Verbande, vor dem Umbetten geschehen. — Achtet man nicht frühzeitig auf diese Dinge, so verwirren sich die ungeflochtenen oder nicht bis zum Kopf heran geflochtenen Haare derart, daß man sie später, ohne den Kranken viele Schmerzen zu machen, kaum noch entwirren kann.

Und da wir nun doch einmal bei der Toilette sind, so soll hier gleich gesagt sein, daß dem Kranken, wie dem Gesunden täglich das Gesicht und die Hände gewaschen, der Mund, die Ohren und die Nägel gereinigt werden sollen; er verkommt sonst im Schmutz und es wird später immer schwieriger, solche Reinigungen ohne Anstrengung des Patienten vorzunehmen.

Zur Entleerung von Koth und Urin im Bett, sowie zum Aufbewahren des Auswurfes hat man besondere Geschirre für Männer und Frauen, deren praktischer Gebrauch nur am Kranken selber gezeigt werden kann. Die Krankenheber am Bett sind dabei von unschätzbarem Werth. Bei Anschaffung der betreffenden Geschirre ist zu beachten, daß nur solche von Porzellan oder von Glas brauchbar sind, daß sie einen gut schließenden Deckel haben, und daß sie ohne Furchen und ohne Höhlungen sein müssen, damit ihre jedesmalige vollständige schnelle Reinigung keine Schwierigkeiten hat. In keinem Falle dürfen diese Entleerungen im Krankenzimmer bleiben; sie werden (mit Ausnahme der Gefäße für den Auswurf) sofort heraus auf den Abort gebracht. — Die Bettschüsseln von Zinn und Blech, auf welche man einen gepolsterten Ring legt, sind ganz zu verwerfen. Im Winter muß die gereinigte geleerte Bettschüssel vor dem Gebrauch mit warmem Wasser ausgespült werden, damit sie durch ihre Kälte den Patienten nicht unangenehm berührt.

Von größter Bedeutung ist für viele Kranke ein häufiger Bettwechsel; für Schwerkranke sollen immer zwei Betten bereit sein; der Bettwechsel erfrischt die Kranken nicht nur, sondern schützt auch am sichersten vor dem Aufliegen.

Wenn alles, was wir bisher in diesem Abschnitt besprochen haben, schonend doch sicher mit dem Kranken vorgenommen wird, ist es eine große Wohlthat für ihn. Nimmt man dieselben Dinge ungeschickt vor, so werden sie ihm zur Qual und zur Gefahr. Es ist unglaublich, wie viel menschliche Ungeschicklichkeit gerade beim Bewerkstelligen des Krankenumbettens zu Tage tritt, ebensoviel Ungeschicklichkeit des Geistes, wie des Körpers. Die meisten Menschen glauben, es sei das Uebertragen eines Menschen in ein anderes Bett nur eine Sache der persönlichen Kraft und doch wird man nach einiger Unterweisung in gewissen Kunstgriffen zur Einsicht kommen, daß nicht gar so viel Kraft dazu nöthig ist.

Am besten und schonendsten wird ein Kranker durch eine Person von einem Bett ins andere übertragen. Um den Weg möglichst kurz zu machen, stellt man das Kopfende des neuen Bettes an das Fußende des Bettes, in welchem der Kranke liegt. Man stellt sich nun z. B. an die rechte Seite des liegenden Patienten (an die linke Seite, falls schmerzhafte Theile an der rechten Seite sind), beugt etwas die Knice, führt den rechten Arm, nachdem das Hemd des Kranken tief herunter gezogen und die Decke abgenommen ist, soweit als thunlich unter den Liegenden, so daß der oberste Theil seiner Oberschenkel auf diesem rechten Arme des Tragenden zu liegen kommt. Nun führt man den linken Arm unter die Schultern des Patienten ganz durch und heißt den Kranken den Hals des Tragenden mit beiden Armen zu umfassen, die Beine nicht steif zu machen, sondern ruhig hängen zu lassen. Nun wird der Kranke gehoben, und indem man darauf sofort die eigenen bis dahin gebogenen Kniee streckt, biegt man den eigenen Rücken so nach hinten, daß der Körper des Kranken auf die Brust des Tragenden zu liegen kommt. Jetzt geht man zum neuen Bett und legt den Kranken sanft in die Mitte desselben nieder, indem man alle früheren Bewegungen in umgekehrter Ordnung zurückmacht. Man wird bei einigen Versuchen, die man mit leichteren gesunden Personen beginnt, staunen, wie schwere Leute man nach und nach auf diese Weise tragen lernt. Man muß eben auf dem Brustkorb die Last mit den starken Rücken- und Nackenmuskeln tragen. Einen nur mittelschweren Menschen frei mit den Armen zu heben, zu tragen, sanft ins Bett zu legen, dazu gehört freilich eine bedeutende, unter Aerzten und Pflegerinnen nicht allzuhäufig vorkommende Kraft. — Ist der Kranke bewußtlos, so daß er seinen Kopf nicht halten und sich mit den Armen nicht anklammern kann, dann muß der Kopf von einer zweiten Person gehalten werden. Ist der Kranke an einem Fuß verletzt, dann muß auch dieser Fuß von einer Pflegerin besonders gehalten und vor dem Herabhängen und Anstoßen bewahrt werden. — Im Ganzen ziehe ich immer vor, den Kranken von der rechten Seite zu fassen, weil dann der stärkere rechte Arm den schwereren unteren Theil des zu tragenden Körpers sicherer hält. — Das sanfte Niederlegen des Körpers ist schwerer, als das Aufheben; es kann daher zweckmäßig sein, wenn eine zweite Person, welche an der dem Träger gegenüberliegenden Seite des Bettes steht, von drüben her die Arme mit unter den Kranken legt und ihn beim Niederlegen gewissermaßen in Empfang nimmt. Ist das Umbetten erfolgt, so wird aus dem alten Bett sofort alles Bettzeug entfernt, um es zu reinigen und zu lüften. — Gestattet es der Raum nicht, daß die beiden Betten mit ihren kurzen Seiten knapp aneinander gestellt werden, so stellt man sie jedenfalls so, daß der Tragende keinen zu langen Weg zum neuen Bett zu machen hat; er muß vor Allem daran denken, daß er an die gleiche Seite des neuen Bettes kommen muß, von welcher er den Kranken gefaßt hat; Mangel an Ueberlegung in Betreff dieses Punktes macht die meiste Unruhe und Störung beim Umbetten.

Obgleich ich überzeugt bin, daß viele Pflegerinnen nach einiger Uebung selbst allein mittelschwere Kranke übertragen können, so ist es doch nöthig, sich für sehr schwere Körper auf das Tragen zu Zweien einzuüben. Hierüber gebe ich folgende Regeln: Beide Tragende müssen den Kranken von der gleichen Seite fassen. Der eine Träger legt seine Arme unter den Rücken, der Patient umfaßt ihn am Nacken. Der andere stärkere Träger legt seine Arme unter das Becken und die Oberschenkel. Das Aufheben, Schreiten und Niederlegen muß gleichzeitig von beiden Trägern, am besten auf Commando, gemacht werden; die Art des Tragens auf der Brust ist die früher beschriebene. Fühlen die Träger, daß sie die Last kaum bewältigen, so muß ein Dritter den Kopf, ein Vierter die Beine tragen; alle aber müssen immer von derselben Seite den Körper des Patienten umfassen, sonst gibt es beim Niederlegen ins neue Bett die peinlichsten Verlegenheiten, die fast komisch sein könnten, wenn die Sache an sich nicht so ernsthaft wäre. Das Uebertragen durch mehrere Personen muß ganz besonders genau eingeübt werden, da es weit schwieriger ist, als das Uebertragen durch einen Träger. Ganz verkehrt ist es, den Kranken von vorne zu umfassen, um die Hände auf seinem Rücken zu schließen; man wird sehr bald merken, daß bedeutende Kräfte dazu gehören, um auf diese Weise, auch zu zweien, einen Menschen zu heben, zu tragen und niederzulegen; die ungeschickt gefaßten armen Patienten können so nur mit einem Ruck ins neue Bett hineingeworfen werden. — Man wird bei den praktischen Uebungen sofort die Wichtigkeit einer richtigen Betthöhe erkennen, wie sie früher angegeben ist. — Ist das Bett zu niedrig, so gehört schon eine recht tüchtige Musculatur dazu, um sich aus der tiefen Kniestellung mit dem gefaßten Körper ruhig zu erheben, weil man bei niedriger, knieender Stellung sich schwer so weit hintenüber biegen kann, daß man den Kranken auf seine Brust hebt. Soll ein auf dem Boden liegender Mensch aufgehoben werden, so geschieht dies gewöhnlich so, daß einer ihn an den Armen, im günstigsten Falle in den Achseln faßt, der andere an den Beinen, und nun wird der Mensch so mit einem Schwung auf ein Sopha oder in ein Bett geworfen. Das ist sehr unzweckmäßig, abgesehen davon, daß es schrecklich aussieht. Man kniee vollständig neben dem Liegenden hin, schiebe seine Arme unter ihn, wie früher angegeben, hebe ihn bis zu einer gewissen Höhe, in welcher er nun von einem zweiten auf der anderen Seite mit etwas gebeugten Knieen aufgenommen und dann in früher beschriebener Weise getragen wird. Bei sehr schweren Menschen sind natürlich je zwei Träger auf jeder Seite nöthig.

Es ist ein Irrthum, wenn man meint, der weibliche Körper sei weniger zum Tragen geeignet wie der männliche. In Oesterreich und Ungarn, so wie in Italien, sind es hauptsächlich die Frauen, welche die schweren Steinlasten den Maurern auf die Gerüste zutragen. Ich sah in Italien Frauen bedeutende Lasten bergauf, bergab tragen; sie benahmen sich dabei weit geschickter als die Männer, die das Tragen nicht eigentlich für ihre Arbeit hielten. Zu welcher ungewöhnlichen Kraftentwicklung es die Frauen in einzelnen Fällen bringen können, hat man schon oft zu bewundern gehabt. Es ist ein Irrthum, daß gesunden Frauen das Tragen schadet und liegt also kein Grund vor, weshalb eine gesunde Pflegerin es nicht eben so gut lernen könnte, einen Kranken zu tragen wie ein Krankenpfleger. Ich habe bis vor nicht langer Zeit einen großen Theil der von mir Operirten nicht nur selbst vom Operationstische ins Bett gehoben, sondern täglich selbst umgebettet und halte darauf, daß meine Assistenten es auch lernen; sie überzeugen sich bald, daß es mehr Sache der Uebung ist als einer besonderen Kraft. Im Krankenhause ist es nothwendig, daß der Arzt alle solche Dienste am Krankenbette von Zeit zu Zeit selbst verrichtet, damit die Pflegerinnen sehen, erstens, daß kein Dienst, der kranken Menschen geleistet wird, gering zu achten oder gar unter ihrer Würde ist, und zweitens, daß der Arzt auch in allen scheinbar geringsten Kleinigkeiten doch immer noch mehr weiß und kann als sie und daher das Recht hat, sie zu belehren.

Sind die Kranken so schwach, daß man fürchtet, das Umbetten könne ihnen schaden (ein sehr seltener Fall!), oder ist bei Verwundeten oder Operirten das Uebertragen besonders complicirt, so muß man wenigstens das Leintuch zu wechseln verstehen, ohne daß der Kranke sich viel zu rühren braucht.

Zu diesem Zwecke rollt man ein Leintuch der Länge nach auf, und zwar bis zur Mitte, dann ebenso von der anderen Seite her; dies legt man in Bereitschaft. Nun rollt man das Leintuch des Krankenbettes von einer Seite her der Länge nach auf bis dicht an den Körper des Kranken heran; dann legt man an dessen Stelle das vorher gerollte neue Leintuch. Jetzt muß der Kranke gehoben, das alte Leintuch rasch fortgezogen und das neue mit der einen Rolle rasch unter den Kranken geschoben und dann entrollt werden. Kann sich der Kranke an einem Krankenheber einen Moment halten, so genügt eine Pflegerin, den Wechsel des Leintuches auf diese Weise vorzunehmen.

Ist der Kranke bereits kräftig genug, um sich auf die Arme selbst zu stützen, seinen Körper etwas zu heben um sich mit den angestemmten Füßen etwas zu schieben, so kann man den Bettwechsel auch so zu Stande bringen, daß man die Betten mit ihren Längenseiten dicht aneinander stellt und dann den Kranken nur etwas unterstützt, damit er sich selbst auf das neue Bett hinüberschiebt.

Oft ist es nöthig, besondere Vorsichtsmaßregeln zu treffen, um die Matratze vor Nässe zu schützen. Das ist durch das Unterlegen von wasserdichten Stoffen (meist weiches

Wachstuch, oder mit Kautschuk durchdrängte Stoffe) weit leichter zu erreichen als früher, wo man diese Stoffe nicht so allgemein hatte. — Dieselben müssen aber weich sein, keine harten Falten bilden und oft gewechselt, gewaschen und gelüftet werden. Die Patienten sollen auch nicht unmittelbar darauf liegen, weil das den meisten höchst unangenehm ist, sondern man bedeckt den wasserdichten Stoff noch mit einer mehrfachen Schichte Leinwand, einem in entsprechender Form zusammengelegten Leintuch, einer Unterlage, die oft gewechselt werden muß, wenn sie durchnäßt ist. Auch das Wechseln der Unterlagen muß mit Ueberlegung und mit Vorsicht geschehen, damit man dem Kranken keine Schmerzen macht.

Wir setzen voraus, daß die Pflegerin sich stets überzeugt, daß die Bettwäsche, Matratzen, Polster und Decken trocken sind, bevor sie diese Stücke ins Bett legt. Im Sommer bedarf es einer Erwärmung dieser Gegenstände nicht; es ist den Kranken sogar meist angenehm, wenn sie in ein etwas kühles Bett kommen. Doch bei kaltem Wetter muß das Bett erwärmt sein, ehe man den Kranken hineinlegt. Matratzen, Decken und Polster sollten schon einige Zeit im Krankenzimmer oder in einem andern erwärmten Raum gelegen sein. Die Leintücher sollten vorher in einer Ofenröhre gelegen oder in der Nähe des Ofens aufgehängt sein, bis sie mäßig erwärmt sind. — Vorsicht! daß die Tücher nicht anfangen zu verkohlen! — Sind die Kranken besonders schwach und gegen Kälte empfindlich, so muß mit Wärmflaschen oder mit Wärmsteinen das auf der Matratze bereits ausgebreitete Leintuch mehrfach überstrichen werden. — Will man einzelne Theile des Bettes, z. B. das Fußende, noch besonders warm haben, so muß die Wärmflasche, mit einer Unterlage umhüllt, eine Zeit lang dort liegen; doch vergesse die Pflegerin nicht, die Wärmflasche fortzunehmen, bevor sie den Kranken in's Bett legt, weil dieser sich sonst die Füße verbrennen kann, eine Ungeschicklichkeit, die er der Pflegerin mit Recht sehr übel nimmt.

Wir kommen nun zur Besprechung eines Zustandes, der für bettlägerige Kranke oft zur größten Qual, sogar zur Todesursache werden kann, ich meine das Durchliegen (Decubitus).

Es gibt zwei ganz verschiedene Arten des Durchliegens.

1. Das Wundliegen in der Steißgegend, an den Schulterknochen, den Ellbogen. Eine gute Pflegerin hat es fast ganz in ihrer Hand, dies zu verhindern. Sehr magere Menschen und Patienten, die viel naßliegen, neigen am meisten dazu. Häufiges Reinigen, Trockenlegen und Umbetten, alles was wir bisher besprochen haben, sind die wichtigsten Mittel, dem Wundliegen vorzubeugen. Noch ehe das erste Zeichen (Symptom) auftritt, — ein rosenrother Fleck, dessen Röthe durch Fingerdruck leicht zum Verschwinden gebracht werden kann, doch gleich wiederkehrt — pflegt der Kranke schon über Brennen zu klagen und hat die Neigung, sich oft anders zu legen. Hierbei sind dann täglich wenigstens zweimal Waschungen dieser schmerzhaften Punkte mit kaltem Wasser zu machen; falls die Kälte dem Patienten unangenehm ist, nimmt man laues Wasser halb und halb mit Franzbranntwein oder mit Essig gemischt. Vorzüglich sind auch Waschungen mit frischem Citronensaft, die man am einfachsten so vornimmt, daß man eine saftige Citrone halbirt und mit der Schnittfläche die rothen Stellen reibt. Dann legt man dem Kranken ein weiches Roßhaarpolster unter die empfindlichen Stellen oder man trachtet, sie mit den betreffenden Stellen hohl zu legen. Dies geschieht durch sogenannte Sitz- oder Kranzkissen. Dieselben sind mit Roßhaaren gepolstert oder sie bestehen aus Kautschukzeug und müssen aufgeblasen werden (Luftkissen), doch nicht zu stark, weil sonst der Kranke sehr hart darauf liegt. — Niemals soll aber der Kranke unmittelbar auf diesen Kissen liegen, sondern letztere sollen immer noch von einer, wenn auch nicht zu dicken Unterlage bedeckt sein. Bei Zeichen von Wundliegen am Rücken, an den Hüften, am Ellbogen, an den Fersen, muß die Pflegerin entsprechend große Kranzkissen allenfalls selbst machen können, indem sie von Leinwand schmale Säcke von der nöthigen Länge und Breite näht,

diese mit Roßhaar oder in Ermanglang dessen mit Wolle, Watte, Werk oder Jute stopft und sie dann zu einem Ring zusammenbiegt und zusammennäht, dessen Lichtung gerade groß genug ist, daß die schmerzhafte Stelle hohl liegt.

Tritt trotz dieser Vorsichtsmaßregeln Wundsein auf, oder hat sich der Kranke bereits wund gelegen, bevor die Pflegerin ihn übernimmt, so muß das Waschen mit Citronen, Essig, Franzbranntwein fortbleiben, weil diese Flüssigkeiten an den wunden Stellen Schmerzen erzeugen. Man macht dann vorsichtige Waschungen mit Bleiwasser, welches gut auf Wunden vertragen wird, trocknet die wunden Stellen durch sanftes Andrücken und Betupfen mit einem weichen saubern Handtuch ab, und legt nun ein schon vorher zubereitetes Bleipflaster auf. Auch das Auflegen von Blei-, Zink- und Tannin- (Gerbsäure-) Salben ist gut; doch da man diese weichen Salben auf Leinwand streichen muß, um sie auf der Wunde zu erhalten und diese Läppchen sich leicht zusammenrollen und verschieben, so gibt man den Pflastern den Vorzug. — Kann der am Kreuzbeinknochen wundgelegene Patient einen Theil des Tages auf der Seite liegen, so wird dadurch die Heilung sehr befördert, zumal wenn man zugleich feuchte Umschläge mit Bleiwasser macht (etwa alle $^{1}/_{2}$—1 Stunde einen Umschlag) ohne das Bett zu durchnässen. — Bei oberflächlichem Wundsein kann auch das Betupfen der wunden Punkte mit Höllenstein (Lapis) von Vortheil sein; dies macht einen dünnen, im günstigsten Falle rasch trocknenden festhaftenden Schorf, der sich ohne Eiterung in einigen Tagen löst und eine Decke auf der Wunde bildet, unter welcher sich bald junge Oberhaut bildet. Dies Betupfen macht Anfangs zuweilen für einige Stunden einen heftig brennenden Schmerz, für welchen der Kranke aber durch die Ruhe und Schmerzlosigkeit in den folgenden Tagen entschädigt wird. Die Pflegerin darf solche Aetzungen nie ohne besonderen Auftrag des Arztes machen; am besten ist es, sie überläßt 'es dem Arzt selbst, denn der Kranke kann sonst leicht die Ansicht fassen, die Pflegerin habe ihm die Schmerzen aus Ungeschick oder unnöthig gemacht.

2. Die zweite Art des Durchliegens nennt man den brandigen Decubitus; diesen Ausdruck darf die Pflegerin vor dem Kranken nicht gebrauchen, weil manche Laien bei dem Ausdruck „Brand" den Gedanken fassen, sie seien unrettbar verloren. Der Name brandig bedeutet hier nur, daß die Haut wie verbrannt, wie verkohlt aussieht. Diese Art des Aufliegens ist nicht immer mit Sicherheit zu verhindern, weil seine Ursache in den Krankheiten liegt, bei denen er hauptsächlich vorkommt. Bei Typhus, sehr schweren Lungenentzündungen, Pocken, Scharlach, auch bei Rückenmarksverletzungen, schweren Wundfaulfiebern entdeckt man an dem fast besinnungslosen oder phantasirenden (delirirenden) Kranken beim Reinigen oder Umbetten eines Tages einen mehr oder weniger großen dunkelblaurothen Fleck in der Gegend des Steißbeines. Dies muß die Pflegerin dem Arzt sofort bei der nächsten Visite melden. Der dunkelblaue Fleck verschwindet nicht durch den Fingerdruck; er ist ohne allen Schmerz entstanden und vergrößert sich auch, ohne Schmerz zu verursachen. Dieser Decubitus ist ein Beweis, daß das Blut bei diesen Kranken nur mit wenig Kraft die Adern durchläuft; die Last des liegenden Körpers genügt, den Blutlauf an den erwähnten Stellen vollständig zum Stillstand zu bringen; das Blut stockt, gerinnt und sickert in die Haut. — Sowie ein solcher blauer Fleck bemerkt ist, müssen nun sofort Vorkehrungen getroffen werden, daß er sich nicht immer mehr vergrößert. Die bei diesem Vorgang vom Blut durchtränkte, wie verbrannt aussehende Haut ist immer verloren; sie fällt ab, es entsteht ein wundes Loch, welches sehr langsam heilt, falls der Kranke von seiner schweren Krankheit genest. — Für diese schweren Fälle habe ich das Wasserkissen außerordentlich brauchbar gefunden; es besteht aus einem Sack von Kautschuk, in dessen eine Seite ein Rohr eingefügt ist, durch welches das Kissen mit Wasser gefüllt wird. Ist die Füllung genügend, so wird das Rohr geschlossen und der Kranke darauf gelegt. Ueber die Brauchbarkeit dieser Wasserkissen und ihren Werth für die Heilung des brandigen Durchliegens herrschen unter den Aerzten sehr verschiedene Meinungen. Die Einen

sind sehr dafür eingenommen — zu diesen gehöre ich, — die Andern sagen, die meisten Kranken wollen nicht darauf liegen, weil es ihnen zu unbequem ist und sie aus dem Bette zu fallen fürchten; auch seien die Kissen sehr theuer und würden noch theurer dadurch, daß sie oft zerreißen und nie gut zu repariren sind. — Ich kann von allen diesen Einwänden nur zugeben, daß die erste Anschaffung dieser Kissen theuer ist, doch gar so unerschwinglich sind sie denn doch nicht (das Stück 16—18 Gulden), sonst würde ich nicht eine Anzahl davon im Krankenhause auf meiner Klinik haben können. — Es kommt eben sehr viel darauf an, daß man mit diesen Kissen umzugehen versteht.

1) Man muß nur große Wasserkissen wählen, welche fast Bettbreite im Quadrat haben; der Schlauch muß zur Seite des Bettes herabhängen.

2) Wenn man das Kissen füllt, so legt man es flach auf die Mitte des Bettes und läßt nun warmes Wasser (von etwa 28° R. = 35° C.) durch einen Trichter langsam eingießen. Von Zeit zu Zeit schließt man das Rohr, um die Spannung des Kissens zu prüfen; dieselbe muß so werden, daß man beim Auflegen beider Hände und Arme und Herunterdrücken derselben nur mit Anstrengung das Kissen zusammendrücken kann. Nun schließt man das Rohr.

3) Darauf legt man eine Unterlage auf das Kissen, und Polster zur Füllung des Raumes nach dem Kopfende des Bettes — auch einen Polster nach dem Fußende zu (unter die Kniee).

4) Der Kranke wird nun vorsichtig so auf das Kissen gelegt, daß der untere Rand etwa vier Finger breit das Gefäß nach unten überragt. Die Seitentheile und der obere Theil des Kissens schwellen dann an und letzterer füllt die Kreuzhöhlung aus.

5) Es braucht kein warmes Wasser nachgefüllt zu werden, weil die Körperwärme genügt, um die Temperatur des Wassers im Kissen warm genug zu erhalten.

6) Ist die Spannung des Kissens zu gering, so daß der Kranke es in der Mitte völlig zusammendrückt, so muß der Kranke gehoben und dann etwas Wasser nachgefüllt werden. Ist die

Spannung des Kissens zu stark, so daß der Kranke hart liegt, dann kann man vorsichtig, ohne den Kranken zu heben, etwas Wasser auslassen. — Wenn man beim Umbetten nicht ein zweites Kissen für das neue Bett bereit hat, so muß Jemand das Kissen vorsichtig in's neue Bett übertragen.

7) Bei jedem Verband muß das Leintuch über dem Kissen gewechselt werden.

8) Wird das Kissen nicht mehr gebraucht, so wird es durch Oeffnen des Hahnes entleert und vorsichtig aus dem Bette gehoben.

Man darf das Kissen nie am Schlauch anfassen, um es zu heben oder zu tragen. — Um jeden Rest von Flüssigkeit aus dem Kissen zu entfernen, legt man es mit dem offenen Schlauch nach unten auf eine schräge Fläche, damit das Wasser ganz abfließen kann. Dann muß es womöglich ungefaltet, flach liegend oder gerollt, im Schrank aufbewahrt werden. — Wie alle Kautschukzeuge verderben auch diese Kissen, wenn sie ungebraucht lange im Kasten liegen; sie werden dann spröde und brüchig; es wäre wohl praktisch, sie für den Fall, daß sie lange Zeit nicht bei Kranken verwendet werden, alle Monat einmal zu füllen und das Wasser einige Stunden darin zu lassen.

Befolgt man alle diese kleinen aus langer Erfahrung entsprungenen Regeln, so werden die Kranken gewiß sehr zufrieden mit diesem Apparat sein, der sie besser als alle Kranzkissen vor Schmerzen und Gefahren bewahrt. Ich habe die Ueberzeugung, daß meine Assistenten und Wärterinnen durch die Pflege von Kranken mit brandigem Decubitus auf dem Wasserkissen manchem Menschen das Leben gerettet haben.

Mit der Lagerung solcher Kranken auf dem Wasserkissen allein ist es aber nicht gethan. Um den immer dunkler blau, endlich schwarz werdenden Fleck der Haut bildet sich in 8 bis 10 Tagen ein hellrother Saum; an der Grenze der schwarzen, nun ganz trockenen und todten Haut fängt es an zu näßen mit jauchigem Geruch. Es ist Sache des Arztes, zu bestimmen, welche Verbände jetzt gemacht werden sollen, und ob gewartet werden soll, bis sich die schwarze Haut von selbst ablöst, oder ob die todten Fetzen fortgeschnitten werden sollen, wovon der Kranke nur etwas empfindet, wenn man an den Fetzen zerrt. Haben sich die Kräfte des Genesenden nach und nach gehoben, so läßt sich der Verband leicht machen, indem man den Kranken auf die Seite legt; ist er dazu zu schwach, so muß er in der Seitenlage gehalten werden, bis der Verband beendet ist. — Wenn die schwarze Haut und die abgestorbenen Fetzen gelöst sind — man nennt dies: der Decubitus ist gereinigt, — so wird die eiternde Fläche wie jede andere große Wunde behandelt und verbunden, bis sie übernarbt.

Nun wollen wir uns mit etwas Erfreulicherem beschäftigen, nämlich mit der Unterstützung, welche die Pflegerin dem genesenden, wenn auch noch bettlägerigen Kranken gewähren kann. — Ich habe zu dem Früheren nur hinzuzufügen, daß in einer Krankenstube während der Nacht immer Licht brennen muß. Ich kann nicht finden, daß Gaslicht im Krankenzimmer schädlich ist, wie von manchen Aerzten behauptet wird. Es sind früher, wo man weniger mit den Gasflammen umzugehen wußte, wohl auch in Krankenzimmern mehrere Unglücksfälle vorgekommen; doch bei einiger Vorsicht kann nicht leicht etwas geschehen. Auch finde ich nicht, daß eine Nachts heruntergedrehte Gasflamme einen üblen Geruch verbreitet; nur denke die Pflegerin daran, daß sie, falls die kleine Flamme durch einen Zugwind ausgeblasen würde, den Hahn sofort schließen muß, weil sonst unverbranntes Gas ins Zimmer strömt, was nicht nur üblen Geruch macht, sondern zu Erstickungen und Explosionen führen kann. Ist die Gasflamme so angelegt, daß man sie nicht genügend verhüllen kann, so muß man sie abdrehen und durch eine andere Art von Beleuchtung ersetzen, denn ins Licht zu sehen, stört die meisten Kranken, läßt sie schwer einschlafen und leicht erwachen. — Unbrauchbar für nächtliche schwache Beleuchtung sind die Petroleumlampen, denn so wie man sie herabschraubt, entsteht ein übler Petroleumgeruch im Zimmer. — Am besten sind gute Oellampen oder die auf Oel schwimmenden Nachtlichter, oder auch die sehr dicken Nachtwachskerzen mit dünnem Docht; letztere sind indeß so verschieden in ihrer Sicherheit des gleichmäßigen Weiterbrennens, daß man über jede Qualität Erfahrung haben sollte, ehe man sie verwendet; denn es kann sehr störend sein, wenn mitten in der Nacht das Licht ausgeht und nicht mehr zum Brennen zu bringen ist. — Ganz zu verwerfen sind die Talglichter, weil sie zu starken Qualm machen.

Eine größere stehende Uhr ohne Schlagwerk sollte in keinem Krankenzimmer fehlen; manchen Kranken ist es ein Bedürfniß, die Uhr immer zu sehen. Für die Pflegerin ist es auch einfacher und leichter, alle Verordnungen pünktlich auszuführen, wenn sie eine Uhr vor sich hat, als wenn sie alle Augenblicke genöthigt ist, die Taschenuhr herauszuziehen.

Um einem Kranken den Genuß seiner Mahlzeiten im Bett behaglich zu machen, muß er eine möglichst gute Stellung eingenommen haben. Vor Allem denke die Pflegerin immer daran, daß kein Mensch mit tief zurückliegendem Kopf trinken und schlucken kann; es ist schrecklich mit anzusehen, wenn einem Menschen in dieser Lage Flüssigkeiten in den Mund gegossen werden. Soll der Kranke nicht aus der geraden Körperlage im Bett gebracht werden, so muß man ihm wenigstens zum Trinken nicht nur den Kopf, sondern auch etwas das Genick heben. Am besten geschieht dies so, daß man seinen linken Arm dicht unter den Nacken des Patienten schiebt und ihn hier hebend unterstützt hält, während man mit der rechten Hand die Flüssigkeit reicht. Man kann dies mit einem Eßlöffel oder kleinen Becher thun, doch langsam und vorsichtig, immer abwartend bis der Kranke geschluckt hat. Für sehr Schwache ist die Flüssigkeitsmenge, welche ihnen aus einem Eßlöffel in den Mund fließt, schon zu viel, besonders wenn sie Schmerzen im Halse haben und ihnen das Schlucken weh thut; dann gebe man die Flüssigkeiten mit einem Theelöffel (Kaffeelöffel). — Kann und mag der Kranke allein trinken, so unterstütze man ihm den Kopf und das Genick so durch Polster, daß die Stellung fürs Trinken bequem ist. Niemals gieße man das Trinkgefäß für einen liegenden Kranken mehr als halb voll; es wird sonst sicher etwas verschüttet. — Kranke, die ihren Kopf nicht aufrichten können und auch nicht aufsitzen können oder dürfen, trinken im Liegen am besten durch ein Rohr (Gummirohr), dessen eines Ende in die Flüssigkeit eingetaucht, welche durch das andere Ende vom Kranken aufgesogen werden soll. Auch gewöhnliche Saugflaschen, wie man sie bei kleinen Kindern anwendet, sind solchen Patienten oft sehr dienlich zum Trinken.

Wenn ein Kranker genöthigt ist, längere Zeit hindurch seine Mahlzeiten im Bette zu nehmen, sei es, daß er eine langsame Reconvalescenz von einer schweren Krankheit durchzumachen hat, oder daß er wegen einer chronischen Krankheit oder wegen eines Beinbruches lange das Bett hüten muß, so versäume man nicht, ihm kleine Vorrichtungen machen zu lassen, welche ihm das Einnehmen der Mahlzeiten erleichtern und ihn dadurch zu behaglicherem, auch wohl reichlicherem Essen anregen. Es gibt Krankeneßtische, bestehend aus zwei 35—40 Ctm. breiten und 80 bis 90 Ctm. langen Platten, welche an der einen Seite durch eine starke Holzsäule verbunden sind. Die untere (Fuß-) Platte geht auf Rollen und so kann man den Tisch leicht nach allen Richtungen hin bewegen. Soll der Apparat in Verwendung treten, so schiebt man ihn seitlich gegen das Bett und mit seinem Fußgestell so weit unter das Bett, daß die obere Platte die Bettbreite überdeckt und dem Kranken einen soliden Tisch bietet. An der Holzsäule, die nur wenige Centimeter höher sein darf, als die Ebene, in welcher der Patient im Bette liegt, ist eine Vorrichtung angebracht, mittelst welcher man durch Drehen an einer Handhabe dieselbe verlängern, also den Tisch erhöhen kann, um ihn in richtiges Verhältniß zum Bett und zum Kranken zu bringen.

Ich kann diese Tische für jedes Privathaus nicht genug empfehlen. Wo man einen solchen Tisch nicht haben kann, lasse man eine feste Holzplatte von der Länge der Bettbreite und von der Breite von etwa $^1/_2$ Meter machen. An den schmalen

Seiten dieses Brettes werden 40 Ctm. hohe Stützen angebracht und dieser Tisch über die Beine des im Bette liegenden Kranken gestellt. Er muß auf der Matratze fest und sicher aufstehen und so eingerichtet sein, daß ein seitliches Herabgleiten desselben nicht möglich ist!

Dies kann leicht von jedem Tischler hergestellt werden. Man tröste sich und den Kranken nicht damit, daß er bald wieder aufstehen werde; selbst wenn diese kleine Vorrichtung wirklich nur für eine Woche in Gebrauch kommt, so gewährt sie dem Kranken nicht nur in dieser Zeit bedeutende Annehmlichkeiten, sondern schützt auch das Bett vor Beschmutzung mit dem Essen. Die Pflegerin säume nicht, nach den Mahlzeiten den Patienten aufzufordern, sich den Mund auszuspülen; das Zurückbleiben von Speiseresten in einem noch nicht ganz gesunden Mund bei belegter Zunge kann unter Umständen recht schädlich werden. Dann muß sie auch das Bett nach dem Essen revidiren, ob nicht etwa Brodkrumen hineingerathen sind, die den Kranken sehr belästigen können.

Ist der Patient so weit hergestellt, daß er im Bette lesen darf, so muß die Pflegerin darauf halten, daß dies bei guter und zweckmäßiger Beleuchtung geschieht; das Licht (Tageslicht, Gas- oder Lampenlicht) muß von rückwärts über seinen Kopf auf das Buch fallen. Auf den Eßtisch kann ein kleines Lesepult gestellt werden. — An alle diese Dinge ist auch zu denken, wenn der Kranke im Lehnstuhl sitzt; man glaubt nicht wie viel diese kleinen Hilfen beitragen, die Kräfte des Kranken zu schonen.

Noch erinnere ich daran, daß die Pflegerin wissen muß, wie sie einen Patienten im Bett bequem setzen muß. Gewöhnlich richtet man den Kranken nur im Rücken etwas auf, stützt ihn mit Polstern und läßt ihn so essen. Wenn dies dem Patienten so behaglich ist, so ist nichts dagegen einzuwenden. Doch das ist eigentlich nur ein hohes Liegen, kein Sitzen. Zum Sitzen bringt man den Kranken erst dann, wenn man ihn am Becken oder unter dem Becken faßt und ihn nun mit einer raschen Hebung im Bett etwas hinauf schiebt; beugt sich dann der Patient zugleich etwas vorüber, so *sitzt* er nun im Bett; sein Becken ist aufgerichtet, seine Hüften sind gebogen, das Steiß- und Kreuzbein liegt nicht mehr auf. Hat der Patient Kräfte genug, so kann er sich selbst diese Position verschaffen, doch man muß viele Menschen darauf aufmerksam machen, wie sie in die gewünschte Sitzstellung kommen. Man erinnere sich auch bei Verbänden am Oberkörper, bei bettlägerigen Kranken immer daran, daß man denselben womöglich immer erst aus der hohen Lage in die Sitzstellung bringen soll, weil der Kranke sich sonst, trotz der den Verband sehr störenden Unterstützung im Rücken, immer viel mehr anstrengen wird, als wenn er sich in der richtigen Sitzstellung befindet.

Will man einen liegenden Kranken, der im Bett herabgerutscht ist, wieder hinauf heben, so ist es sehr ungeschickt, ihn zu diesem Zweck unter die Achseln zu fassen; es ist sehr schwer für die Pflegerin, auf diese Weise den Kranken hinauf zu heben, der Kranke wird meist nur gezerrt und hat keinen Erfolg von diesen Quälereien. Die Pflegerin muß ihre Arme unter das Becken schieben; dann kann sie den Kranken leicht hinauf heben, besonders wenn er diese Bewegung durch Anstemmen der Fersen und der Hände unterstützt.

Man hat den Pflegerinnenschulen und auch den religiösen Orden, welche sich mit Krankenpflege beschäftigen, zum Vorwurf gemacht, daß sie doch eigentlich nur für Hospitäler und in Häuser leidlich wohlhabender Familien Hilfe senden und *für die Krankenpflege der Armen* in ihren Wohnungen eigentlich nichts thun. — Dieser Vorwurf scheint auf den ersten oberflächlichen Blick hin eine gewisse Berechtigung zu haben. Wenn diejenigen, welche einen solchen Vorwurf erheben, über die Sache aber etwas tiefer nachdenken wollen, so werden sie sich bald überzeugen, daß sie etwas für jetzt wenigstens Unausführbares fordern. Es ist klar, daß die Grundbedingungen einer vernünftigen und erfolgreichen Krankenpflege, nämlich gute Luft, Licht, Wärme, Betteinrichtung, gute Nahrung in den Hütten der Armen überhaupt fehlen, ja daß sie auch in den meisten Wohnungen des kleinbürgerlichen und Handwerksstandes nicht zu erreichen sind.

Was nützt die freie Verabfolgung und das regelmäßige Eingeben von Arzeneien, wenn es an allem, schon zum gesunden Leben Nöthigen mangelt. Nicht, daß sich die Pflegerin und die Nonne scheute, die Entbehrungen und schädlichen Einflüsse in den Hütten und Höhlen der Armen und dazu auch noch die Rohheiten des niedern Volkes zu ertragen, sondern die Unmöglichkeit unter solchen Umständen zu nützen, ist es, die es mit sich bringt, daß eine häusliche Pflege der Armen unerreichbar ist. Dazu sind ja die Spitäler verschiedener Classen, daß die armen und weniger bemittelten Kranken in ihnen Aufnahme finden. Auch in den Ständen, in welchen der Verdienst wohl allenfalls ausreicht, um bei gesundem Zustand selbst eine zahlreichere, im Hausstand mitarbeitende Familie zu erhalten, wird doch sofort alles gestört, so wie ein Mitglied derselben erkrankt. Die Scheu vor der Aufnahme ins Hospital muß schwinden. Freilich wird es manchen sehr schwer, sich von Gatten, Geschwistern, Kindern, Eltern für eine Zeit lang zu trennen, doch daneben ist es auch die Scheu vor groben, rohen, geldgierigen Spitalwärterinnen, vor dem ganzen Ton, der in manchen Spitälern herrscht, wo die Patienten nur als Fall, als Nummern betrachtet und behandelt werden, was Viele abhält, sich im Hospital behandeln zu lassen. Es muß dahin kommen, daß die Spitäler so eingerichtet und die Kranken dort so gut behandelt werden, daß die Leute sich nicht aus Noth dort aufnehmen lassen, sondern weil sie zur Ueberzeugung kommen, daß sie dort viel rascher gesund werden, als wenn der Doctor von Zeit zu Zeit in die Wohnung kommt und entweder in der klaren Uebersicht der Unmöglichkeit unter diesen Verhältnissen etwas thun zu können, die armen Kranken sich selbst überläßt, oder zu seiner eigenen Pflichtberuhigung eine Menge von Maßregeln anordnet, die für die Angehörigen des Kranken absolut unausführbar sind. Man kann den Armen Trost, einige Labung und auch Arzenei unentgeltlich in ihre Hütten bringen, doch sie dort mit Aussicht auf Erfolg behandeln und pflegen, das kann man nicht, es sei denn, daß sich Vereine mit so bedeutenden Geldmitteln bilden, daß man sofort eine gesunde Wohnung, gute Kost u. s. w. für die gesammte Familie des Patienten beschaffen, kurz die Armen wenigstens für die Zeit der Krankheit zu Wohlhabenden machen kann. Es wäre herrlich, wenn dies möglich wäre, doch vorläufig müssen wir uns noch mit bescheideneren Zielen unserer Humanitätsbestrebungen begnügen! Trachten wir daher immer mehr und behaglichere Hospitäler mit immer besseren Pflegerinnen einzurichten, damit auch die Kranken aus den mittleren Ständen ihr Widerstreben gegen die Aufnahme in ein Hospital überwinden.

Treffliche Beobachtungen und Bemerkungen über die Eigenheiten vieler Kranken und das Verhalten der Pflegerinnen dazu

von Florence Nightingale.

Das Buch der berühmten englischen Krankenpflegerin*) enthält viele sehr feine Beobachtungen und Bemerkungen über die Eigenheiten vieler Kranken und über die Pflegerinnen. Ich könnte dieselben nicht besser ausdrücken und zusammenfassen, als dies von ihr geschehen ist, und gebe daher einige dieser Sätze hier mit den eigenen Worten der trefflichen Frau, die so unendlich viel für die Verbesserung der Krankenpflege gethan hat, wieder.

„Die Kunst der Krankenpflege läßt sich wohl einigermaßen aus einem Buche lernen, unmöglich aber ist dies mit der Kunst an Alles zu denken, denn diese ist in jedem Falle eine ganz verschiedene."

---

*) Rathgeber für Gesundheits- und Krankenpflege, von Florence Nightingale, übersetzt von Paul Nimeyer. Leipzig 1878.

„Was es heißt, für etwas verantwortlich sein, sei es in großen, sei es in kleinen Dingen, ist nur wenigen Männern und ebenso wenigen Frauen bewußt. Bei den großartigsten wie bei kleinen alltäglichen Unglücksfällen läßt sich die ursprüngliche Schuld oft genug darauf zurückführen, daß Einer seine Pflicht nicht gethan, oder wenigstens sich der Verantwortlichkeit seines Amtes nicht bewußt war."

„Offenbar besteht Verantwortlichkeit nicht blos darin, daß man Alles selbst gehörig thue, sondern auch darin, dafür zu sorgen, daß alle Andern desgleichen thun und keiner aus Unwissenheit oder Böswilligkeit hinderlich eingreife."

„Die Art von Lärm oder Geräusch, welche den Kranken am meisten angreift, ist die grundlos erzeugte, den Geist erwartungsvoll aufregende."

„Ein erstes Gebot aller ordentlichen Krankenpflege lautet dahin: man darf den Kranken niemals, weder mit Absicht, noch aus Versehen, aus dem Schlafe wecken lassen. Ist er gar aus seinem ersten Schlafe aufgestört worden, so kann man sicher sein, daß er so bald nicht wieder einschlafen wird, und so sonderbar es klingt, so begreiflich ist es, daß der erst nach einigen Stunden Schlafes geweckte Kranke leichter wieder einschläft, als der schon nach wenigen Minuten geweckte."

„Ein Gesunder, welcher sich bei Tage dem Schlafe überläßt, wird des Nachts nicht gut schlafen; bei Kranken ist dies umgekehrt: je mehr man sie schlafen läßt, um so länger bleiben sie dabei."

„Geradezu grausam ist ein in der Krankenstube geführtes Geflüster, da der Kranke sicherlich nicht umhin kann, sich dabei mit Zuhören anzustrengen."

„Schleichen auf den Zehen und Verstellung der Stimme ist den Kranken höchst widerwärtig. Weit besser ist es, seine natürliche, wenn auch rauhe Stimme hören zu lassen, als eine leise oder unnatürlich zuthunliche Sprache anzunehmen, die den Kranken geradezu nervös machen kann."

„Es gibt Pflegerinnen, welche die Thüre nicht zumachen können, ohne alles in lärmende Erschütterung zu versetzen, oder welche sie unnöthig oft aufmachen, weil sie nicht an Alles dachten, was mit einmal hereingebracht werden konnte. — Ich habe den Schrecken mit eigenen Augen gesehen, der sich im Gesichte einer Kranken malte, so oft die Wärterin hereintrat und nicht umhin konnte, jedesmal gegen den Kohlenkasten anzurennen."

„Weiters sorgt eine richtige Pflegerin dafür, daß keine Thüre im Krankenzimmer knarre, kein Fenster klirre, kein Rouleau oder Vorhang hin- oder herschlage, und auf diesen Punkt wird sie besonders dann Bedacht nehmen, wenn sie sich anschickt, den Kranken über Nacht allein zu lassen."

„Stets setze man sich dem Kranken gegenüber, damit er nicht nöthig habe, erst den Kopf mühsam zu wenden, um den Sprecher anzusehen; denn Jeder hat das Verlangen, dem, mit welchem er reden will, in's Gesicht zu sehen. Aber auch wenn man aufrecht stehen bleibt, zwingt man den Kranken, immer in die Höhe zu blicken. Man sitze möglichst ruhig und unterlasse im Gespräche jedes Geberdenspiel."

„Niemals soll man einen Kranken plötzlich anreden, ebenso wenig aber auch seine Erwartung auf die Folter spannen."

„Den umhergehenden Kranken darf man niemals anhalten oder überlaufen, um ihm etwas zu sagen. — Man macht sich keine Vorstellung von der Anstrengung, die es einem Genesenden kostet, auch nur wenige Secunden stehen zu bleiben und zuzuhören.“

„Alles, was im Zimmer des Kranken noch nachträglich vorgenommen wird, nachdem man sich schon „Gute Nacht!“ gesagt hat, ist geeignet, ihm eine schlechte Nacht zu bereiten. Weckt man ihn vollends noch einmal auf, so steht ihm mit Sicherheit eine schlaflose Nacht bevor.“

„Ferner ist zu merken, daß man sich niemals gegen das Bett anlehnen oder sich darauf setzen oder unnöthigerweise daran stoßen soll, denn der Kranke mag dies durchaus nicht leiden.“

„Man soll dem Kranken stets mit Bestimmtheit und Gemessenheit entgegentreten, besonders was mündlichen Bescheid verlangt. Namentlich soll man es nicht merken lassen, wenn man etwa in einer Sache selbst nicht recht entschieden ist; nicht einmal, fast möchte ich sagen, ganz besonders nicht, was Kleinigkeiten betrifft. Stets behalte man den Zweifel für sich und bewahre dem Kranken gegenüber den Schein der Sicherheit. Leute, welche das laute Denken nicht lassen können und das ganze Für und Wider jedesmal durchsprechen, passen nicht zur Krankenpflege.“

„Unschlüssigkeit ist überhaupt allen Kranken ein Gräuel; wenn sie ihre Umgebung unschlüssig sehen, so raffen sie lieber selbst mit Mühe und Anstrengung alle Gedanken zusammen, um zu einem Entschlusse zu kommen.“

„Beim Betreten oder Verlassen des Krankenzimmers ist entschiedenes, rasches, doch nicht etwa überraschendes, hastiges oder gar geräuschvolles Auftreten zu empfehlen. Niemals auch lasse man den Kranken lange warten, bis man ihm etwas zu holen geht oder bis man, wenn draußen, wieder hereinkommt. Ueberhaupt befleißige man sich der Kürze und Bestimmtheit in allen Stücken und vermeide Hast und Eile. Freilich nur wer sich selbst ganz zu beherrschen weiß, wird zwischen Langsamkeit und Hast die Mittelstraße zu wandern wissen."

„Was das Vorlesen im Krankenzimmer betrifft, so geht meine Erfahrung dahin, daß, wenn der Kranke noch nicht fähig ist, für sich selbst zu lesen, er auch gewöhnlich das Vorlesen nicht verträgt."

„Ist es nothwendig, daß dem Kranken etwas vorgelesen werde, so geschehe es langsam. Denn man irrt sich, wenn man glaubt, daß es ihn um so weniger angreife, je rascher man damit zu Ende komme und wenn man athemlos darauf los liest."

„Eine wahre Marter bereitet der Vorlesende dem Kranken, wenn er zerstreut liest, hie und da eine Stelle für sich durchgeht oder nachträglich bemerkt, daß man etwas überschlagen habe."

„Nur erfahrene Pflegerinnen oder Leute, welche selbst durch die Schule des Krankenbettes gegangen, wissen die Leiden zu würdigen, welche Nerven und Sinn eines Kranken dadurch erdulden, daß er immer dieselben vier Wände, dieselbe Stubendecke, dieselbe Umgebung um und vor sich sehen muß, so lange er auf den Aufenthalt in einem oder zwei Zimmern angewiesen ist."

„Niemals werde ich die freudige Erregung vergessen, in welche ich solche Patienten beim Anblicke eines Straußes bunter Blumen gerathen sah. Auch aus meiner eigenen Krankheit erinnere ich mich, daß, als ich ein Bouquet von Feldblumen empfing, meine Genesung auf einmal rasche Fortschritte machte."

„Für den Kranken selbst ist es eine ebenso schmerzliche als unbegreifliche Wahrnehmung, daß und warum er weit mehr trüben als freudigen Gedanken nachhängt, und jene trotz größter Anstrengung, sie abzuschütteln, nicht los wird."

„Ein Kranker könnte eben so gut sein gebrochenes Bein bewegen, als er seine Gedanken ändern kann, ohne daß man ihm mit Abwechslung von außen zu Hilfe kommt. Diese Regungslosigkeit des Geistes aus sich selbst heraus gehört ebenso zu den Hauptbeschwerden eines innerlich Kranken, wie die Unbeweglichkeit des betreffenden Gliedes zu denen eines Beinbrüchigen."

„Mit der bloßen Sorge für zuträgliches Essen und Trinken ist es also am Krankenbette nicht gethan. Man muß auch für das Nervenleben des Kranken dadurch sorgen, daß man ihm angenehme Aussicht schafft, verschiedene Blumen oder sonstiges Hübsches hinstellt. Doch thut schon das Licht als solches viel, wenigstens scheint mir der bei den meisten Kranken zu beobachtenden Sehnsucht nach dem Anbruche des Tages das Verlangen nach Licht im Allgemeinen zu Grunde zu liegen, indem durch Sichtbarwerden einer Reihe verschiedener Gegenstände das matte, kranke Gemüth sich wieder aufrichtet."

„Ferner bitte ich zu beachten, daß Jeder und Jede von uns Gesunden an eine bestimmte Art von Hantirung gewöhnt ist, mit Ausnahme von einigen vornehmen Dämchen, deren Nervensystem dafür aber auch nicht besser beschaffen ist, als das von Kranken. Da wir nun uns selbst der Kurzweil nicht bewußt sind, welche solche Hantirung uns gewährt, so kommen wir auch schwer auf den Gedanken, daß die Entbehrung derselben von manchen Genesenden recht peinlich empfunden wird."

„In der That würde eine kleine Handarbeit, ein wenig Schreiben oder Zeichnen dem Kranken, wenn er dazu fähig ist, außerordentlich gut thun. Weniger läßt sich das vom Lesen sagen, obgleich gerade dieses oft das einzige bleibt, was der Kranke vornehmen könnte."

„Immer also nehme man Bedacht, ihm diese oder jene Abwechslung zu bieten."

„Es bedarf wohl kaum der Bemerkung, daß ein Zuviel von Handarbeit oder Schreiben oder irgend einer anderen Beschäftigung dieser Art den Kranken ebenso reizbar machen kann, wie dies vom gänzlichen Mangel an Zerstreuung festgestellt wurde.“

„Den meisten noch schwachen Kranken ist es schlechterdings unmöglich, vor eilf Uhr Vormittags (feste) Nahrung zu sich zu nehmen, selbst dann, wenn sie bis dahin vom Hungern ganz entkräftet sind.“

„Wohl aber würde ein Löffel voll Fleischbrühe, Suppe, Eiermilch, stündlich gereicht, sie vor völligem Aushungern bewahren und zum späteren Genuß fester Speise vorbereiten.“

„Hat die Pflegerin den Auftrag, dem Kranken alle drei Stunden einen Tassenkopf voll irgendwelcher Flüssigkeit beizubringen, nimmt aber sein Magen solche in dieser Form nicht an, so versuche sie es mit einem Eßlöffel alle Stunden, und wenn es sich auch so nicht macht, mit einem Theelöffel voll jede Viertelstunde.“

„Schwache Kranke sind oft aus bloßer Nervenabspannung unfähig zu schlucken; eine Schwäche, welche durch weitere Anforderungen an ihre Kräfte nur noch gesteigert wird. Bekommen sie also ihr Essen nicht auf die Minute, und zwar zu einer Zeit, wo sie von anderen Beschäftigungen völlig frei sind, so kann es kommen, daß sie nicht nur für den Augenblick, sondern auch für die nächsten paar Stunden nicht im Stande sind, es hinunter zu bringen.“

„Besonders bei chronischen Kranken kommt es darauf an, genau die Stunde abzupassen, wo der Kranke zu essen vermag, und wieder diejenigen, wo er sich am schwächsten fühlt, welches beides sich von Tag zu Tag ändern kann. Beobachtungsgabe, Erfindungsgeist und Ausdauer, wie sie ja jeder guten Pflegerin eigen sein sollten, sind hiezu erforderlich; Tugenden, mit deren Ausübung mehr Kranke am Leben zu erhalten sind, als man gewöhnlich glaubt.“

„Eine der häufigsten Folgen der Aushungerung ist Schlaflosigkeit, denn gewöhnlich schlafen die Patienten in demselben Verhältnisse, in dem sie essen."

„Dem Kranken das Essen ganz und gar verleiden heißt es, wenn man die von ihm nicht berührten Speisen von einer Mahlzeit zur andern neben seinem Bette stehen läßt, in der Erwartung, er werde in der Zwischenzeit doch einmal von selbst zulangen; ein Versehen, durch welches ihm thatsächlich ein Gericht nach dem andern zuwider gemacht wird. Zur rechten Zeit werde das Essen aufgetragen und zur rechten Zeit, ob nun davon genossen wurde oder nicht, wieder abgetragen; niemals aber gebe man zu, daß der Kranke „immer etwas dastehen hat", wenn ihm nicht Alles zum Ekel werden soll."*).

„Daß der Kranke um so leichter mit dem Essen fertig wird, je weniger ihn die Gegenwart Anderer dabei stört, ist sicher; doch auch im Falle er gefüttert werden muß, sollte die Pflegerin ihm nicht zu sprechen erlauben, oder ihrerseits viel zu ihm reden, am wenigsten über das Essen selbst."

„Niemals darf man etwas in die Untertasse vergießen, sondern diese muß stets ganz rein und trocken gehalten werden. Man glaubt gar nicht, wie verdrießlich es für den Kranken ist, allemal, wenn er den Tassenkopf zu den Lippen führt, auch die Untertasse heben zu müssen, damit er seine Leib- oder die Bettwäsche nicht beschmutze."

---

*) Eine Dame erzählte mir, daß ihr eine Krankenwärterin den Genuß von Suppe dadurch ganz unmöglich gemacht habe, daß sie ihr stets vorkostete. Dies muß die Pflegerin nie thun; sie sollte die Speisen immer so ins Zimmer bringen, daß der Kranke sie sofort genießen kann. Das Kosten und Abkühlen muß draußen geschehen. Ist es einmal ausnahmsweise im Zimmer vor dem Kranken unvermeidlich, so nehme die Pflegerin einen Löffel, den sie aber, nachdem sie selbst einmal damit die Suppe gekostet hat, nicht wieder in den Teller hineinlegen darf, weil schon eine solche indirecte Berührung mit irgend einem Andern manchen Menschen zuwider ist.

Capitel III.

Ueber die Ausführung der ärztlichen Verordnungen.

1. Die Darreichung von Arzeneien. — 2. Einathmungen. — 3. Einspritzungen. Klystiere. Stuhlzäpfchen. Einträufelungen. — 4. Umschläge. Einpinselungen. Einreibungen. Massage. Gymnastik. Elektricität. – 5. Blutegel. Senfteige. Blasenpflaster. — 6. Bäder. — 7. Uebergießungen (Douchen). Feuchte Abreibungen. Einpackungen, locale nasse Einwicklungen. – 8. Die dauernde Anwendung von Kälte und Wärme.

Es gibt für den Arzt nichts Ermüdenderes, als immer wieder und wieder ausführlich auseinandersetzen zu müssen, wie die von ihm gemachten Verordnungen ausgeführt werden sollen. Wenn er sich auch die größte Mühe gibt, mit dem äußersten Maß von Geduld täglich zwanzigmal zu wiederholen, wie die vorgeschriebenen Pulver einzunehmen, die Einträufelung in's Auge zu machen, der Umschlag anzuwenden sei u. s. w., so hört die durch Kummer und Angst aufgeregte Umgebung des Kranken doch nur mit halbem Ohre zu, und oft genug erfährt der Arzt, daß alles von ihm gründlich Auseinandergesetzte gar nicht oder falsch verstanden war. Wenn es nun schon recht peinlich ist, bei der nächsten Visite noch einmal Alles zu wiederholen, so ist es noch weit schlimmer, daß inzwischen für den Kranken das Nöthige nicht geschehen ist, oder daß etwas Unzweckmäßiges mit ihm vorgenommen wurde. In diesem Capitel soll nun besprochen werden, wie die ärztlichen Verordnungen von dem pflegenden Personal auszuführen sind, wenn nicht ganz besondere Verfügungen im einzelnen Falle getroffen werden.

1. Die Darreichung von Arzeneien.

Es ist nicht Willkür vom Arzt, wenn er die Arzeneien bald in Auflösungen, bald in Pulvern oder Pillen verordnet, sondern es hängt theils von der Menge, theils von der Art der Substanzen, die dem Körper einverleibt werden sollen, ab, in welche Form sie am zweckmäßigsten gebracht werden müssen, um die gewünschte Wirkung zu erzielen. Wir sprechen hier zunächst von denjenigen Arzeneien, welche durch den Mund in den Magen eingeführt werden, um hier entweder unmittelbar auf die Magen- und Darmschleimhaut einzuwirken, oder von hier ins Blut aufgenommen zu werden und durch das Blut auf andere Organe zu wirken.

Bei flüssigen Arzeneien wird in der Regel angeordnet, daß sie in bestimmten Zeiträumen, in Gaben (Dosen) von einem Eßlöffel voll, einem Theelöffel voll, oder von abgezählten Tropfen gereicht werden. — Diese Maße können wegen der Ungleichheit der Löffel wohl etwas verschieden ausfallen. — Man rechnet gewöhnlich das Maß eines ganz gefüllten Eßlöffels zu 15 Gramm, eines Theelöffels (Kaffeelöffels) zu 5 Gramm. 1 Gramm (Gewicht) Wasser entspricht dem Maß eines Cubikcentimeters Wasser. Wenn nun auch die meisten Arzeneien etwas schwerer sind wie Wasser, so ist die Berechnung der einzelnen Dosis doch schon so gemacht, daß dieser kleine Fehler keinen Schaden bringt. — Es wäre freilich gut, wenn die Methode des Abmessens der einzelnen Gaben in kleinen Meßgläsern allgemeiner eingeführt würde, wenigstens in den Krankenhäusern, und durch die Pflegerinnen auch in den Familien. Es sollten Gläser verwendet werden, welche 100 Cubikcentimeter (das Maß, welches man etwa auf einen Tassenkopf oder ein Weinglas voll rechnet) enthalten, und an diesem sollten Striche eingeritzt sein, durch welche das Maß des Inhaltes von 5 zu 5 Cubikcentimetern angezeigt wird. — Die Löffel haben immer den Nachtheil, daß sie, vollgeschüttet, nur mit sehr sicherer Hand gereicht werden dürfen, weil sonst die überlaufende Arzenei die Wäsche des Kranken oder das Bett beschmutzt. Es gibt freilich Kranke, welche nun einmal an die Darreichung der Arzeneien aus Löffeln gewöhnt sind, und sie deshalb vielleicht nicht aus dem Glas nehmen wollen. Für diese sollte man größere und kleinere Porzellanlöffel haben, welche etwas mehr als 5 und 15 Cubikcentimeter enthalten und also nicht ganz gefüllt zu werden brauchen, um das Verschütten der Arzenei zu verhüten. — Einer besonderen Sorgfalt und sicheren Hand bedarf die Darreichung von Arzeneien in Tropfen. Man läßt die Tropfen auf ein Stück Zucker oder in einen Theelöffel voll Wasser, oder in ein Glas mit etwas Wasser gefüllt fallen. Um die Tropfen gleich groß und genau in der vorgeschriebenen Zahl zu geben, hat man besonders zu diesem Zwecke vorgerichtete Tropfgläser (Tropfenzähler). Es sind fein zugespitze Glasröhren, in welche die Flüssigkeit eingezogen wird; durch Druck auf eine über die obere Oeffnung gespannte Kautschukplatte treibt man so viel gleiche Tropfen aus wie man will.

Zuweilen wird die Bereitung eines Aufgusses (Thee's) dem Kranken oder seiner Umgebung selbst überlassen. Der Arzt notirt nur: „zum Thee". In diesem Falle nimmt man in der Regel einen gehäuften Theelöffel voll auf 1 Tassenkopf voll siedendem Wasser, thut dies in eine Theekanne und läßt es in einer warmen Ofenröhre oder am Kochherd eine Viertelstunde stehen, ohne daß es kocht; dann wird die Flüssigkeit durch ein Theesieb gegossen und getrunken. Soll mehr als ein Tassenkopf voll bereitet werden, so nimmt man entsprechend mehr von den Kräutern, Samen, Blumen oder zerschnittenen Wurzeln, die vom Arzt verordnet wurden. Außer Chamillen- und Fliederblumen werden am häufigsten Fenchel, Baldrian, Malven (Althaea), Nußblätter, Stiefmütterchen, Bitterklee und Sennesblätter zum Thee verordnet.

Sehr selten kommt noch die Verordnung vor, „Isländisches Moos" zu einer Gallerte zu verkochen. Man kocht 10 Gramm Moos, welches mit kaltem Wasser gut abgewaschen ist, mit 300 Gramm Wasser, bis es auf etwa 60 Gramm (den fünften Theil) eingekocht ist, dazu setzt man 10 Gramm gestoßenen

Zucker, nach dessen Lösung man die heiße Abkochung durch ein Tuch durchseiht, die dann zu einer Gallerte erstarrt. Da der Bitterstoff im Moos nicht immer wichtig für die Wirkung ist, so kann man diesen Stoff durch den Apotheker mittelst schwacher Lösung von kohlensaurem Kali ausziehen lassen.

Der Arzt setzt, wenn es der Wirkung des eigentlichen Arzeneistoffes nicht abträglich ist, häufig sogenannte geschmackverbessernde Substanzen, zumal Fruchtsyrup und aromatische Wässer hinzu. Er kann da nicht in jedem einzelnen Falle den Kranken fragen, ob ihm dieser oder jener Zusatz lieber ist, und es wird daher oft genug vorkommen, daß dem Kranken der Geschmack der Arzenei sehr zuwider ist. Wenn dies in solchem Maße der Fall ist, daß der Patient vor Ekel die Arzenei sofort wieder ausbricht, so muß die Pflegerin dies dem Arzte sagen. Oft hilft wie bei Kindern Zureden. Uebler Nachgeschmack verliert sich am besten, wenn man den Kranken nach dem Hinabschlucken der Arzenei veranlaßt, etwas frisches Wasser nachzutrinken, oder wenn man ihn mit frischem Wasser, dem man etwas Cognac, Franzbranntwein oder Pfeffermünzessenz zusetzen kann, den Mund ausspülen läßt.

Am meisten Widerstand leisten manche Kranke (Erwachsene mehr als Kinder), wenn sie ölige Substanzen, wie Ricinusöl und Leberthran einnehmen sollen. Man hat Verschiedenes ersonnen, um das Einnehmen dieser Oele weniger widerlich zu machen. Man läßt z. B. das Ricinusöl einer Tasse voll heißer Fleischbrühe beimischen; oder man veranlaßt den Kranken, einige gebrannte Kaffeebohnen zu kauen, oder eine frische Citronenscheibe auszusaugen, sowohl vor, als nach dem Hinunterschlucken des Oeles. — Die Säuren, sowie manche eisenhaltige Mixturen stehen im Ruf, die Zähne stark anzugreifen. Bei kurzer Dauer des Gebrauches solcher Mittel hat dies jedenfalls nicht viel zu bedeuten; ich möchte fast glauben, daß es nur die Empfindung des Stumpfwerdens der Zähne ist, welche diese Anschauung hervorgerufen hat. Man rathe indeß ängstlichen Patienten, die saure Flüssigkeit mit dem Löffel gleich hinten auf die Zunge zu bringen, so daß sie die Zähne nicht berührt, und dann den Mund sofort mit Wasser auszuspülen; oder man frägt den Arzt, ob es nicht zulässig ist, die vorgeschriebene Dosis in ein mit wenig Wasser gefülltes Glas zu thun und sie in diesem verdünnten Zustande zu nehmen. Man kann auch Flüssigkeiten, deren Berührung mit den Zähnen man fürchtet, durch Glasröhren aufsaugen lassen. — Ferner ist der Arzt zu befragen, ob das Arzeneimittel in den leeren oder etwas angefüllten Magen zu nehmen sei; bei Substanzen, welche, selbst verdünnt, die Magenschleimhaut etwas reizen, z. B. bei Arseniktropfen, ist letzteres entschieden vorzuziehen. — Nur selten ist es bei hitzigen schweren Krankheiten nöthig, den schlafenden Kranken in der Nacht zu wecken, um ihm die vorgeschriebene Arzenei zu geben; auch darüber ist der Arzt zu befragen.

Die Darreichung von Pulvern wird in verschiedener Weise angeordnet. Wenn es nicht so genau darauf ankommt, ob etwas mehr oder weniger Pulver gegeben wird, so lautet die Verordnung z. B. „einen Theelöffel voll" oder „einen gehäuften Theelöffel voll" zu nehmen. Im ersteren Falle füllt man einen Theelöffel mit dem Pulver an, und streicht dann mit einem Messerrücken das über den Rand des Löffels angehäufte Pulver ab; im letzteren Falle füllt man den Theelöffel ganz gehäuft mit dem Pulver. Die meisten in solchen Mengen verordneten Pulver sind dazu bestimmt, in einem halben oder ganzen Glase Wasser aufgelöst oder aufgeschwemmt genommen zu werden. — Vollständig fertig bereitetes Brausepulver (bei welchem die einzelnen Bestandtheile bereits vom Apotheker mit einander vermischt sind), muß in einem Glase mit großer Oeffnung und eingeriebenem Glasstöpfel aufbewahrt und an einen trockenen Ort gestellt werden, weil es sonst aus der Luft Feuchtigkeit anzieht und bei der Auflösung im Wasser nicht mehr braust. Es ist gut, dies bei den meisten Pulvern zu thun, welchen Zucker beigegeben ist, besonders aber bei den jetzt so gebräuchlichen Bromkalipulvern. Wenn man dem Kranken das Brausepulver gibt, so fülle man ein gewöhnliches Trinkglas etwa zu einem

Drittheil mit Wasser, thue dann einen gehäuften Theelöffel voll von dem in einem Glase befindlichen Pulver mit einem trockenen Löffel rasch in das Wasser, rühre ebenfalls rasch mit dem Löffel das Wasser um, und lasse es noch während es braust, den Kranken trinken; denn das sich dabei entwickelnde Gas (Kohlensäure) ist es gerade, was der Kranke mit verschlucken soll. — Da das längere Zeit vor dem Gebrauche zusammengemischte Brausepulver trotz aller Vorsicht doch oft Wasser anzieht, so wird das Brausepulver vielfach so verordnet, daß der eine Theil (Weinsäure) in ein Päckchen, der andere Theil (doppelt kohlensaures Natron) in ein anderes Päckchen gegeben wird; jedes Päckchen enthält so viel, wie für eine Gabe (Dosis) in einem Glase Wasser nöthig ist. Der Apotheker thut das eine Pulver gewöhnlich in ein weißes, das andere in ein blaues Papier. Man bereitet nun ein Glas Wasser wie früher erwähnt vor, kann zur Verbesserung des Geschmackes auch etwas Zucker zusetzen, wirft das doppelt kohlensaure Natron hinein, wartet bis es sich gelöst hat, und setzt nun das zweite Pulver (Weinsäure) hinzu, worauf das Wasser unter Aufbrausen gerührt und getrunken wird.

Die Verordnung, daß eine Messerspitze voll Pulver auf einmal genommen werden soll, ist an sich deutlich; das Maß ist kein genaues und ist daher der Arzt zu fragen, ob es reichlich oder gering genommen werden soll.

Bei allen Medicamenten, bei welchen viel auf die Genauigkeit der auf einmal zu nehmenden Menge ankommt, werden die Pulver vom Apotheker abgewogen und in einzelne Päckchen vertheilt.

Am einfachsten ist es wohl, das Pulver aus dem Papier direct auf die Zunge zu schütten und Wasser nachtrinken zu lassen, bis das Pulver vollkommen hinunter geschluckt ist. Es gibt manche Patienten, die zu ungeschickt sind, um das Pulver so zu nehmen; schwer Kranken und Kindern bringt man auf diese Weise das Pulver auch nicht bei; man muß es für diese in Wasser auflösen oder wenigstens mit Wasser in einem Eßlöffel verrühren, wozu man sich eines Glasstäbchens oder in Ermanglung eines solchen eines Theelöffelstieles bedient. Die Pflegerin gebrauche dazu nie den Finger, weil dies für jeden Kranken ekelhaft ist.

Sehr unangenehm schmeckende Pulver (z. B. Chinin) gibt man in Oblaten*). Man schneidet ein Stück Oblate von 5 bis 6 Centimeter Quadrat, legt es in einen Eßlöffel, befeuchtet es dort mit einigen Tropfen Wasser, schüttet das Pulver in die Mitte des Oblatenblattes und faltet letzteres über das Pulver zusammen; nun läßt man den Kranken den Bissen so hinten auf die Zunge legen, daß er ihn mit Wasser leicht hinunterschlucken kann.

Im Einnehmen von Pillen sind viele Patienten sehr ungeschickt; man muß die Pillen gleich hinten auf die Zunge bringen und sie mit Wasser herunterschlucken.

Es braucht wohl kaum besonders hervorgehoben zu werden, daß die Gefäße, die man bei Verabreichung von Arzeneien verwendet, vollkommen rein sein und sofort nach dem Gebrauche wieder sorgfältigst gereinigt werden müssen.

Nun noch etwas über die Hilfeleistung beim Brechen nach Darreichung von Brechmitteln. Gewöhnlich werden mehrere Dosen eines Brechmittels in Pulverform oder flüssiger Form verordnet mit der Anweisung „bis reichliches Erbrechen erfolgt". Bricht der Kranke sehr rasch nach der ersten Gabe, so daß der größte Theil des Mittels mit ausgebrochen wird, so muß die zweite Gabe sehr bald darauf gegeben werden. Ist der Magen durch das Brechen bald geleert und dauern die Würgebewegungen fort, so erleichtert es den Patienten, wenn man ihn Chamillenthee trinken läßt. Beim Brechacte selbst ist es den meisten Kranken angenehm, wenn man ihnen durch die an die Stirne und an den Hinterkopf angelegten Hände den Kopf stützt. Dauert das

*) Oblaten bekommt man in den meisten Apotheken und auch bei vielen Zuckerbäckern; doch auf dem Lande hat man nicht immer Apotheker und Zuckerbäcker bei der Hand. Sehr feines Seidenpapier, gut angefeuchtet, kann die Oblaten im Nothfalle ersetzen.

Brechen länger als erwünscht fort, so gibt man 5 bis 6 Tropfen Opiumtinktur und legt einen Senfteig auf die Magengrube.

Abführmittel, welch rasch wirken, wie Senna (Wiener Trank), Bitterwässer und Klystiere, gibt man am Morgen oder Mittag, weil sonst die Nachtruhe gestört wird; langsamer wirkende Laxirmittel, wie kleine Dosen Rhabarber, Aloe, Ricinusöl, kann man am Abend geben, damit die Wirkung am andern Morgen oder Vormittag eintritt.

2. Einathmungen.

Das Einathmen von Arzeneistoffen ist erst in neuerer Zeit mehr und mehr in Gebrauch gekommen. Um sehr flüchtige Stoffe, wie Ammoniak (Hirschhorngeist), Essigäther, Kölnerwasser u. A. einzuathmen, bedarf es keiner besonderen Vorrichtungen; man hält ein mit diesen Substanzen gefülltes Fläschchen dem Kranken vor die Nase oder thut diese flüchtigen Stoffe auf ein Taschentuch und läßt sie von diesem einathmen. — Weniger flüchtige oder gar nicht flüchtige, wässerige Lösungen von Medicamenten werden durch besondere Apparate (Flüssigkeitsverstäuber, Pulverisateur, Handspray, Dampfspray) in Form eines feinen Sprühregens gebracht, der gegen Mund und Nase des Patienten gerichtet sein muß. Mit der Einrichtung dieser kleinen Apparate muß die Pflegerin vertraut sein, so daß sie dieselben nicht nur zum Gebrauche herrichten kann, sondern auch gleich zu erkennen versteht, woran es liegt, wenn der Apparat nicht gut geht.

Am häufigsten kommt der kleine Dampfspray bei Krankheiten der Athmungsorgane in Gebrauch. Den Handspray kann man auch gut verwenden, um eine erfrischende Abkühlung der Luft im Krankenzimmer durch Verstäuben von kaltem Wasser oder spirituösen wohlriechenden Wässern zu erzielen. — Einathmungen von Terpentinöl läßt man in Ermanglung besonders dazu construirter Apparate (Inhalatoren) auch wohl so machen, daß man in einen kleinen Topf heißes Wasser gießt, dazu einige Tropfen Terpentinöl zusetzt, dann eine feste Papierdüte mit ihrem offenen Ende über den Topf stülpt, von der nach oben gerichteten Spitze der Düte ein Stück fortschneidet, und nun den Patienten veranlaßt, diese Oeffnung in den Mund oder die Nase zu halten, so daß er bei tiefen Einathmungen das mit dem Wasserdampf gemischte Terpentinöl einzieht. — Wie lange solche Einathmungen, bei welchen die Apparate so gestellt sein müssen, daß sich der Kranke nicht durch Stellung oder Haltung anzustrengen braucht, fortgesetzt und wie oft sie wiederholt werden sollen, muß vom Arzt bestimmt werden.

3. Einspritzungen. Klystiere. Stuhlzäpfchen. Einträufelungen.

Um Körperhöhlen zu reinigen oder in Wasser gelöste Medicamente in dieselben einzuführen, braucht man Spritzen oder sogenannte Douche-Apparate. Es wäre angenehm, wenn man die Spritzen entbehren könnte, weil es immer einiger Sorgfalt bedarf, sie in Stand zu halten. Spritzen, welche viel gebraucht werden, gehen meist gut, nur muß von Zeit zu Zeit der Stempel etwas eingeölt werden. Wird eine Spritze nur selten gebraucht, so trocknet der Stempel ein, muß dann ganz aus dem Rohr herausgezogen und eine Zeit lang in Wasser gelegt werden, bis er so viel gequollen ist, daß er wieder luftdicht schließt. — Für Einspritzungen in Ohr und Nase kann man auch sehr wohl die Ballonspritzen gebrauchen; man drückt den Gummiballon, an welchen ein dünnes Elfenbeinrohr befestigt ist, zusammen, taucht dann das offene Ende des Rohres unter die Flüssigkeit, läßt den Druck nach, worauf die Flüssigkeit einströmt. Der Ballon füllt sich dabei selten vollkommen, sondern es bleibt immer etwas Luft darin; man drückt vor dem Beginn der Einspritzung den Ballon zusammen und treibt die Luft aus, dann spritzt bei Fortsetzung des Druckes die Flüssigkeit aus dem Rohr in die betreffende Höhle hinein. Es gehört einige Uebung dazu, um durch den gleichmäßigen mehr oder minder starken Druck die Kraft, mit welcher die Flüssigkeit austreten und in die Körperhöhlen eindringen soll, vollständig zu beherrschen. — Bei der

Auswahl der Spritzen ist auch besonders darauf zu sehen, daß die Ansätze derselben vorn recht glatt abgerundet, nicht etwa scharf und spitz sind, weil dadurch leicht Verletzungen zu Stande kommen können.

Für Fälle, in welchen eine größere Menge von Flüssigkeit eingespritzt werden soll, hat man kleine Pumpen construirt, welche entweder in ein Waschbecken mit Wasser gesetzt und deren Stempel dann vom Patienten gehandhabt wird, oder welche durch Drehung einer Kurbel gefüllt werden und sich dann langsam von selbst mit mäßigem Drucke entleeren (Clysopomp).

In neuerer Zeit trachtet man die Spritzen durch Doucheapparate, welche mehr oder weniger hohen Druck zulassen, zu ersetzen. Die dazu verwendeten Apparate sind einfach. Ein cylinderförmiges, etwa 25 Ctm. hohes Gefäß von ungefähr 10 Ctm. im Durchmesser, welches aus lackirtem (innen am besten emaillirtem) Blech geformt und mit einem abhebbaren Deckel versehen ist, hat unten, dicht am Boden ein kurzes in das Gefäß mündendes Rohr; über dieses wird ein entsprechend dicker Gummischlauch von 1 Meter Länge gezogen. Am anderen Ende des Schlauches ist ein beinerner Spritzenansatz eingefügt, der mit einem Hahn verschlossen ist; es ist zweckmäßig, wenn sich am oberen Rande des Gefäßes ein starker Ring befindet, an welchem man unter Umständen das Gefäß aufhängen kann.

Will man diesen Apparat z. B. zum täglichen Ausspritzen der Nase (Nasendouche) verwenden, so läßt man ihn über den Waschtisch an der Wand aufhängen in einer Höhe, daß der Patient stehend bei etwas vorübergebeugtem Kopf (damit das Wasser ins Waschbecken abläuft) den am unteren Ende des Schlauches befindlichen Spritzenansatz leicht in die Nasenöffnung führen kann. Wenn der Hahn geöffnet wird, spritzt das Wasser mit mäßigem Druck in die Nase; durch mehr oder weniger Oeffnen des Hahnes, auch durch Tiefer- oder Höherhängen des Reservoirs kann man den Druck beliebig ändern.) — Ebenso verfährt man, wenn man den Apparat als Augendouche verwenden will, wobei man auch verschieden geformte mehrfach siebartig durchlöcherte Spritzenansätze verwenden kann.

Es ist von besonderer Wichtigkeit, daß der Arzt darüber befragt wird, ob die anzuwendende Flüssigkeit sehr kalt, oder sehr warm, oder kühl oder lauwarm sein soll und ob der Druck stark oder schwach, oder mittelstark sein soll, denn die Wirkung, welche durch diese verschiedenen Abstufungen der Temperatur und des Flüssigkeitsdruckes auf das Innere der Nase, des Auges, des Ohres erzielt wird, ist sehr verschieden. Ganz besonders hüte man sich vor gar zu kalten und zu warmen Einspritzungen ins Ohr, die von Laien auch nie mit starkem Druck ausgeführt werden dürfen.

Besonderer Vorsicht bedarf es, wenn man Einspritzungen in den Mastdarm zu machen hat. Man nennt dies: „ein Lavement geben" oder ein „Klystier setzen". Niemand sollte das vornehmen, bevor er diese kleine Operation nicht von Jemand gesehen hat, der darin geübt ist. Oft sind dabei schon Verletzungen, selbst vollständige Durchbohrungen des Mastdarmes vorgekommen, an welchen die Kranken sterben können. Nicht leicht verletzt sich der Patient, wenn er sich das an dem Schlauch eines Clysopomp befestigte Rohr selbst einführt und nun die Flüssigkeit selbst hineinpumpt, oder sie nach aufgezogenem Stempel durch das Pumpwerk hineintreiben läßt.

Die Einspritzungen in den Mastdarm haben verschiedene Zwecke. Am häufigsten werden sie angewendet, um den Darm durch die Ausdehnung mit Flüssigkeit in Bewegung zu bringen, damit er nicht nur die eingespritzte Flüssigkeit, sondern auch zugleich Koth herausbefördert. Man nennt dies eröffnende Klystiere. Gewöhnlich braucht man dazu warmes Wasser von etwa 28° R. (35° C.), welchem etwas Olivenöl (1—2 Eßlöffel) zugesetzt wird. Die Menge von Flüssigkeit, die eingespritzt wird, sollte nicht mehr als etwa 200—300 Cubik-Ctm. bei Erwachsenen betragen (bei Kindern 50, bei Säuglingen 25 Cub.-Ctm.), weil das Eingespritzte sonst zu rasch ausgetrieben wird; die Einspritzung muß langsam gemacht werden. Es ist um so nöthiger, nicht zu viel Flüssigkeit auf einmal einzuspritzen, wenn die gewöhnlichen Klystiere unwirksam geblieben sind und dann Stoffe (Ricinusöl, Sennesblätteraufguß, Honig, Salz, Seife nach ärztlicher Verordnung) zugesetzt werden, welche eine Zeit lang auf den trägen Darm einwirken sollen. — Bleiben diese Mittel erfolglos, dann werden zuweilen noch Eingießungen von sehr großen Mengen von Wasser in Anwendung gezogen, wobei indeß das Wasser nicht nur im Mastdarm bleiben, sondern höher hinauf in den Darm getrieben werden soll. Dies geschieht nur auf besondere ärztliche Veranlassung und hat nur sicheren Erfolg, wenn es dem Arzt gelingt, ein längeres biegsames Rohr mit olivenförmigem Kopf hoch hinauf in den Darm des auf der Seite liegenden oder in der Knie-Ellenbogenlage sich befindenden Kranken zu schieben. An das heraussstehende Ende des Rohres wird ein etwa einen Meter langer Gummischlauch befestigt, dieser senkrecht in die Höhe gehalten und in das obere Ende ein großer Trichter eingeschoben. In diesen Trichter wird nun das Wasser von einer auf einem Stuhl stehenden Person aus einem Topf langsam eingegossen. Da das Wasser dabei zuweilen mit großer Gewalt neben dem Rohr, jedenfalls aber nach Entfernung des Rohres herausfährt, so muß der Kranke vorher so gelegt sein, daß das Wasser in ein großes untergestelltes Gefäß (Eimer, Butte oder Schaffel) ablaufen kann; das Bett und die Umgebung ist durch große Unterlagen von wasserdichtem Stoff vor Durchnässung zu schützen. Auch müssen Vorkehrungen getroffen werden, daß der Kranke, welcher durch diesen für ihn, wenn auch nicht schmerzhaften, so doch recht peinlichen Vorgang stark abgekühlt wird, rasch wieder erwärmt werden kann.

Einer besonderen Erwähnung bedürfen die Stärkemehlklystiere. Dieselben werden nicht selten mit Zusatz von etwas Höllensteinauflösung nach ärztlicher Verordnung, zumal in der Kinderpraxis bei Katarrhen des Mastdarmes mit Erfolg angewendet. Man thut zu einem Eßlöffel voll Stärke, die am besten kurz vorher mit wenig kaltem Wasser verrührt ist, nach und nach 100 Gramm heißen Wassers, setzt dann die vorgeschriebene

Menge von Höllenstein zu, läßt die Flüssigkeit abkühlen, bis sie lauwarm ist, zieht sie in die Spritze (die aus Glas oder Gummi sein muß) und spritzt davon etwa 50—60 Gramm ein. (Bei Erwachsenen sind die doppelten Portionen zu nehmen.)

Die Zahl der Mittel, welche in den Mastdarm durch die Spritze eingeführt werden, ist nicht groß. Es sind Lösungen von zusammenziehenden Substanzen, wie Alaun, Tannin, essigsaures Blei, dann krampf- und schmerzstillende Mittel, wie Baldrian, Camillenaufgüsse, Opium, Belladonna, Chloral. Das alles darf nur auf besondere ärztliche Verordnung angewendet werden.

Bei Kranken, welche durchaus keine Speisen und Flüssigkeiten im Magen behalten und bei solchen, welche wegen Verengerungen oder vollständigem Verschluß der Speiseröhre nichts in den Magen herunterbringen können, werden ernährende Substanzen durch den Mastdarm eingeführt. Diese ernährenden Klystiere, welche vom Mastdarm aus aufgesogen werden sollen, dürfen jedesmal nur klein sein (100 Gramm), weil sie sonst wieder ausgetrieben werden. Man verwendet dazu Milch, starke Bouillon, Malzextract, Wein. In neuerer Zeit hat man auch künstlich halbverdautes Eiweiß und Fleisch (Peptonlösungen) verwendet. Sehr bedeutend ist die ernährende Wirkung dieser Klystiere freilich nicht; auch ertragen viele Patienten dieselben nicht lange, weil der Mastdarm dabei in einen schmerzhaften katarrhalischen Zustand geräth; immerhin kann man zuweilen Menschen eine Zeit lang damit hinhalten, bis anderweitig Hilfe geschafft wird.

Seltener wie früher werden jetzt die sogenannten Stuhlzäpfchen, am ehesten noch in der Kinderpraxis, angewendet. Man schneidet von gewöhnlicher fester Waschseife ein etwa 3 bis 4 Centimeter langes Stück von der Dicke einer starken Bleifeder, verdünnt es nach der einen Seite und schiebt es so oder nachdem es in Oel getaucht war, langsam in den After hinein. Es übt einen leichten mechanischen Reiz auf die Wände des Darms und reizt ihn zu Zusammenziehungen, zu Kothentleerungen, wobei die Seife dann mit herausbefördert wird. — Man benutzt die Form der Stuhlzäpfchen auch zuweilen, um Medicamente (Morphium, Belladonna, Tannin ꝛc.) theils auf die Unterleibsorgane wirken zu lassen, theils überhaupt dem Körper einzuverleiben. Diese vom Apotheker bereiteten Stuhlzäpfchen bestehen ihrer Hauptsache nach in der Regel aus Cacaobutter; sie werden mit dem dünnen Ende in Oel getaucht und in den After hineingeschoben, wo sie schmelzen und wo die Cacaobutter mit dem Medicamente von der Schleimhaut des Darmes aufgesogen wird.

Ins Auge (oder wie man eigentlich sagen sollte: in den Bindehautsack des Auges) und ins Ohr (in den äußeren Gehörgang) sind manchmal Einträufelungen von medicamentösen Auflösungen zu machen. Soll eine Einträufelung in die Augen gemacht werden, so legt sich der Patient auf den Rücken; die Pflegerin läßt aus einem kleinen Fläschchen oder einem Tropfglase die Flüssigkeit in das geöffnete Auge fließen, und zwar im Bereiche des inneren Augenwinkels; schließt der Kranke dabei unwillkührlich das Auge, so bleibt die Flüssigkeit als kleiner See im inneren Augenwinkel stehen; der Patient muß in diesem Falle liegen bleiben und das Auge wieder öffnen, dann fließt die Flüssigkeit hinein. Noch einfacher ist es, einen mit dem Augenwasser reichlich getränkten kleinen Pinsel mit der Spitze an den freien Rand des etwas herabgezogenen unteren Lides zu halten; mit dem Momente der Berührung fließt der Tropfen ein. Da die hiebei anzuwendenden Augenwässer nur ganz schwache Lösungen von Medicamenten zu sein pflegen, bei denen es nicht so sehr darauf ankommt, ob etwas mehr oder weniger in den Bindehautsack eindringt, so kann der Patient auch wohl selbst den reinen Zeigefinger in die Flüssigkeit eintauchen und in liegender Stellung das Auge wiederholt damit befeuchten, es öffnen und schließen, damit das Wasser in den Bindehautsack eintritt. — Bei Einträufelungen ins Ohr muß sich der Patient auf die gesunde Seite legen, eine Zeit lang liegen bleiben, und nach der Einträufelung wenigstens für kurze Zeit etwas Watte ins Ohr geben, damit das Eingetropfte nicht heraus- und am Halse herabrinnt.

4. Umschläge. Einpinselungen. Einreibungen. Massage. Gymnastik. Elektricität.

Feuchte Umschläge werden zu sehr verschiedenen Zwecken angeordnet. Oft sollen sie nur dazu dienen, gewisse Körpertheile zu wärmen oder abzukühlen; darüber wollen wir in dem Abschnitte über die dauernde Anwendung von Wärme und Kälte sprechen. Am häufigsten werden Umschläge mit Bleiwasser angeordnet, sei es auf entzündete Theile, sei es auf Wunden. Bei allen Umschlägen ist besonders darauf zu achten, daß sie nicht austrocknen, und daß Wäsche, Kleider und Bett der Patienten davon nicht naß werden. — Man nimmt zusammengelegte Leinwand oder Baumwollenzeug, so viel, daß acht Schichten aufeinander liegen, und so groß, daß der zu bedeckende Theil etwa um vier Centimeter nach allen Seiten überragt wird. Auch kann man den ganz lockeren, baumwollenen Stoff, aus welchem man jetzt allgemein Verbandzeug macht (Verbandgaze, Mull, Calico) zu Umschlägen verwenden; dieser Stoff muß aber etwa in zwölf Schichten übereinander gelegt werden. Der englische Verbandstoff (Lint, ein flanellähnlicher, rauher, lockerer Baumwollenstoff), in zwei bis drei Schichten übereinander gelegt, kann ebenso verwendet werden.

Diese Zeuglagen (Compressen) werden in das Verbandwasser eingetaucht, oder damit befeuchtet; sie müssen ganz durchtränkt, doch wenn sie auf unverletzte Haut zu liegen kommen, und längere Zeit verbleiben sollen, so, weit ausgedrückt werden, daß sie nicht tropfen; über die Compresse kommt dann ein Stück wasserdichten Stoffes (Wachstaffet oder feinstes Gummizeug, auch sogenanntes Guttaperchapapier), welches die Compresse nach allen Seiten wieder um etwa vier Centimeter überragt; nun wird der Umschlag durch ein trockenes Tuch oder durch eine Binde befestigt, damit er sich nicht verschiebt. Ein solcher Umschlag ist, falls der Arzt nicht anders verfügt, alle zwei Stunden zu erneuern.

Sollen Umschläge auf Wunden oder Geschwüre gemacht werden, so ist die Compresse nicht auszudrücken und braucht, falls der kranke Körpertheil offen liegen kann und ruht, nicht fixirt zu werden; man legt das wasserdichte Zeug nur locker über die Compresse und erneuert letztere, je nach ärztlicher Verordnung, alle viertel oder halbe Stunden. — Ist eine so häufige Erneuerung nicht nöthig, und soll der Patient mit dem Verbande umhergehen, so muß er ihn in der früher beschriebenen Weise fixiren. Da die Compressen in diesen Fällen von Eiter beschmutzt werden, so muß man mindestens drei vorräthig haben: eine (A), die auf der Wunde liegt und die nachher sofort in reines Wasser zum Abspülen gelegt wird, eine zweite (B), die bis dahin im Verbandwasser lag und nun auf die Wunde gelegt wird, und eine dritte (C), die jetzt ins Verbandwasser eingelegt wird. Beim nächsten Verbandwechsel kommt A ins Verbandwasser, B ins reine Wasser zum abspülen, C auf die Wunde.

Einpinselungen werden angeordnet:

a) auf die unverletzte Haut. Am häufigsten wird Jodtinctur angewendet, entweder verdünnt oder rein oder verstärkt, je nach den Wirkungen, die vom Arzt bezweckt werden. Die Haut verschiedener Menschen ist in sehr verschiedenem Grade empfindlich gegen dieses Mittel, so daß eine vollkommen sichere Vorhersage über den Wirkungsgrad nicht immer möglich ist; im Allgemeinen sind Kinder und blonde Frauen mit weißem Teint empfindlicher dagegen, als ältere Individuen und brünette Männer. In der Regel werden die Bepinselungen mit Jodtinctur angewendet, um bei chronischen äußeren Anschwellungen Zertheilung zu bewirken. Das Mittel soll längere Zeit hindurch gebraucht werden, darf also keine rasche Hautenzündung und keine Schmerzen hervorrufen. Ich habe es am praktischsten gefunden, die Jodtinctur halb mit Galläpfeltinctur zu vermischen und sie dann in dreitägigen Perioden mit dreitägigen Intervallen anwenden zu lassen. Man mache die Einpinselungen immer nur einmal (am Abend), drei Abende hintereinander, dann drei Tage lang Pause, dann wieder Pinselungen drei Abende hintereinander und so fort, Wochen und

Monate lang. Der zu behandelnde Theil wird jedesmal so lange mit der Tinctur bepinselt, bis er tief dunkelrothbraun ist. Wenn es die Körperstelle zuläßt, bedecke man die angepinselte Partie dann mit einem Stück feinsten Gummizeuges und befestige dies mit einer Binde. Dies hat den Zweck, daß das Jod nicht gleich wieder abgerieben wird, ehe es vollkommen in die Haut eingedrungen ist und daß das Jod die Wäsche nicht blau färbt. (Die blauen Jodstärkeflecke in der Wäsche gehen mit Seife bei der gewöhnlichen Art des Waschens heraus; hat man sich die Finger mit Jodtinktur braun gefärbt, so kann man sie durch Ammoniakflüssigkeit leicht wieder entfärben.)

Zuweilen werden mit den Jodtinctur-Bepinselungen auch nasse Einwickelungen des kranken Theiles verordnet; dann muß erst die bepinselte Stelle mit wasserdichtem Stoffe belegt und nun die nasse Einwickelung gemacht werden, über welche dann noch einmal ein großes Stück Gummizeug kommt; der ganze Verband wird durch ein großes Tuch oder eine Binde fixirt.

Bei der beschriebenen Anwendungsweise der Jodtinctur wird die tiefbraun gefärbte Oberhaut nach und nach immer fester, lederartiger, glänzend; dann bekommt sie Risse; wenn durch diese Risse die Tinctur in die weicheren Schichten der Oberhaut eindringt, so verursacht dies zuweilen heftiges Brennen; in diesem Falle wartet man einige Tage, bis die trockene Oberhaut sich in Fetzen abziehen läßt. Nun beginnt man auf's Neue mit den Pinselungen.

Ist die vom Arzt bezweckte Wirkung bei dieser Anwendungsmethode eine zu geringe, so wird er die reine Jodtinctur anwenden lassen. Eine zu starke Wirkung des Jods äußert sich darin, daß die Haut nach den ersten drei Pinselungen nicht nur an der bepinselten Stelle schmerzhaft brennt, sondern auch die Umgebung anschwillt und empfindlich wird. Wenn der Arzt dies nicht absichtlich erzielen will, so ist sofort mit den Pinselungen einzuhalten, und sind kalte Umschläge auf die geschwollene, empfindliche Haut zu machen.

Die verstärkte (englische) Jodtinctur wird angewendet, um rasch eine starke oberflächliche Hautentzündung mit Blasenbildung hervorzurufen, wie sie auch durch die sogenannten Blasenpflaster erzeugt wird. In Deutschland wendet man nur in seltenen Fällen das Jod zu diesem Zwecke an.

Die Einpinselungen mit Collodium werden am häufigsten über Streifen von englischem Pflaster oder Gaze gemacht, um diese auf der Haut zu fixiren. Collodium ist eine schleimige Flüssigkeit, von welcher beim Aufpinseln der darin enthaltene Aether rasch abdampft, so daß eine dünne, glänzende, festhaftende Haut übrig bleibt, die sich nicht abwaschen, sondern nur im Ganzen abziehen oder abreiben läßt. Bevor das Collodium aufgepinselt wird, muß die Haut sehr fest abgetrocknet werden, weil es sonst nicht haftet. Das Collodium zieht sich beim Eintrocknen fest zusammen, wird daher auch angewendet, um einen mäßigen Druck auszuüben, z. B. auf leicht geröthete Hautstellen, auf Blutschwämme bei Kindern. (Die Anwendung beim Durchliegen halte ich nicht für zweckmäßig.) Zuweilen zieht es die Hautstellen so zusammen, daß daneben kleine Blasen entstehen; man hüte sich z. B. einen Finger ringartig dick mit Collodium zu bepinseln, denn es preßt die Haut derart zusammen, daß die Fingerspitze blau und schmerzhaft, dann gefühllos wird.

Zuweilen läßt man auch Medicamente in Collodium auflösen (z. B. Jodoform), um eine zertheilende und eine Druckwirkung mit einander zu verbinden. — Man hüte sich mit dem Collodium dem Lichte nahe zu kommen, da es sich leicht entzündet.

b) Einpinselungen auf Schleimhäute. Es werden Einpinselungen auf das Zahnfleisch, die Zunge und auf die Rachenschleimhaut angeordnet; die Einpinselungen in den Bindehautsack des Auges werden meist vom Arzt gemacht. In die Nase werden weiche Salben mit einem Pinsel eingebracht. Man benützt kleinere und größere weiche Pinsel, sogenannte Tuschpinsel, oder fertigt sich Pinsel aus Charpie an; auch kann man kleine Schwammstückchen, an einem Holzstab fest angebunden, anwenden.

Damit das in Honig (Pinselsaft) oder in Wasser gelöste Medicament (gewöhnlich Borax, Höllenstein oder Salzsäure) gut auf den kranken Stellen der Schleimhaut haftet, ist es zweckmäßig, dieselben zuvor abzutrocknen, dann die Pinselung zu machen, und den Mund eine Zeit lang offen halten zu lassen, damit die Flüssigkeit in die Schleimhaut einzieht. Solche Einpinselungen müssen oft wiederholt werden, wenn sie wirksam sein sollen.

Zu Pinselungen im Rachen bei langdauernden Katarrhen (wobei Lösungen von Alaun, Höllenstein, hypermangansaurem Kali, auch Jodtinctur verwendet werden) muß man den Pinselstiel durch ein Holzstäbchen verlängern. Um den anhaftenden Schleim zu entfernen, läßt man zuvor mit etwas Wasser gurgeln; dann fixirt man zuvor den kranken Punkt mit den Augen, z. B. die eine oder die andere Mandel, und führt den Pinsel direct dorthin, berührt sie rasch mit dem Medicament und zieht den Pinsel rasch wieder zurück; dies muß einige Male hinter einander wiederholt werden. Ein längeres Ruhenlassen des Pinsels hinten im Rachen erzeugt bei den meisten Menschen Würgebewegungen und auch wohl Erbrechen. — Ueber die Halspinselungen bei Diphtherie soll später noch die Rede sein.

Um eine weiche Salbe tief in die Nase zu bringen, muß man den Pinsel, an dessen Spitze etwas Salbe genommen wird, bei gerader Kopfhaltung ganz horizontal (4—5 Centimeter) tief in's Nasenloch einführen, dann das Nasenloch zudrücken, nun den Pinsel zurückziehen und dem Kranken die zurückbleibende Salbe einziehen lassen. Die Bewegung muß rasch gemacht werden, damit der Kranke nicht nießt und mit dem Niesen die Salbe nicht herauswirft.

Einreibungen mit Salben, Speck und Oelen werden gemacht, wenn es sich darum handelt, spröder Haut den ihr mangelnden Fettüberzug künstlich zu geben und sie dadurch geschmeidig und weniger gespannt zu machen, oder mit Fett verbundene Medicamente in die Haut hineinzubringen. Man nimmt am besten etwas Salbe oder Oel auf ein Stückchen kugelig zusammengeballten Flanell oder Lint, und reibt es dann an der vom Arzt bezeichneten Stelle unter mäßigem Druck, ohne dem Kranken wehe zu thun, ein. Das Reiben muß auf entzündeten Theilen besonders sanft geschehen, weil die Haut sonst zu stark erwärmt und gereizt wird. Bei manchen Substanzen, wie Quecksilber*), Jod, Belladonna u. a., die oft mit Fett zu Salben verbunden werden, kann das zu häufige Einreiben und die Menge des Eingeriebenen theils örtlich schädlich sein, theils allgemein vergiftend wirken; es ist daher nöthig, daß vom Arzt nicht nur bestimmt wird, wie oft die Einreibung gemacht, sondern auch wie viel Salbe auf einmal verwendet werden soll. — Diese mit Fett eingeriebenen Stellen sollten nachher immer mit Leinwand, Lint oder Watte bedeckt und letztere soll mit einer Binde fixirt werden, weil sonst alle Wäsche mit der Salbe verunreinigt wird, und diese Flecken sehr schwer herauszubringen sind**).

Eine andere Methode ist bei Einreibungen mit spirituösen Flüssigkeiten und Linimenten anzuwenden. Hier handelt es sich gewöhnlich darum, die Haut stark zu erregen, bis sie geröthet wird und bis der Patient ein Gefühl von Wärme und Brennen an der eingeriebenen Stelle verspürt. Man gießt etwas von der Flüssigkeit auf ein größeres Stück Flanell, mit welchem man nun die Haut unter starkem Druck fest reibt, bis der erwähnte Erfolg eintritt.

Schon bei diesen spirituösen Einreibungen ist das Reiben ebenso wichtig als die Substanz, mit welcher die Einreibung gemacht wird; beides wirkt indeß nicht erheblich tief in die Haut hinein, es sei denn, daß schmerzbetäubende Mittel, wie Chloroform, Morphium, Veratrin mit dem einzureibenden Spiritus oder mit dem Liniment (meist in Oelemulsion) verbunden wurden.

---

*) Kommt Quecksilber mit goldenen Ringen in Verbindung, so werden diese durch Amalgamisirung weiß wie Silber; das Quecksilberamalgam läßt sich durch starkes Reiben mit Leder und Putzpulver bald wieder herunterbringen.

**) Silberflecke lassen sich mit starken Jodkaliumlösungen, noch leichter mit Cyankalilösungen aus der Wäsche herausbringen.

Man hat das Reiben, Streichen, Kneten, Klopfen auch allein, ohne Medicamente, zu einer Behandlungsweise ausgebildet, die man Massage nennt. Die sehr alte Methode des Massirens, als Volksmittel nie ganz außer Gebrauch gekommen, wird in neuerer Zeit wieder vielfach verwendet und hat sich, für passende Fälle ausgewählt, als äußerst wirksam erwiesen. Es kann jedoch auch viel Schaden damit angerichtet werden. Man wendet die Massage an, theils um Blutunterlaufungen, flüssige und geronnene Ausschwitzungen und Verdickungen (Infiltrate) mechanisch zu vertheilen und sie so leichter zur Aufsaugung zu bringen, theils um erschlaffte, sehr empfindlich gewordene Körpertheile zu kräftigen und abzuhärten. — Für beide Fälle ist eine möglichst kräftige Erregung der kleinsten Blutgefäße (Haargefäße, Capillaren) nöthig; es soll aber nicht nur mehr Blut durch die massirten Theile durchlaufen, sondern die Gefäßwandungen sollen durchgängiger und die Gewebstheilchen energischer in ihrer Lebensthätigkeit werden, kurz der sogenannte Stoffwechsel soll durch den mechanischen Einfluß gefördert werden; dabei werden dann auch die zwischen den Gewebstheilchen eingeschalteten krankhaften Ablagerungen mit fortgeschwemmt. — Um solche Wirkungen durch die Massage hervorzubringen, bedarf es ausdauernder Kraft und bei veralteten Fällen Curen von Monate und Jahre langer Dauer. Ob die Cur fortgesetzt oder unterbrochen werden soll, ob täglich mehrere Sitzungen oder nur einigemale in der Woche eine Sitzung zu machen ist, welche Art der Massirung und ob sie schwach oder stark anzuwenden ist: das alles kann nur nach längerer Erfahrung über die Wirkung dieser Methode und ihrer verschiedenen Abänderungen mit Sicherheit vom Arzte entschieden werden. Es ist daher ein Irrthum, wenn man glaubt, daß Jeder mit Erfolg massiren kann, der von dieser Behandlungsmethode gelegentlich gehört hat, weder die vielen Schriften über dieselbe kennt, noch sich praktisch eine Zeit lang damit beschäftigt hat. — Im Ganzen werden nicht viele Pflegerinnen genügend ausdauernde Kraft in den Fingern und Armen erwerben, um Massagecuren durchzuführen;

selbst sehr kräftige Männer fühlen sich ermattet, wenn sie einen großen Theil des Tages massirt haben. Anleitung dazu kann nur bei gleichzeitiger praktischer Anwendung der Methode gegeben werden.

Ganz ähnlich verhält es sich mit der Gymnastik. Gymnastische Uebungen, wie sie zu Heilzwecken erforderlich sind, können ganz wohl von Frauen geleitet werden; doch nicht jede Frau hat Kraft, Ausdauer, Geduld und Consequenz genug, um diese ziemlich ermüdenden Uebungen durchzuführen.

Die Anwendungsweisen der Elektricität können ebenfalls von Frauen erlernt werden, wenn der Arzt genau die Stromstärke, Dauer und Häufigkeit der Sitzungen für jeden Fall angibt. Freilich muß auch etwas Kenntniß des elektrischen Apparates von der Pflegerin, welche sich damit beschäftigt, erworben werden, damit sie kleine Fehler an demselben rasch verbessern kann.

5. Blutegel. Senfteig. Blasenpflaster.

Von den verschiedenen Methoden örtlicher Blutentziehung, welche früher in Gebrauch waren, wird jetzt fast nur noch die Blutentziehung durch Blutegel und auch diese recht selten benützt. Zwei Arten von Blutegeln kommen zur Verwendung: der graue oder deutsche und der ungarische oder grüne Egel. Beim Ankauf dieser Thiere muß darauf geachtet werden, daß sie gesund und lebensfrisch sind, bei leisem Drucke sich eiförmig zusammenziehen und daß sie noch nicht verwendet wurden. — Beim Ansetzen gibt man einen Egel in eine Glasröhre von 1 Centimeter Durchmesser und etwa 10 Centimeter Länge; man kann sehr wohl die zu chemischen Untersuchungen üblichen, sogenannten Reagensgläser dazu benützen. Ein solches Glas setzt man mit seiner Mündung fest gegen die Stelle, an welcher der im Glase befindliche Egel anfassen soll, nachdem man dieselbe zuvor mit reinem Schwamme gewaschen hat. Will das Thier nicht bald anbeißen, so bestreicht man die Ansatzstelle mit etwas Milch, Zuckerlösung oder Blut. Man läßt den Blutegel so lange saugen, bis er von selbst abfällt. Soll die kleine Wunde noch fortbluten, so legt man ganz reine, in lauwarmes Wasser getauchte Schwämme auf. Will man die Blutung stillen, so taucht man die Schwämme in kaltes Wasser und hält sie eine zeitlang fest gegen die blutenden Stellen. Blutet die eine oder die andere Wunde trotzdem stark weiter, so drückt man ein Stückchen Feuerschwamm auf und läßt dies ankleben. Man schützt durch aufgelegte und mit Binden oder einem Tuch befestigte Leinwand für einige Tage die kleinen Wunden vor Reibung und Verunreinigung.

Senfteig, Senfpflaster. Senfmehl (zerstoßener oder zerriebener Samen vom weißen oder schwarzen Senf) wird auf einem Teller mit kaltem oder lauwarmem Wasser zu einem dicken Brei gerührt, den man auf ein Stück feiner Leinwand oder Gaze mit einem Messer dick aufstreicht und ihn dann nur mit einer Schichte des dünnen Zeuges bedeckt; so legt man dies Pflaster auf die Haut und läßt es dort so lange, bis ziemlich starkes Brennen eintritt. Die Haut soll dadurch nur stark geröthet sein; Blasen sollen nicht entstehen. Wie bald der gewünschte Erfolg eintritt, hängt theils von der Frische und Kräftigkeit des Senfmehles, theils von der größeren oder geringeren Empfindlichkeit der Haut ab; zuweilen ist schon nach fünf Minuten eine starke Hautröthung eingetreten, zuweilen aber hat der Senfteig nach einer Viertelstunde noch nicht gewirkt. Durch Zusatz von Essig und geriebenem frischem Meerrettig kann man die Wirkung verstärken, durch Zusatz von gewöhnlichem Mehl abschwächen. — Die in manchen Apotheken käuflichen sogenannten „Senfpapiere" wirken weit ungleichmäßiger als die frisch bereiteten Senfteige.

Sollen Blasen auf der Haut erzeugt werden, so wird das Blasenpflaster oder Spanisch-Fliegen-Pflaster angewendet. Es wird vom Apotheker durch Mischung von gestoßenen spanischen Fliegen (Cantharriden) mit Wachs, Terpentin und Oel bereitet. Man breitet das Pflaster, welches nicht sehr sicher klebt, am besten gleich auf die klebende Seite eines Stückes gestrichenen Heftpflasters aus, welches so groß geschnitten ist, daß es das Blasenpflaster rundum reichlich 2 Centimeter überragt.

Wenn dieses Pflaster fest aufgeklebt wird, so entsteht unter ihm in acht bis zehn Stunden (bei empfindlicher Haut etwas schneller) eine mit Wasser gefüllte Blase. Der ziehende Schmerz dabei ist unbedeutend, so daß man das Pflaster ganz gut am Abend legen kann, ohne daß der Patient, wenn er nicht gar zu empfindlich ist, dadurch im Schlafe gestört wird.

Will man das Blasenpflaster nicht auf Heftpflaster streichen, so thut man es auf ein Stück Leinwand oder festes Papier und befestigt es durch einige Streifen Heftpflaster oder eine Binde.

Ist die Blase gebildet, so durchsticht man dieselbe nach Entfernung des Pflasters mit feinen Nähnadeln und läßt das Wasser aussickern; dann legt man etwas reine Watte darauf, welche nach einiger Zeit mit der vertrockneten Blase abfällt. Sollte die Haut an der betreffenden Stelle etwas näßen, so legt man Zinksalbe auf.

6. Bäder.

Man unterscheidet:

Vollbäder. Der Badende liegt mit halb aufgerichtetem Körper in der Wanne, das Wasser reicht ihm bis zum Hals; je nach der Größe der Wannen sind dazu 250 — 300 Liter (2½—3 Hektoliter) nöthig. Die Wannen für Kinder brauchen nur 100, 150—200 Liter Wasser.

Halbbäder. Lage des Badenden wie früher; das Wasser reicht etwa bis zum Nabel, der Oberkörper bleibt frei; Wassermenge 150—200 Liter (1½—2 Hektoliter).

Sitzbäder. Besonders geformte Wannen; der Badende sitzt mit eingebogenen Schenkeln in der Wanne, so daß der Oberkörper und die Beine vom Knie an frei bleiben; Wassermenge 50—60 Liter.

Fußbäder. Das Wasser reicht bis zu den Knien; dazu sind eigene Wannen nöthig. Bei den gewöhnlichen Fußbädern sind nur die Füße bis über die Knöchel im Wasser; Gefäße zu solchen Bädern finden sich wohl in jeder Haushaltung. Wassermenge 20—30 Liter.

Armbäder. Der ganze Vorderarm mit der Hand bis etwas über den gebeugten Ellbogen soll im Wasser sein; dazu sind besondere Armwannen nöthig. Wassermenge 15—20 Liter.

Handbäder. Nur die Hand soll eine zeitlang im Wasser sein; jedes größere Waschbecken ist dazu verwendbar.

Es werden jetzt fast ausschließlich Wasserbäder gebraucht, denen man nach ärztlicher Verordnung verschiedene Medicamente zusetzt. Von den sehr kostbaren, früher noch üblichen Bouillon-, Milch-, Wein-Bädern hat man vollkommen Abstand genommen.

Man unterscheidet heiße, lauwarme und kalte Bäder. Es ist in deutschen Ländern immer noch üblich, die Wassertemperatur wie die Lufttemperatur nach Réaumur zu bezeichnen. Um die Temperatur des Badewassers zu messen, darf man den Thermometer nicht nur oberflächlich eintauchen, sondern man muß folgendermaßen dabei verfahren. Zuerst muß das warme und kalte Wasser gut gemischt sein, mit dem Arm oder mit besonders dazu gemachten großen Holzstäben; dann taucht man das Thermometer ein, wartet bis es nicht mehr steigt und liest die Temperatur ab, während die Quecksilberkugel des Thermometers noch unter Wasser ist. — Man hat Thermometer, welche in einer großen Korkplatte so befestigt sind, daß sie aufrecht im Wasser schwimmen, sogenannte Badthermometer; ihre Anschaffung ist sehr zu empfehlen, wenn oft Bäder im Hause gebraucht werden.

Heiße Bäder sollen eine Temperatur von 30° Réaum. (= $37\frac{1}{2}$° Cels., haben, also etwa der Temperatur des Blutes eines gesunden Menschen entsprechen; sie dürfen nur auf besondere ärztliche Verordnung gebraucht werden. Sind 30° dem Kranken für den Anfang zu heiß, so beginne man mit 28° R. (= 35° C.) und setze allmählich heißes Wasser zu, bis die gewünschte Temperatur erreicht wird. Bekommt der Patient in einem solchen Bade ein sehr rothes Gesicht und empfindet Spannen, Klopfen, Benommenheit im Kopfe, so lege man ihm eine Compresse mit kaltem Wasser auf den Kopf; mildern sich darauf die erwähnten Erscheinungen nicht bald, so muß das Bad sofort unterbrochen werden.

Lauwarme Bäder haben eine Temperatur von 26 bis 28° R. ($32\frac{1}{2}$ bis 35° C.); kalte Wannenbäder können bis 15° R. (= $18\frac{1}{2}$° C.) heruntergehen.

Die Lufttemperatur eines Badezimmers sollte nicht weniger als 15° R. sein. Es muß immer wieder zur Vorsicht gemahnt werden, die Temperatur nach Réaumur und Celsius bei den Bädern nicht zu verwechseln; schon öfter sind durch solche Verwechslungen Unfälle, ja Todesfälle hervorgerufen worden.

Die Dauer der Bäder hängt, wenn nicht ganz besondere Verfügungen vom Arzte getroffen werden, im Allgemeinen von der Temperatur ab. Kalte und heiße Bäder sollen nicht über fünf Minuten fortgesetzt werden. Lauwarme Bäder läßt man gewöhnlich $\frac{1}{4}$ — $\frac{1}{2}$ Stunde lange dauern und länger, zumal wenn Medicamente dem Wasser beigesetzt sind. Damit in dieser Zeit das Wasser nicht zu sehr abkühlt, wird eine dicke wollene Decke über die Wanne gelegt, so daß nur der Kopf des Badenden frei bleibt; dann werden von Zeit zu Zeit kleine Mengen heißen Wassers zugegossen.

Schwachen, unbeholfenen Patienten muß die Pflegerin sowohl beim Einsteigen ins Bad, wie beim Aussteigen, Abtrocknen und Ankleiden behilflich sein. — Kinder werden ins Bad hinein- und herausgehoben. Erwachsenen bettlägerigen Kranken setzt man die Wanne an die Breitseite des Bettes, so daß sie gleich vom Bette in die Wanne steigen können. Manchen Kranken ist die Berührung ihres Körpers mit dem Holz oder Metall der Wanne sehr unangenehm; man lege für solche Fälle ein Leintuch in die Wanne (wie es in den Wiener Badeanstalten immer geschieht); Kranken, welche sich durchgelegen haben, muß man ein Kranzkissen von Kautschuk unterlegen. — Um Kranke, die sich nicht selbst rühren können, in die Badewanne hinein- und herauszuheben, ist Folgendes anzurathen: Soll eine Person das Bad besorgen, so richtet sie zunächst das Badewasser in der Wanne und legt nun ein reines Leintuch so hinein, daß die schmalen Enden desselben an den Ringen befestigt werden können, welche sich außen an den schmalen Enden der Wanne befinden sollen; die Spannung des Leintuches muß so sein, daß es, eine Hängematte darstellend, durch den hineingelegten Kranken nicht tiefer als bis zur halben Höhe der Wanne hinuntergedrückt ist. Selbstverständlich muß Wasser genug in der Wanne sein, daß der Patient in dieser Lage bis an den Hals davon bedeckt ist. Der Kranke wird wie früher (Seite 52) beschrieben, aus dem Bette heraus- auf das Leintuch in die Badewanne und von da wieder ins Bett gehoben. Ihn schonend bis auf den Grund der Badewanne zu legen und von da wieder hinaufzuheben, wäre nur für einen sehr starken Menschen ausführbar. — Sind mehrere Personen zur Hilfe da, so kann man auch den Kranken mit dem am oberen und unteren Ende zusammengefaßten Leintuche ins Bad hinüberheben lassen (es ist immer zweckmäßig, dabei Becken und Oberkörper noch durch eine dritte Person stützen zu lassen); in gleicher Weise wird der Kranke wieder aus der Wanne herausgehoben. — Man wird sich in der Praxis bald überzeugen, daß die erstere Methode nicht nur die einfachere, sondern auch die für den Kranken angenehmere ist.

Während der Patient im Bade sitzt, richtet die Pflegerin das Bett und breitet über dasselbe eine große wollene Decke; auf diese legt sich der dem Bade entsteigende Patient und wird in dieselbe eingeschlagen. Soll er nach dem Bade schwitzen (transspiriren), so muß man ihm mehrere wollene Decken überlegen und den Patienten zum ruhigen Liegen verhalten. Hat das Schwitzen eine halbe Stunde lang fortgedauert, dann entfernt man die überlegten Wolldecken, entblößt den Patienten zuerst am Oberkörper, reibt ihn mit einem rauhen (englischen) Handtuch ab, und zieht ihm ein Leibchen oder ein gewärmtes Hemd über; dann macht man nach und nach die übrigen Körpertheile frei und trocknet sie ab, endlich zieht man die Wolldecke fort und bettet den Kranken gut. Da viele Kranke nach einem warmen Bade ziemlich ermattet sind, so thut man gut, ihnen danach eine Tasse Bouillon oder etwas Wein zu geben; in der Regel wird der Patient darauf in einen behaglichen, erquickenden Schlaf verfallen; die Pflegerin sorge dafür, daß das Zimmer etwas verdunkelt wird und Niemand den Kranken stört.

Bäder mit Zusätzen von Medicamenten.

Alle zu erwähnenden Zusätze sind in Gewicht oder Maß für Vollbäder Erwachsener angegeben, für Kinderbäder nimmt man die Hälfte, für Fuß- und Armbäder den vierten Theil.

Salzbäder. 1—3 Kilo Koch- oder Meersalz (Seesalz) oder eine entsprechende Menge von Mutterlauge, deren Salzgehalt sehr schwankend ist. — Da das Salz beim Erwärmen nicht, oder nur sehr wenig mit verdunstet, so kann man in Privathäusern solche Bäder ein- bis zweimal wieder erwärmen lassen.

Moorbäder kann man künstlich durch Verrühren der in Säcken versandten Franzensbader Eisenmoorerde mit heißem Wasser herstellen. Zu einem Vollbade braucht man etwa 50 Kilo Moorerde. Häufiger verwendet man die künstlichen Moorbäder zu Hand- und Fußbädern, wo dann 6, 8 bis 10 Kilo zum Bade genügen, auch kann man ein solches Bad wiederholt wärmen lassen. — Werden Moorumschläge verordnet, so füllt man flache Säcke, der Größe der leidenden Körperstelle entsprechend, halb mit Moorerde an, schließt sie dann durch eine Naht zu und taucht diese Säcke alle zwei Stunden in heißes Wasser, läßt das Wasser abtropfen und legt den feuchten Umschlag wie ein Kataplasma auf.

Eisenbäder werden in der Regel mit den in der Apotheke bereiteten Eisenkugeln (Globuli martiales) hergestellt. Eine solche Kugel hat nach der österreichischen Pharmakopöe 30 Gramm Gewicht. Man löst eine bis drei solcher Kugeln im Badwasser auf.

Alaunbäder sind nur als Sitzbäder gebräuchlich; 20 Gramm roher Alaun genügen zu einem solchen Bade.

Schwefelbäder pflegt man durch Zusatz von 50 bis 100 Gramm Schwefelleber (Kalium sulfuratum pro balneo) herzustellen.

Aromatische Bäder bereitet man so, daß man 1 Kilo Species aromaticae (aus der Apotheke) mit 10 Liter Wasser übergießt, eine Viertelstunde geschlossen stehen läßt, dann durch ein Tuch durchseiht und nun diesen Aufguß dem Bade zusetzt. In manchen Apotheken hat man auch aromatischen Spiritus zu Bädern, von welchem man 50—100 Gramm zu einem Bade gibt. — Zu Chamillen- und Calmusbädern, die für Kinder verordnet werden, nimmt man $^1/_4$ — $^1/_2$ Kilo trockene Chamillenblumen oder zerschnittene Calmuswurzeln, die direct ins Badewasser geworfen werden oder von denen man vorher einen starken Aufguß mit heißem Wasser macht und ihn, durch ein Tuch geseiht, ins Bad gießt.

Kiefernadelbäder werden durch Zusatz von Kiefernadelextract (oder Fichtennadelextract) zum Bade künstlich hergestellt. Die Bereitungsweise dieser Extracte ist eine verschiedene; von den schwachen Extracten muß mehr zugesetzt werden als von den concentrirten; ein Maß im Allgemeinen läßt sich nicht angeben; an den Flaschen, in welchen die Extraxte aufbewahrt werden, befinden sich immer Gebrauchsanweisungen.

Malzbäder werden in der Kinderpraxis viel gebraucht; man nimmt für ein Kinderbad 1—2 Kilo geriebenes, trockenes Malz (aus einer Bierbrauerei), kocht es mit 4—8 Liter Wasser in einem Topfe eine halbe Stunde lang, seiht die Flüssigkeit durch ein Tuch und gießt sie ins Bad. — Kann man aus einer Brauerei Bierwürze haben, so setzt man statt der Malzabkochung von dieser 1—2 Liter zum Bade zu.

Die Dampfbäder verlangen besondere Vorrichtungen, die man in Privathäusern nicht so rasch herstellen kann. Der Patient wird erst in einem mit heißen Dämpfen gefüllten Zimmer gerieben und massirt, kommt dann unter eine Douche oder in ein Vollbad, zuletzt wird er in eine wollene Decke fest eingewickelt, bis starker Schweiß eintritt, dann trockene Abreibung. Es ist ein ziemlich starker Eingriff auf den Körper und sollte nicht ohne ärztlicher Verordnung vorgenommen werden.

7. Uebergießungen (Douchen), feuchte Abreibungen, Einpackungen, örtliche nasse Einwickelungen.

Alle diese Proceduren werden mit kühlem oder lauwarmem Wasser vorgenommen und bilden wesentliche Bestandtheile der Kaltwasserkuren, bei denen freilich noch die sehr wichtige Beschränkung der Diät, viel Bewegung in frischer Luft und Beschränkung der Getränke auf Wasser hinzukommt.

Die Uebergießungen können in verschiedener Weise und zu sehr verschiedenen Zwecken vorgenommen werden. In allen Fällen, in welchen die Patienten noch nicht an die plötzliche Einwirkung des kalten Wassers gewöhnt sind, ist es zu rathen, daß sie zuerst Brust, Achselhöhlen und Kopf mit etwas kaltem Wasser waschen, um sich daran zu gewöhnen.

Uebergießungen des ganzen Körpers mit großen Wassermassen aus einem Eimer können nur gemacht werden, während der Patient in einer Badewanne steht oder sitzt. Bei unbesinnlichen, im Bette liegenden Kranken werden zuweilen Uebergießungen des Kopfes angeordnet; dabei wird der Kopf des entkleideten Kranken über den Bettrand herausgehalten, das Bett durch Kautschukzeug geschützt und vor dasselbe eine große flache Wanne gestellt, in welche das Wasser abfließt; dies wird aus einem Topfe in der Höhe von etwa einem Viertelmeter langsam auf den Kopf des Patienten gegossen. Diese Uebergießungen werden so lange fortgesetzt, wie es der Arzt angeordnet hat.

Aehnlich wie die Uebergießungen, nur viel stärker, wirken die sogenannten Strahldouchen. Das Wasser kommt dabei mit mehr oder minder großer Gewalt aus einem geöffneten Wasserrohr und der Strahl wird gegen einen bestimmten Körpertheil gerichtet; dies läßt sich nur in besonders eingerichteten Badezimmern einführen.

Die häufigste Verwendung finden die Regendouchen; sie wirken je nach der Höhe, aus welcher das Wasser fällt und je nach der Temperatur des Wassers verschieden. Man kann solche Douchen über eine Badewanne anbringen oder in einem sogenannten Badeschrank. Soll die Regendouche auf einen Arm, ein Knie allein einwirken, so läßt sich dies in der Art ausführen, daß man eine flache Wanne unterstellt, den übrigen Körper durch Behängen und Umstecken mit wasserdichtem Zeug schützt und nun aus einer Gießkanne, der ein Sieb (Brause, Rose) angesetzt ist, das Wasser in der Höhe von $^1/_4$ Meter 3 bis 5 Minuten über den kranken Körpertheil rieseln läßt.

Nach allen diesen Proceduren ist der übergossene Körpertheil mit einem rauhen Handtuche kräftig trocken zu reiben.

Feuchte Abreibungen werden vielfach angewendet, um die Haut abzuhärten, zumal bei Personen, welche häufig an Catarrhen und Rheumatismen leiden. Gewöhnlich nimmt man diese Abreibungen am Morgen vor, gleich wenn der Patient aus dem Bette steigt. Man taucht ein großes, grobes Leintuch in Wasser, ringt es aus, faßt es an den beiden Enden einer kurzen Seite und hält es mit ausgespreitzten Armen vor den Patienten, welcher aus dem Bette steigend, das Hemd abgeworfen hat; dann umschlingt man ihn mit dem Leintuche, legt es oben um den Hals und um die Arme zusammen, daß es nicht herunterfallen kann, und reibt nun den Körper rückwärts und vorwärts stark über dem anliegenden nassen Leintuch mehrere Minuten lang. Dann nimmt man ein großes, trockenes, rauhes Leintuch, gibt es dem Patienten um und reibt ihn trocken. Blutleere Menschen, welche auch am Morgen im Bette nicht viel Wärme haben, müssen vor der Abreibung künstlich erwärmt werden, entweder dadurch, daß sie eine Zeit lang unter dickeren Wolldecken liegen (doch ohne in Schweiß zu kommen) oder indem man sie zuerst trocken abreibt bis die Haut am ganzen Körper warm und roth ist. Dann läßt man sie Brust, Bauch und Achseln befeuchten, taucht das Leintuch in laues Wasser und ringt dasselbe vor der Einwickelung fest aus. Auf diese Weise wird die Wirkung der Abreibung freilich etwas abgeschwächt, doch wird dadurch ermöglicht, daß man sie auch bei Personen anwenden kann, welche die starke Kälte nicht vertragen.

Einpackungen oder Einwickelungen in nasse Leintücher

werden folgendermaßen hergestellt: Man breitet eine große wollene Decke über ein Bett, darüber legt man ein in Wasser getauchtes, gut ausgerungenes Leintuch. Auf dieses legt sich der Patient und man schlägt nun das Leintuch so um den Körper, daß Arme und Beine, jedes für sich, und dann der ganze Körper fest vom Leintuch umfaßt wird, dann wickelt man die wollene Decke eng um den Körper; nur der Kopf bleibt frei. Gewöhnlich haben die Einpackungen den Zweck, Schweiß zu erzeugen, was dann noch durch Erhöhung der Zimmertemperatur und durch Ueberlegen mehrerer wollener Decken befördert werden kann. Soll durch die Einpackung eine Abkühlung des Körpers bewirkt werden, so darf der Patient nicht zu lange darin bleiben. Nach der Einpackung erfolgt die trockene Abreibung des Körpers.

Sehr häufig werden nasse Einwickelungen einzelner Körpertheile (hydropatische Umschläge, Prießnitz'sche Umschläge, erregende Umschläge) angeordnet; hierzu nimmt man ein entsprechend großes der Länge nach zusammengelegtes Handtuch, taucht es in Wasser von Zimmertemperatur, ringt es aus und wickelt es glatt um den kranken Theil (z. B. Hals, Brust, Unterleib, Knie, Ellenbogen, Hand); dann legt man ein Stück wasserdichten Stoff (oder auch ein dickes wollenes Tuch) so darüber, daß er die nasse Compresse etwas überragt und befestigt den Verband durch Tücher oder Binden. Ein solcher Umschlag wird alle zwei Stunden erneuert.

8. Die dauernde Anwendung von Kälte und Wärme.

a) Kälte. Um einen kranken Theil dauernd auf einer möglichst niederen Temperatur zu halten, genügt es nicht, von Zeit zu Zeit in Wasser getauchte Compressen aufzulegen; diese nur wenig abkühlende Wirkung mag für viele Fälle ausreichen, will man aber eine starke Wirkung erzielen, so muß Eis angewendet werden. Man hat zu diesem Zwecke Beutel aus Kautschuk, die mit zerstossenem Eis gefüllt und auf den kranken Theil aufgelegt werden. Es kommt hiebei sehr viel darauf an, wie dies gemacht wird. Vor Allem ist der Eisbeutel nicht unmittelbar auf die Haut zu legen, sondern diese zuerst mit einer vier- bis sechsfachen Schichte trockener Leinwand zu bedecken, weil sonst zuweilen ein unerträglicher Schmerz in der Haut durch starke Kälte erzeugt wird und auch wohl Erfrierung der Haut vorkommen könnte. Dann ist die Form des Eisbeutels wohl auszuwählen; er muß sich dem zu behandelnden Theile gut anschmiegen. Große Sorgfalt ist auf den Verschluß der Eisbeutel zu verwenden. Selbst bei festem Zusammenbinden der Sacköffnung mit einem Bindfaden (Spagat) oder Band erzielt man nicht immer einen wasserdichten Verschluß und schneidet die Kautschukblase leicht ein. Bei den oben weit offenen Blasen von Naturgummi oder vulkanisirtem Kautschuk, welche keine besonderen Schlußvorrichtungen haben, ist es am besten, flache (etwa drei Centimeter hohe) Holzstopfen machen zu lassen, welche genau der Oeffnung des Sackes entsprechen, und deren Außenfläche rund herum etwas ausgeschweift ist, so daß man den Kautschuk mit einem breiten Bande um den Stopfen festbinden kann. Auch kommen eigene Klammern zum Verschlusse der Eisblasen im Handel vor. — Um zu verhindern, daß der Eissack nicht immer von dem kranken Theile herabfällt, befestigt man ihn am besten mit einer Binde. Ist der betreffende Körpertheil ohnehin fest bandagirt (z. B. ein gebrochenes Glied), so kann man den Eissack, falls er durch seine Schwere dem Patienten lästig wird, an einem Bügel über dem gebrochenen Gliede befestigen, damit er nicht mit seiner ganzen Schwere aufliegt. Man sollte immer zwei Eissäcke zum Wechseln haben; sowie das Eis in dem aufliegenden Sacke geschmolzen ist, wird der zweite gefüllt und nach Entfernung des ersten aufgelegt.

In Betreff der Füllung der Eisbeutel ist Folgendes zu bemerken. Das Eis muß in ein grobes reines Tuch gewickelt auf einer festen Unterlage mit einem Hammer in Stücke von Nußgröße zerkleinert werden und zwar etwas früher als es eingefüllt wird, damit die scharfen Kanten der Stücke zuvor etwas abschmelzen. Man füllt dann den Eissack nur zur Hälfte, drückt ihn während des Schließens fest um das Eis zusammen, damit die Luft ganz herausbefördert wird.

Schwierigkeiten entstehen, wenn das Eis am Rücken eines liegenden Patienten oder an der Rückseite eines Gliedes angewendet werden soll. Legt man nämlich einen Körpertheil auf einen Eisbeutel, so wird man finden, daß die im Beutel befindliche Luft und das zu Wasser gewordene Eis, welche beide sich in dem oberen Theil des Sackes befinden, durch den aufliegenden Körpertheil so erwärmt werden, daß das Eis keine abkühlende Wirkung mehr ausübt. Man muß daher Sorge tragen, daß Luft und Wasser aus der Blase abfließen können. Dies erzielt man dadurch, daß man einen elastischen Catheter in die Blase einbindet und an diesem ein Kautschukrohr befestigt, welches aus dem Bett heraus in ein Gefäß geleitet wird.

Im Nothfall kann man die Kautschukblase durch eine Schweinsblase oder Säcke von Pergamentpapier ersetzen. Erstere bekommen bald einen üblen Geruch, letztere halten selten lange vollkommen wasserdicht.

Um bei Hirnverletzten und bei Kranken mit Hirnentzündung fortdauernd Eis auf dem Kopf zu erhalten, hat man aus Kautschuk Kopfkappen gemacht, auf welchen sich der Sack für das Eis befindet. Man kann sich im Nothfall so helfen, daß man auf eine Frauennachthaube einen Sack aufheftet, in welchen man die Eisblase legt und den man wie einen Tabaksbeutel zuschnürt. Sind die Patienten sehr unruhig, so hat es immer große Schwierigkeit, den Eisbeutel auf dem Kopf zu befestigen, da er sich bald zur einen, bald zur andern Seite senkt; es bleibt nichts übrig, als ihn immer wieder auf's Neue geduldig zurecht zu legen.

Sind die Stellen, auf welche die Kälte angewendet werden soll, sehr empfindlich, so wird zuweilen auch das klein zerstoßene Eis seiner Schwere wegen nicht ertragen. Man muß sich da so helfen, daß man zusammengelegte Handtücher auf großen Stücken Eis abkühlt und dieselben alle 3—5 Minuten abwechselnd auf den entzündeten Theil auflegt*).

*) In neuester Zeit hat der Instrumentenmacher Leiter in Wien Apparate erfunden (feine, dicht zusammengelegte Zinnröhren, durch welche ein Strom kalten Wassers läuft), welche weit angenehmer anzubringen und nicht theurer sind als Eisblasen.

Es gibt noch zwei Arten, Kälte fortdauernd anzuwenden, nämlich in Form der dauernden (continuirlichen) kalten Wasserbäder, in besonders für Fuß und Arme construirten Wannen, welche ins Bett gesetzt werden, — und in Form der continuirlichen kalten Irrigation (Ueberrieselung); auch dazu sind besondere Apparate nöthig, wie man sie in der Regel nur in Hospitälern hat und verwendet. Die Handhabung dieser Vorrichtungen muß der Pflegerin in jedem einzelnen Falle gezeigt werden.

b) Wärme. Auch die dauernde Anwendung der Wärme kann in Form continuirlicher warmer Bäder geschehen. Häufiger aber wendet man warme Umschläge an. Die einfachste Art ist die, ein zusammengelegtes Handtuch in heißes Wasser zu tauchen, auszuringen, es dann auf den kranken Theil zu legen; darüber kommt ein Stück wasserdichten Stoffes, welches das erwärmende Tuch überragt und mit Tüchern oder Binden befestigt wird. Dieser Umschlag ist alle halbe bis ganze Stunde zu erneuern. — Diese Warmwasser-Kataplasmen reichen für die meisten Fälle aus. Doch es ist im Allgemeinen richtig, daß bei der älteren Methode der Kataplasmenbereitung die Wärme gleichmäßiger und andauernder wirkt. Man braucht zur Bereitung von Kataplasmen (Kücheln) nach altem Styl einen Brei von Leinsamenmehl, Grütze oder Brot. Das Mehl oder die Grütze werden mit Wasser zu einem dicken Brei gekocht; dieser Brei bleibt in der heißen Ofenröhre oder auf dem warm gehaltenen Herde stehen; er wird mit einem Löffel auf große Stücke Leinwand gethan, von letzterer ganz umgeben, und so auf die kranke Stelle aufgelegt. Um das Anbrennen dieser Breikataplasmen zu verhüten, nehme man ein nicht zu hohes Blechgefäß, lege ein Paar kleine Holzstücke auf dessen Boden, stelle auf diese den Topf mit dem Brei und gieße in das Blechgefäß heißes Wasser; setzt man dies so hergerichtete Wasserbad auf's Feuer, so kann man dadurch den Brei sehr heiß erwärmen, ohne daß er anbrennt. — Auch kann man bei größerer Entfernung der Küche vom Krankenzimmer die Breiumschläge auf einer mit heißem Wasser gefüllten Wärmflasche zum Gebrauch vorbereiten. — An manchen Orten ist es noch mehr beliebt, Brot (weißes oder schwarzes) in heißer Milch aufzuweichen und dies in Leinwand geschlagen auf die kranken Theile zu legen. Zusätze von Zwiebel und Honig stehen in dem Ruf, den Eiter aus entzündeten Theilen besonders rasch herauszuziehen: eine unschädliche Volkssage. Für Leute, welche glauben, daß sie nur gesunden, wenn sie etwas aus der Apotheke holen lassen, verschreibt der Arzt auch wohl Species emollientes, die in gleicher Weise wie Mehl und Grütze mit etwas heißem Wasser zu Brei verrührt werden.

Es ist von größter Wichtigkeit, daß diese Kataplasmen nicht zu heiß aufgelegt werden, weil dadurch nicht selten Verbrennungen leichteren Grades erzeugt werden. Eine Bestimmung mit dem Thermometer ist nicht nothwendig; die Pflegerin hält das Kataplasma vor seiner Anwendung an die eigene Wange, um zu prüfen, ob die Hitze nicht unerträglich ist. — Bei der Bereitung und Anwendung dieser Kataplasmen ist große Sorgfalt und Reinlichkeit nothwendig. Der angebrannte und sauer gewordene Kataplasmabrei hat früher den Spitälern einen ganz absonderlichen Duft verliehen. Ein Kataplasma, durch wasserdichtes Zeug und überlegtes wollenes Tuch gut gedeckt, hält wohl bis zwei Stunden genügend Wärme; wenn es abgenommen wird, muß ein neues zum Auflegen bereit sein. Der Brei aus dem ersten Kataplasma kann, falls er nicht auf einem eiternden Geschwür gelegen hat, wieder erwärmt werden; das Tuch, in welches er eingeschlagen war, muß jedenfalls völlig rein im Wasser ausgespült sein, ehe es zu einem neuen Kataplasma verwendet wird.

Bei länger dauernder Anwendung der feuchten Wärme, zumal auf Hand und Fuß, verursacht das starke Quellen der dicken Oberhaut nicht selten recht unangenehme spannende Schmerzen. Man vermeidet dies am besten dadurch, daß man die betreffenden Theile zuvor mit Mandelöl oder reinem Olivenöl bestreichen läßt. Auf zarter Haut entstehen durch die bedeutende

Nässe auch wohl kleine Knötchen und Bläschen; man verhindert dies durch dasselbe Mittel.

Für manche Fälle (z. B. Beschwichtigungen von Kolikschmerzen) ist die trockene Anwendung von Wärme völlig ausreichend. Hierzu verwendet man am besten Säcke, die mit Kleie oder geschrotenem Hafer gefüllt sind und in einer nicht zu heißen Ofenröhre oder dem Bratofen eines Herdes rasch erwärmt werden. Auch hat man zu gleichem Zweck sogenannte Wärmsteine; es sind meist schwach ausgehöhlte etwa 2 Ctm. dicke Marmorplatten, groß genug um den Leib zu bedecken; sie werden wie Kleisäcke erwärmt, mit einem Tuch umwickelt und dann aufgelegt.

Capitel IV.

Vorbereitungen zu Operationen und Verbänden.

Vorbereitungen zu Operationen. Vorbereitung der Pflegerin. Auswahl des Zimmers. Beleuchtung. Vorbereitung des Kranken. Zimmertemperatur. Operationstisch. Narkose. Vorschriften, Schwämme und Seide chirurgisch rein zu machen (zu desinficiren). Benennung der gebräuchlichsten chirurgischen Instrumente. — **Vorbereitungen zum antiseptischen Wundverbande.** — Tampons. — Pflaster. — **Wundverband am Krankenbette.** — Bereitung von Carbolsäurelösungen. — Salbenverband. — **Vorbereitungen zu Verbänden bei Knochenbrüchen, Verrenkungen und Verkrümmungen.** — Gypsverband. Kleisterverband. Wasserglasverband. Guttapercha-Schienen. — Uebungen im Anlegen von Verbänden und Verbandtüchern. — Krankentransport.

Nur besonders begabten, in ihrer absoluten Zuverlässigkeit und Sorgfalt vielfach erprobten Pflegerinnen kann die unmittelbare Assistenz bei Operationen und das Verbinden von Wunden, fast möchte ich sagen, als eine besondere Auszeichnung durch den Arzt übertragen werden. Doch alle ausgebildeten Pflegerinnen sollen die Vorbereitungen für Operationen zu machen verstehen, die gebräuchlichsten chirurgischen Instrumente kennen, auch alles herzurichten wissen, was zu den verschiedensten Verbänden gebraucht wird.

Diese Kenntnisse werden von einer talentvollen Frau mit rascher Auffassung und scharfer Beobachtung im praktischen Hospitaldienst rasch erworben. Auch durch mündlichen Vortrag mit Demonstrationen lernt man Vieles in kurzer Zeit, was eine selbst sehr ausführliche Auseinandersetzung kaum alles verständlich machen könnte. Ich werde daher nur das anführen, was sich die Pflegerin durch wiederholtes Nachlesen ins Gedächtniß einprägen soll.

Vorbereitungen zu Operationen.

Vor Allem muß die Pflegerin sich selbst und ihre Kleidung vorbereiten. Sie muß ihre Haare gemacht und festgesteckt haben, ihre Hände und Vorderarme dann mit Seife und Nagelbürste auf's Sauberste reinigen. Dann zieht sie zu jeder Operation einen frisch gewaschenen leinenen Ueberwurf an, welcher oben den Hals dicht umschließt und vorne von oben bis zum Ende des Kleides zugeknöpft wird. Die Aermel dieses Ueberwurfes endigen etwa eine Hand breit über dem Handgelenk, wo sie zugehakt oder durch ein Gummiband geschlossen werden. Dieser vor jeder Operation stets frisch gewaschene Ueberwurf, mit welchem auch der Operateur und die Assistenten versehen sind, hat den Zweck, die Operationswunde vor allen schädlichen Stoffen zu schützen, welche sich in die Kleider der mit vielen Kranken verkehrenden Pflegerinnen und Aerzte setzen können, dann auch die Kleider vor Beschmutzung zu wahren.

Das Zimmer, in welchem größere Operationen gemacht werden sollen, muß hell sein; es sollte nur an einer Seite möglichst hoch hinaufreichende breite Fenster haben. — Müssen dringende Operationen bei Nacht vorgenommen werden, so ist es sehr angenehm, wenn das ganze Zimmer durch mehrere Gasflammen recht hell erleuchtet ist. Ein Gaslüster gerade über dem Operationstisch allein genügt nicht, es entstehen darunter dunkle, oft sehr störende Schatten. — Hat man kein Gas zur Disposition, so nimmt man mehrere zu diesem Zweck besonders hergerichtete kleine Laternen. Man muß sicher sein, daß die Personen, welchen man diese Laternen zum Halten übergibt, nicht etwa bei der Operation in Ohnmacht fallen. Eine recht gute Beleuchtung kann man auch dadurch ermöglichen, daß man 4—6 etwa 40 Ctm. lange Stücke eines Wachsstockes (Wachsels) fest zusammen dreht und die so zu Stande gebrachte gewundene

Wachskerzenfackel an einem Ende anzündet. Mehrere solche Flammen geben ein sehr helles Licht. Diese, freilich ziemlich rasch herabbrennenden Wachsstockfackeln haben vor den gewöhnlichen Wachs- und Stearinkerzen den großen Vortheil, daß sie nicht nur weit heller brennen, sondern daß man sie beliebig biegen und so gerade dahin leuchten lassen kann, wo der Operateur das Licht braucht. Wer diese Kerzen hält, muß darauf Bedacht haben, daß er weder den Kranken, noch den Operateur und die Assistenten brennt oder ihnen heißes Wachs aufträufeln läßt; dazu genügt ein Stück dünne Pappe oder starkes Papier mit einem Loch in der Mitte, durch welches die Kerze gesteckt wird. Hält man hinter diese Wachsstockkerzen noch einen großen Hohlspiegel, als welcher auch ein glänzender Porcellan- oder Metallteller dienen kann, so kann man das Operationsfeld fast so hell erleuchten, wie es durch Tageslicht geschieht.

Es muß reichlich Waschwasser und Carbolsäure und ein großes Gefäß zum Ausguß hergerichtet sein. Für den Operateur und für jeden Assistenten je ein Waschbecken und je zwei Handtücher, reichlich Wasser in Krügen; ein Krug mit warmem Wasser, zwei große Gefäße, um die Schwämme darin auszuwaschen; zwei große Waschbecken mit Carbolsäurelösung: eines um die Hände kurz vor der Operation oder während derselben einzutauchen, das zweite um die Instrumente hinein zu legen. — Eine flache Schale oder kleines Lavoir ist in Bereitschaft zu halten für den Fall, daß der zu Operirende während der Chloroformnarkose erbricht.

In früherer Zeit hat man geglaubt, den Kranken durch allerlei Proceduren längere Zeit zu einer Operation vorbereiten zu müssen. Diese Vorbereitung beschränkt sich jetzt auf Weniges. Wenn es nicht vom Arzt verboten wird, ist es immer zweckmäßig, daß der Kranke am Tage vor der Operation ein warmes Reinigungsbad nimmt, weil es möglicher Weise längere Zeit dauern kann, bis es ihm nach der Operation gestattet wird. Auch sollte ein voller Leib durch Abführmittel entleert sein. Der Patient soll 2 Stunden vor der Operation nichts mehr essen; hat die Operation am Morgen statt, so soll er 1½—2 Stunden vor derselben Kaffee oder Thee mit etwas Brod nehmen, wie er es gewohnt ist. — Die Pflegerin mache dem zu Operirenden nie Angst, sondern spreche ihm zu und erzähle ihm etwa von gleichen glücklich verlaufenen Fällen. Es gewährt manchen Kranken vielen Trost, Andere zu sehen und zu sprechen, welche nach der gleichen Operation genesen sind, die ihnen bevorsteht.

Stehen lang dauernde Operationen mit starkem Blutverlust in Aussicht, so muß das Zimmer auf 20° R. (= 25° C.) erwärmt sein. Die Beine des zu Operirenden müssen mit wollenen Decken eingewickelt werden. Das Bett für den Operirten muß erwärmt und Leintücher um Wärmflaschen gewickelt werden, um ihn damit, falls nöthig, künstlich zu erwärmen. (In Krankenhäusern hat man dazu kleine Gasöfen, die rasch geheizt werden können.) Heißer starker Kaffee, starker Wein oder Cognac sind in Bereitschaft zu halten. Das Bett ist je nach dem einzelnen Fall herzurichten und jedenfalls an die Stelle, welche dem operirten Theil entspricht, eine große wasserdichte Unterlage zu legen. Auch muß in den nächsten Stunden nach der Operation immer noch eine Schale in Bereitschaft gehalten werden, für den Fall, daß der Operirte nach der Chloroformnarkose noch einige Male erbrechen sollte.

In Hospitälern hat man besondere Operationstische, welche ziemlich schmal und so eingerichtet sind, daß der Kranke ohne viele Polster darauf in verschiedene Stellungen gebracht werden kann. Der Tisch ist mit einer ganz flachen Matratze bedeckt, die mit Gummizeug oder Ledertuch überzogen ist und leicht abgewaschen werden kann. Mit demselben Stoff ist auch ein Rollkissen überzogen, dessen man oft bedarf, um dem Kopf eine besondere Stellung zu geben. Da es sehr umständlich ist, einen solchen Operationstisch immer in Privathäuser transportiren zu lassen, so trachtet man, sich dort mit den gewöhnlichen Möbeln zu helfen. Sehr unzweckmäßig ist es, größere Operationen in demselben Bette auszuführen, in welchem der Kranke später liegen soll, denn es gelingt selten, das Bettzeug vor Beschmutzung mit Blut und vor Durchnässung zu bewahren. Der zu Operirende sollte wo möglich immer die Wohlthat der Narkose in vollem Maße genießen; dazu gehört, daß man ihn im Bett oder auf einem Sopha bis zur Bewußtlosigkeit narkotisirt, dann auf den Operationstisch bringt, ihn bis zur Vollendung des Verbandes in Narkose erhält und ihn dann in einem sauberen, frisch gemachten Bett erwachen läßt. In Hospitälern läßt sich das nicht immer durchführen, wohl aber meist in der Privatpraxis; das Hinaufsteigen auf den Operationstisch ist der peinlichste Moment für die Kranken; man sollte ihnen das, so oft wie thunlich, ersparen. — Es braucht wohl kaum besonders hervorgehoben zu werden, daß keine Vorbereitungen zur Operation in Gegenwart des Kranken gemacht werden sollen; auch soll er nichts von Instrumenten, Verbänden oder sonstigen Vorrichtungen sehen. Sehr ängstliche Frauen belasse man in ihrer Morgentoilette, lockere zum freien Athemholen nur die Bänder der Unterröcke und entkleide sie erst, so weit als nöthig, wenn sie bereits narkotisirt sind.

Auf einem gewöhnlichen Sopha mit Rücklehne läßt sich eine größere Operation nicht ausführen, weil man von der einen Seite nicht zu kann; eher geht es auf einem Ruhesopha ohne Lehne (Chaise longue); doch ist auch das für Operateur und Assistenten sehr unbequem wegen der zu geringen Höhe des Lagers; auch der kräftigste Mann bekommt bei der dauernd gebückten Stellung unerträgliche Schmerzen im Kreuz und das Blut steigt ihm zu Kopf. Unbequemlichkeiten dieser Art machen alle bei der Operation Betheiligten unruhig und nervös; kommen noch unvollkommenes Licht und einige unerwartete Erschwerungen der Operation hinzu, so wird der zu Operirende alle die Unbequemlichkeiten des Arztes durch längere Dauer der Operation und stärkeren Blutverlust zu büßen haben. Die Schnelligkeit und Sicherheit der Operation, sowie der geringste Grad von Blutverlust hängt zum allergrößten Theil davon ab, daß Alles so zweckmäßig vorbereitet ist, daß kein Schnitt keine Gefäßunterbindung, überhaupt nichts was beabsichtigt wird, versagt, sondern Alles unbedingt den voraus berechneten Erfolg hat.

Zu größeren Operationen in der Privatpraxis sucht man sich passende Tische aus; ein runder Tisch ist ganz ungeeignet; am besten wäre ein Tisch von 75 Ctm. Breite und 2 Meter Länge, auf welchen man eine schmale Bettmatratze mit Keilkissen durch Stricke befestigt. Unsere meisten langen, modernen Tische sind zu breit; man findet eher zwei kleine, schmale Tische, die man fest aneinander bindet und so die zweckmäßige Lagerungsfläche herausbringen kann. Bedarf man zu einer Operation in einem Privathause einer sehr hohen Oberkörperlage oder gar einer Querlage, so kann man leicht in Verlegenheit gerathen, wie man das bewerkstelligen soll. Handelt es sich nur um einen ruhigen Moment, so würde ein entsprechendes Fundament von vielen Polstern, welche durch mehrere Personen gehalten werden, genügen; doch zu einer längeren Operation mit Narkose braucht man eine sehr feste Unterlage. Am meisten ist noch mit einem ordinären Stuhl mit Lehne anzufangen, den man auf die über dem Tische bereits befestigte Matratze so legt, daß er mit dem oberen Rande des Sitzes und dem oberen Rande der Lehne aufliegt und die hintere Wand der Lehne dem Rücken des Patienten als schräge Fläche zugewandt ist; auf letztere wird ein festes Polster aufgebunden und der Stuhl in bezeichneter Lage auf dem Tische befestigt. Bis man alles zusammengebracht hat, was zu einem solchen Gebäude nöthig ist, und bis dasselbe so sicher befestigt ist, daß das Ganze nicht während der Operation zusammenfällt, vergeht oft lange Zeit. Alles rennt hin und her, um dies oder das zu suchen; Operateur, Assistenten, Pflegerinnen und sonstige helfen wollende Personen gerathen in größte Aufregung und Unruhe. Ist dann die unglückliche Hausfrau selbst die Patientin und soll in ihrer Angst auch noch Auskunft geben, wo diese oder jene von den Aerzten verlangten Wäschestücke liegen, so wird man begreifen, daß ein Chirurg, der das Peinliche solcher Scenen oft mit erlebt hat, nicht für solche „einfache Herrichtungen" und „Improvisationen" eingenommen ist, die trotz aller darauf verwendeten Mühe doch nicht so brauchbar sind wie der einfachste, doch zu diesem besonderen Zwecke construirte Operationstisch.

Es kommt noch hinzu, daß dabei trotz aller übergelegten Leintücher und Kautschukzeuge leicht der Teppich oder die Polster mit Blut beschmutzt oder mit Carbolsäure übergossen werden; und wenn auch vor der Operation nichts für zu kostbar gehalten wurde, um es für den Patienten zu opfern, so findet die Umgebung nachher doch, es sei ja am Ende nicht gar so schlimm gewesen und die Herren Aerzte hätten sich wohl etwas mehr vorsehen können, um nicht alle Möbel und Teppiche zu verschmieren.

Da bei der modernen Operationsmethode sehr viel Carbolsäurelösung verbraucht wird, theils durch Dampf- und Handspray, theils durch Irrigation, so wird die ganze Umgegend der Operationsstelle mit großen Kautschuktüchern umgeben; die Operationsstelle selbst muß auf's Sorgfältigste mit Seifenwasser und Bürste gereinigt, falls sie mit Haaren bedeckt ist, rasirt und dann mit Carbolsäure gewaschen werden.

Einer ganz besonderen Sorgfalt bedürfen die bei der Operation zu verwendenden Schwämme. Die schönsten, weichsten und weißesten Schwämme, wie man sie in den besten Handlungen sehr theuer kauft, enthalten immer noch Stoffe, welche an den Wunden sehr böse Entzündungen hervorrufen und den Tod des Operirten herbeiführen können. Um diese sehr schwer zerstörbaren Stoffe (feinste trockene Fäulniß-Pilzsporen) zu vernichten und die Schwämme chirurgisch-rein zu machen, sind folgende Proceduren vorzunehmen, durch welche auch zugleich weniger gute Schwammsorten weiß und weich werden. Man thut die Schwämme, die frei von Steinchen sein müssen, in einen Beutel und klopft sie so lange, bis kein Sand mehr herausfällt; nun drückt man sie in kaltem Wasser aus, bis das Wasser nicht mehr getrübt wird; dies kann mehrere Stunden dauern. Will man sie bleichen, so legt man sie in ein großes Thongefäß, welches man bis zum Rande mit einer halbpercentigen Lösung von hypermangansaurem

Kali übergießt. Darin bleiben sie etwa drei Stunden; dann gießt man die klar gewordene Flüssigkeit ab, drückt die Schwämme aus und übergießt sie mit Wasser, worin sie nun 24 Stunden bleiben. Jetzt drückt man sie noch einmal aus, gießt das Wasser ab und übergießt sie nun mit einer zweipercentigen Lösung von unterschwefligsaurem Natron. Dann setzt man auf 1 Liter letzterer Flüssigkeit 20—30 Tropfen concentrirte Salzsäure zu und läßt die schwarzen Schwämme darin, bis sie weiß werden; dies dauert etwa zwanzig Minuten. Dann muß man die Schwämme rasch herausnehmen und gründlich auswässern; nun sind sie ganz weich und weiß und kommen in fünfpercentige Carbollösung, in welcher sie bis zum Gebrauch bleiben. — Schwämme, die bereits weich und weiß sind, und Schwämme, die in vorher erwähnter Weise gebleicht und bei einer Operation gebraucht waren, wässert man zwei Tage lang aus; am besten stellt man sie, nachdem sie wiederholt ausgedrückt sind, in einem Topfe oder in einem großen Glase mit Wasser an einen mäßig warmen Ort und legt sie dann vierzehn Tage lang in Carbolsäure, bevor sie wieder gebraucht werden. Die fünfpercentige Carbollösung, in welcher die Schwämme liegen, muß jeden Monat zweimal vollkommen erneuert werden, weil sich die Carbolsäure verflüchtigt. — Man soll immer nur solche Schwämme gebrauchen, welche nach zwei- bis dreitägigem Aufenthalte im Wasser vierzehn Tage in fünfpercentiger Carbollösung gelegen sind; zum Gebrauche nimmt man sie unmittelbar aus der Carbolsäure, drückt sie aus und legt sie zur Operation in ein Lavoir mit einpercentiger Carbollösung. Schwämme, welche bei jauchigen Wunden und Geschwüren, bei Diphtheritis und Hospitalbrand gebraucht wurden, soll man sofort nach der Operation verbrennen lassen.

Nicht minder wichtig und schwierig ist es, die Seide, mit welcher die blutenden Gefäße zugebunden und die Wunden genäht werden, ganz frei von Fäulnißerregern (aseptisch) zu machen. Dies geschieht am schnellsten durch Kochen der auf Rollen aufgewickelten Seide in fünfpercentiger Carbollösung, der man während des Kochens noch etwas reine Carbolsäure zusetzt. Man kann dazu einen kleinen Petroleumofen anwenden, der etwa $1^1/_2$ Stunden lang brennt; dies genügt, um die Seide zu desinficiren. Auch kann man sogenannte Gaskocher dazu verwenden. Die ausgekochte Seide wird in Gläser voll fünfpercentiger Carbollösung gethan, welche weite Oeffnungen und eingeriebene Glasstöpfel haben; unmittelbar aus diesen Gläsern wird sie zum Gebrauche verwendet.

Es ist ein Zeichen des höchsten Vertrauens, wenn der Operateur einer Pflegerin die Desinfection und Reinhaltung der Schwämme und der Seide anvertraut. Nicht nur die rasche Heilung ohne Eiterung, sondern nicht selten das Leben des Operirten hängt davon ab; das größte operative Geschick und die größte Sorgfalt bei der Nachbehandlung ist vergeblich, wenn bei der Operation durch Schwämme, Instrumente, Seide und unreine Finger schädliche Stoffe in die Wunde übertragen wurden.

Geübte Pflegerinnen können auch dazu bestimmt werden, die Instrumente zur Operation bereit zu legen. Die Kenntniß derselben kann erst nach und nach durch Uebung erlernt werden; doch will ich wenigstens einige der gebräuchlichsten Bezeichnungen für chirurgische Instrumente hier anführen.

Die Operationsmesser unterscheiden sich nach ihrer Größe und Form; man braucht für Messer häufig den lateinischen Ausdruck „Scalpell". Mit dem französischen „Bistouri" bezeichnet man ein Messer, dessen Klinge wie bei einem Taschenmesser eingeschlagen werden kann. Messer, welche einen ganz geraden Rücken und eine ganz gerade Schneide haben und vorn in einen Knopf auslaufen, nennt man „geknöpft" oder nach ihrem Erfinder (Percival Pott) „Pott'sche Messer".

Die Scheren sind ebenfalls von sehr verschiedener Größe, vorne je nach Bedürfniß spitz oder stumpf, auch werden zuweilen auf der Fläche gebogene Scheren: „Hohlscheren" gebraucht.

Sehr mannigfach sind die Instrumente zum Fassen der zu schneidenden Theile; man verwendet dazu „Pincetten", „Haken" und „Zangen". Auch diese Instrumente sind von verschiedener Größe und Stärke. Die Pincetten sind an ihren Enden entweder gerifft (anatomische) oder sie haben einen oder mehrere feine Haken (Haken-Pincetten). — Die Haken sind einfach, doppelt oder mehrfach (Rechenhaken) und sind entweder stumpf oder scharf. Die Zangen sind auch entweder stumpf, vorn gerifft (Kronzangen) oder endigen in spitzen Haken und werden nach ihrem Erfinder „Muzeux'sche Zangen" genannt.

Um blutende Gefäße vorläufig zu fassen, bis man sie zubindet (unterbindet), legt man Klemmzangen (auch kurzweg „Klemmen" genannt) oder Schieberpincetten an, welche durch einen an ihnen befestigten Schieber geschlossen gehalten werden.

Um Flüssigkeiten aus Körperhöhlen auszulassen, braucht man einen „Trokar"; dies ist ein dreieckig zugeschliffener Stahlstab mit Griff, welcher von einer Röhre genau umfaßt wird; beim Einstiche gleitet die Röhre mit hinein und bleibt nach Zurückziehen des „Stilets" so lange liegen, bis die Flüssigkeit abgelaufen ist.

Um durch Glühhitze krankhafte Stoffe zu zerstören, wendet man jetzt fast nur noch einen von Paquelin erfundenen Apparat an. Das Wesentlichste daran ist ein Stück Platin, welches in einer Flamme erhitzt und dann durch Petroleumäther vermittelst eines Gebläses glühend erhalten wird. Es ist gut, wenn die Pflegerin den Apparat in Gang zu setzen versteht.

Zum Durchtrennen der Knochen braucht man Sägen und Meißel. Man unterscheidet „Amputationssägen" oder „Bogensägen", „Stichsägen", „Kettensägen", „Kreissägen" oder „Trepane".

Um röhrenförmige Wunden (Fisteln) zu untersuchen und zu erfahren, wie tief sie sind und wohin sie führen, braucht man biegsame und geknöpfte Stäbe von Metall, die man „Sonden" nennt. Will man einen Hohlgang oder eine Fistel spalten, so führt man in der Regel zuvor eine mit einer Rinne versehene Sonde (Hohlsonde) ein.

Längere biegsame Stäbe und Röhren von verschiedener Dicke braucht man, theils um Canäle zu erweitern („Bougies"), theils um Flüssigkeiten einzuspritzen oder auszulassen. Die langen, oben mit einem kleinen Trichter versehenen, dünnen elastischen Röhren, welche man durch die Nase oder den Mund in den Magen einführt, um flüssige Nahrungsmittel in denselben einzuführen, nennt man Schlundröhren oder Magenröhren. Die Röhren von Metall oder von elastischen Substanzen (mit einer Art Lack durchtränkte Leinwand), welche dazu dienen, den Urin aus der Blase abzulassen, heißen „Catheter".

Unter „Spiegel" versteht man nicht nur Apparate, mittelst welcher man tief liegende Theile in einem Spiegelbilde sieht, wie beim „Kehlkopfspiegel", sondern auch Apparate, durch welche man tief liegende Theile dem Lichte zugänglich macht. Letztere Art von Spiegel oder „Specula" sind verschieden geformte Röhren, gestielte Halbröhren oder eiserne Platten, welche durch Schrauben auseinander getrieben werden (Mundspeculum). Ein solches Mundspeculum sollte immer beim Chloroformiren bereit sein, um den in der Narkose zuweilen krampfhaft zusammengezogenen Mund rasch aufsperren und die zurückgefallene Zunge hervorziehen zu können.

Aus den schon früher (Seite 85) erwähnten Gründen trachtet man, sich möglichst frei von den Spritzen zu machen und sie durch den „Irrigator" zu ersetzen, der bei keiner Operation fehlen darf und je nach Bedarf entweder mit Wasser oder mit Carbolsäure gefüllt sein soll.

Auch muß stets ein Glas voll „Drainröhren" oder „Drains" bei jeder Operation bereit sein. Es sind dies Gummiröhren von verschiedener Dicke, in welche seitlich nach Vorschrift des Operateurs eine Anzahl Löcher geschnitten werden. Diese Drainröhren sollten wie die Schwämme immer zwei Tage im Wasser und dann mindestens vierzehn Tage in fünfpercentiger

Carbolsäurelösung gelegen sein, bevor sie bei Operationen verwendet werden.

Alle Instrumente, welche bei einer Operation gebraucht sind, müssen nach derselben auf's sorgfältigste gereinigt werden. Die Pincetten zumal und die Sägen müssen ausgebürstet, die Röhren durchgespritzt werden und gut austrocknen, bevor man sie wieder in die Kästen legt.

Der antiseptische (Fäulniß verhindernde) Wundverband.

Ueber die Principien beim Wundverband hat man sich ziemlich allgemein 'geeinigt, wenn auch das Material, welches dazu verwendet wird, nicht immer gleich ist.

Zunächst auf die Wunde kommt zuerst ein Stück feiner Wachstaffet oder feinstes Guttaperchazeug: „Protectiv." Dann die präparirte „Verbandgaze". Wenngleich dieselbe jetzt in so vielen Fabriken bereitet wird, daß sie fast überall käuflich ist, so ist es doch sehr wichtig, daß die Pflegerin dieselbe selbst herzustellen versteht. Als Verbandstoff braucht man ein lockeres Baumwollenzeug: Gaze, Mull, Kalliko. Dasselbe wird, wenn es nicht zuvor schon gereinigt war, von Staub und Schmutz durch Waschen befreit. Dann taucht man es bis zur vollständigen Durchtränkung in eine Mischung von 2 Liter-Spiritus, 400 Gramm gestoßenen Colophonium,. 100 Gramm Glycerin und 100 Gramm Carbolsäure. (Bei Anfertigung größerer Mengen von Verbandstoff müssen diese Maße natürlich verdoppelt oder verdreifacht werden.) Jetzt drückt man das Zeug mäßig aus und läßt es auf einer Leine an einem staubfreien Ort trocknen, wozu eine Viertelstunde genügt. — In Hospitälern hat man Apparate, durch welche das in die Flüssigkeit eingelegte und von ihr durchtränkte Zeug auf eine Winde aufgewickelt und auf ihr getrocknet wird. — Es ist von größter Wichtigkeit, daß das so zubereitete und zu größeren Stücken zusammengefaltete Zeug in gut schließenden Blechkästen aufbewahrt wird, theils damit es vor Staub bewahrt wird, theils damit sich die Carbolsäure nicht zu schnell aus dem Zeuge verflüchtigt.

Das Verbandzeug wird entweder in ungeordneten, zusammengeballten Streifen („Krüllgaze") auf die Wunden aufgelegt, oder es werden achtfache Lagen davon in einer vom Arzte für jeden Fall zu bestimmenden Größe geschnitten und diese, die Wunde nach allen Seiten weit überragend aufgelegt. Ueber dieses „antiseptische Verbandstück" kommt nun ein eben so großes Stück eines wasserdichten Zeuges, welches verhindern soll, daß das aus der Wunde nachträglich noch aussickernde Blut den Verband sofort durchdringt. Es ist vielfach gebräuchlich, das Stück „Makintosch" unter die obere Lage des „antiseptischen Verbandstückes" zu schieben und es zugleich mit diesem zuzuschneiden.

Dieser Verband wird nun mit einer Gazebinde so befestigt, daß er genau anliegt; alle Höhlungen und Vertiefungen werden mit Verbandwatte (Bruns'sche Watte, deutsche Charpie) ausgefüllt und vorspringende Knochentheile mit etwas Verbandwatte bedeckt, statt welcher man in Hospitälern der Billigkeit wegen Jute verwendet. — Manche Chirurgen bedienen sich auch mit Salicylsäurelösung durchtränkter und dann getrockneter Watte oder Jute.

Soll der Verband längere Zeit liegen bleiben, so deckt man ihn mit einer Organtinbinde, welche kurz zuvor in Wasser getaucht wurde, und in einigen Stunden wieder trocknet, so daß sie wie ein dünner Panzer über dem Verbande liegt. — Auch kann man elastische Binden anwenden, um die Ränder des Verbandes überall genau an den Körper anliegend zu halten.

Zuweilen braucht man zur Ausfüllung von Wundhöhlen sogenannte „Tampons", d. h. von Verbandwatte oder Verbandzeug geformte Bäuschchen oder Kugeln, um welche das eine Ende eines starken desinficirten Seiden- oder Zwirnfadens fest umgebunden ist und aus der Wundhöhle heraushängt, so daß man mit diesem Faden die Tampons leicht wieder herausziehen kann.

Charpie wird fast gar nicht mehr verwendet, weil man nie sicher ist, daß sie vollkommen rein ist; es ist ein Vorurtheil, daß sie weniger reizt und besser die Wundabsonderungen aufsaugt als die Verbandwatte, welcher durch Kochen mit Kali ebenfalls die Fähigkeit gegeben ist, Flüssigkeiten einzusaugen.

Sehr wichtig ist es, daß die Pflegerinnen das Heftpflaster gut auf Leinwand oder Shirting zu streichen verstehen, weil nur das frisch gestrichene Heftpflaster sicher fest klebt. — Dies geschieht am besten so, daß die Pflastermasse erst etwas in heißes Wasser getaucht, dann geknetet und mit einem starken Spatel (die Messer sind zu schwach) gleichmäßig auf das mit den Händen auf einem Tische ausgespannte Zeug gestrichen wird. Das so hergerichtete Pflaster klebt viel besser als dasjenige, welches vom Apotheker mit einer Maschine gemacht wird.

Selten verwendet man in der ernsteren chirurgischen Praxis das englische Pflaster; doch ist es für den Hausgebrauch von großem Werthe; es ist in allen Apotheken zu haben und hält sich im Vorrathe, falls es nicht feucht liegt, sehr lange.

Wundverband am Krankenbette.

Die Pflegerin kann dem Kranken den von ihm, wenn auch oft ohne Grund gefürchteten Verbandwechsel sehr abkürzen, wenn sie Alles, was zu dieser Procedur nöthig ist, bereit hat. Falls nicht besondere Gründe vorliegen, wird der Verband nur dann gewechselt, wenn Blut oder Wundabsonderung (Secret) an den Grenzen des im Verbande eingeschlossenen wasserdichten Zeuges nach außen durchgedrungen sind. Das Abnehmen der jetzigen Verbände wird meist in der Weise ausgeführt, daß die feste Schale mit besonders geformten Scheren oder einem starken, scharfen Messer durchschnitten und dann in zwei oder drei Stücken abgehoben wird. Erst beim letzten Act wird der Kranke aufgesetzt, sein Bein oder sein Arm gehoben. Der abgenommene

Verband, der im günstigsten Falle selbst nach Tage und Wochen langem Liegen ganz geruchlos sein kann, wird vorläufig bei Seite gelegt. Ist keine Eiterung eingetreten, so wird der neue antiseptische Verband wieder, wie früher beschrieben, angelegt, wozu die Pflegerin Alles vorzubereiten hat, zumal muß auch das große Verbandstück mit dem wasserdichten Stoffe in richtiger Größe und Form bereits vorher zugeschnitten sein; dann müssen aber auch das Protectiv, Krüllgaze, Watte, Gaze- und Organtinbinde bereit sein, sowie eine große, starke Schere, um die Verbandstücke zu verkleinern, sie einzuschneiden oder sonst in ihrer Form zu verändern. — Da indeß nicht mit vollkommener Sicherheit vorauszusehen ist, ob doch nicht etwa Eiterung unter dem Verbande eingetreten ist, so muß auch für diesen Fall Alles vorbereitet sein.

a) Eine anatomische Pincette, eine Kornzange, eine Schere, eine Sonde muß in einem flachen Lavoir mit Carbolsäure (2½- bis 3-percentig) gefüllt, liegen.

b) In einem zweiten Lavoir oder in einer flachen Schale, ebenfalls mit Carbolsäure gefüllt, liegen zu Kugeln geformte Wattebäuschchen, um damit die Wunden abzuwischen. Schwämme werden in den Krankenzimmern gar nicht verwendet.

c) Eine leere Schale, in welche die gebrauchten Wattebäuschchen, die herausgenommenen Fäden, Tampons, Drains, die gebrauchten Instrumente gelegt werden.

d) Eine Wundspritze oder ein Irrigator, um die herausgenommenen und neu einzulegenden Drains durchzuspritzen oder durch dieselben auch, wenn es nöthig ist, die eiternden Wundhöhlen auszuspritzen.

e) Das Glas mit Drains sollte immer in der Nähe sein für den Fall, daß der Arzt neue Drains einlegen will.

f) Zuweilen ist die Haut unter dem Verbande stark geröthet; dies verursacht nicht selten heftiges Jucken und Brennen und ist nach meiner Erfahrung am besten durch Aufstreuen von Zinkpulver (Stärkemehl und Zinkblumen zu gleichen Theilen gemischt) zu lindern und zu beseitigen.

Nach dem Verbande sollte der Kranke womöglich immer in ein frisch gemachtes Bett übertragen werden. Ist dies nicht thunlich, so soll er wenigstens frisch aufgebettet, bequem gelagert und das Leintuch glatt gezogen werden, damit er sich so behaglich als möglich fühlt: auch wird es ihm willkommen sein, dann etwas Bouillon oder Wein zu nehmen und eine Zeit lang ganz in Ruhe zu bleiben.

So complicirt alle diese Vorgänge erscheinen, wenn man sie beschrieben liest, so gestalten sie sich in der Praxis doch viel einfacher als bei der früheren Verbandmethode. Indeß, wenn die neue Methode auch noch viel complicirter wäre, so würde man ihr doch den Vorzug geben müssen, weil der Kranke nicht nur bei dem Verbandwechsel selbst sehr viel weniger leidet, sondern weil auch viel seltener Verbände nothwendig sind und die Heilung der Wunden jetzt durchschnittlich nur den dritten oder vierten Theil von der Zeit in Anspruch nimmt, die früher dazu nöthig war.

Das gebrauchte Verbandzeug wird verbrannt: im Hospital, wo man sparsam sein muß, nimmt man den wasserdichten Stoff heraus, wäscht ihn mit Seife und Carbolsäure ab und trocknet ihn dann, um ihn bei einem nächsten Verbande, nachdem er kurz zuvor wieder in 2½ bis 3percentiger Carbolsäure gelegen war, wieder zu brauchen. Auch die Watte und Jute, die rein geblieben ist, kann man zur Ausfüllung gelegentlich wieder verwenden. Nach jedem Verbande waschen sich Pflegerin und Aerzte die Hände, erstere reinigt die Instrumente und legt sie, falls sie gleich wieder gebraucht werden sollen, sofort wieder in Carbolsäure.

Es ist sehr wünschenswerth, daß die **Pflegerin selbst die nöthigen Mengen von Carbolsäurelösung zu bereiten versteht**: dieselbe wird in Spitälern in großen Glasflaschen aufbewahrt, deren täglicher Transport in die Apotheke und zurück häufiges Zerbrechen zur Folge hat; auch läßt sich der Apotheker begreiflicherweise das Abmessen und Mischen der Lösung, die Reinigung der Gefäße, das Etikettiren bezahlen, eine Arbeit, welche eine gewissenhafte Pflegerin leicht übernehmen und dadurch dem Hospitale Geld ersparen kann. Man verfährt dabei am besten folgendermaßen:

Ein hohes, einige hundert Gramm fassendes Gefäß ist durch Theilstriche so gezeichnet, daß man daran die eingegossene Flüssigkeit abmessen kann. Eine große, etwa fünf Liter fassende Flasche ist ebenfalls so gezeichnet, daß man die Flüssigkeitsmenge darin nach Litern abmessen kann. Die Carbolsäure ist in einem dunkelblauen Glase enthalten; sie ist ein fester Körper, der sich aber sofort verflüssigt, sowie er erhitzt wird. Man stellt also das Glas mit Carbolsäure in heißes Wasser, bis die Säure flüssig ist; dann gießt man 50 Gramm in das kleine Meßglas und mischt sie mit 1000 Gramm (1 Liter) Wasser der großen Flasche; auf diese Weise erhält man eine fünfpercentige Lösung. Will man mehr als einen Liter Carbollösung bereiten, so nimmt man so vielmal 50 Gramm Carbolsäure, als man Liter der Lösung braucht. Braucht man Lösungen von ein, zwei, drei Percent, so nimmt man je 10, 20, 30 Gramm Carbolsäure zu einem Liter Wasser.

Werden in späteren Stadien fortschreitender Wundheilung Salbenverbände angeordnet (Bleiweiß-, Zink-, Höllensteinsalben), so ist die Salbe immer mit einem breiten Messer, nie mit dem Finger auf das Leinwandstück aufzustreichen, welches vorher der Wundgröße entsprechend zurechtgeschnitten sein soll.

Vorbereitungen zu Verbänden bei Knochenbrüchen, Verrenkungen und Verkrümmungen.

Verbände mit vorbereiteten Holz-, Blech- oder Lederschienen werden im Ganzen jetzt selten angewendet, fast nur als provisorische oder Nothverbände; man kann sie aus Kistendeckeln, Cigarrenkisten, Baumrinden 2c. herrichten, um die Knochen des gebrochenen Gliedes für den Transport des Verletzten festzustellen. Diese Schienen werden erst angelegt, nachdem das Glied zuvor mit leinenen, baumwollenen oder Flanellbinden umgeben ist; sie werden auch noch mit Leinwandlagen oder Watte zuvor gepolstert; damit sich diese Polsterung nicht verschiebt, befestigt man sie am einfachsten mit Heftpflaster an die Schienen; letztere werden wieder durch Binden an dem Gliede befestigt. Es erfordert viel Geschicklichkeit, eine ruhige, kräftige Hand und Ausdauer, um beim Anlegen und Abnehmen solcher Verbände so zu assistiren, daß der Verletzte möglichst wenig Schmerzen leidet.

In der Regel werden jetzt zur Feststellung gebrochener oder eingerenkter oder wegen Verkrümmungen geradegerichteter Glieder Verbände angewendet, welche bald nach ihrer Anlegung fest werden und dazu bestimmt sind, längere Zeit liegen zu bleiben.

Die Methode dieser Verbände ist im Laufe der Zeit eine so mannigfaltige geworden, daß es kaum noch möglich ist, Alles nachzuprobiren, was darüber veröffentlicht ist; es ist zum großen Theile Gewohnheit und Liebhaberei, auch wohl Vergnügen an einer eigenen Erfindung, was die Aerzte veranlaßt, dieser oder jener Art des erstarrenden Verbandes den Vorzug zu geben. Eiweiß, Kleister, Leim, Wasserglas, Käse mit Kalk (Topfen), Gyps, Schellak, Binden von den verschiedensten Stoffen, Leinwandstreifen, Guttapercha, Flanell, Filz und alle diese und viele andere Dinge in den mannigfachsten Verbindungen sind gebraucht worden, und werden noch gebraucht.

Nach meiner Erfahrung genügen die verschiedenen Methoden der Gypsverbände für die weitaus meisten Fälle. Zu leichteren Verbänden läßt sich Kleister oder ein gutes Wasserglas zumal auch in Verbindung mit Schienen von Pappe oder Guttapercha sehr zweckmäßig verwenden.

Der Gypsverband.

Man sollte sich zum Gypsverbande immer den feinsten und besten Gyps zu verschaffen trachten. Derselbe muß in wohl verschlossenen Blechbüchsen an einem trockenen Orte aufbewahrt werden. Alle Apparate, welche ich zur Anfertigung von Gypsbinden für meine Klinik angeschafft habe, sind von den Wärterinnen immer bald wieder bei Seite gelegt und letztere sind zu der älteren Methode des Eingypsens mit der Hand zurückgekehrt. Dies wird folgendermaßen gemacht. Von einer aufgewickelten Gazebinde wird auf einem langen Tische ein Stück entrollt, so weit es die Länge des Tisches gestattet; auf dieses Stück wird trockenes Gypspulver mäßig dick aufgestreut und mit der Hand oder einem Messer glattgestrichen. Nun wird das eingegypste Stück Binde locker zusammengerollt; jetzt wird wieder ein Stück entrollt und eingegypst und so fortgefahren, bis die Binde zu Ende ist; man macht diese Binden in der Regel nicht länger als drei bis vier Meter. Man kann eine Anzahl Gypsbinden vorräthig machen und im Gypskasten aufbewahren.

Beim Anlegen des Verbandes wird erst am oberen und am unteren Ende des anzulegenden Verbandes ein in Wasser getauchter Leinwandstreifen, der „Umschlag", um das Glied gelegt, dann eine Schichte Watte um das ganze Stück des Gliedes, welches vom Verbande umgeben werden soll; dies geschieht am besten so, daß man die Wattetafeln in handbreite Streifen schneidet und diese um das einzugypsende Glied wie eine Binde umwickelt. Diese Watte muß also vorbereitet sein; sie wird durch ebenfalls bereit gehaltene Gazebinden (Unterbinden) befestigt. Wenn die Anlegung der Unterbinde beginnt, werden die Gypsbinden in eine tiefe Schüssel mit kaltem Wasser gelegt; waren sie nicht zu fest gewickelt, so sind sie gerade genügend vom Wasser durchzogen, wenn die Anlegung der Unterbinden beendigt ist. Bett und Boden werden durch Unterlagen von Leintüchern oder wasserdichten Stoffen vor dem Beschmutzen mit Gyps geschützt. Will man besonders rasches Erhärten des Gypses erzielen, so thut man einen Eßlöffel voll gepulverten Alaun auf etwa 1½ Liter Wasser, in welches man die Gypsbinde einlegt; man darf jedoch nicht zu viel Alaun nehmen, auch nicht die Binden zu lange im Wasser liegen lassen, weil der Gyps sonst bröckelt. — Sollte der Verband nicht fest genug sein, so verstärkt man ihn durch Aufstreichen von Gypsbrei. Diesen Gypsbrei hat die Pflegerin so zu machen, daß sie die nöthige Menge Gyps in eine Schüssel oder ein Lavoir thut, dann etwas Wasser zugießt und unter fortwährendem Rühren Wasser zusetzt, bis ein dünner Brei entsteht. Derselbe wird dann mit einem Löffel oder mit der Hand auf den Verband gestrichen und über denselben ausgebreitet. Das muß alles ziemlich rasch geschehen, weil sonst der Gypsbrei schon in der Schüssel erstarrt und dann nicht mehr in Wasser-löslich ist. — Die Bereitung von Gypsbrei und einige Erfahrungen über die Schnelligkeit, mit welcher er starr wird, sind ganz besonders nöthig, wenn der Verband so gemacht werden soll, daß vorher zugeschnittene Stücke Leinwand oder Flanell nicht trocken eingegypst werden, sondern nur durch den Gypsbrei durchgezogen, dann angelegt und mit einer Binde befestigt werden sollen. Die Modificationen des Gypsverbandes sind zahllos.

Es ist recht schwierig, den Gyps rasch wieder von den Händen los zu werden, wenn man nicht die Hände vor der Arbeit, besonders um die Fingernägel, eingefettet hatte. Man spült sie zuerst ab und läßt dann den Gyps unter den Nägeln und in den Hautfurchen trocknen; die Nägel lassen sich nun am besten mit einem Nagelkrätzer reinigen; darauf muß man die Hände erst noch mit einem Nagelbürstchen tüchtig bearbeiten. Hat man mehrere Verbände hintereinander angelegt, so dauert es wohl bis zum andern Tag, bevor die Haut der Hände wieder ihre natürliche Beschaffenheit bekommt und die Nägel ganz gypsfrei werden.

Auch im Aufschneiden der Gypsverbände muß sich die Pflegerin üben. Es sind starke Scheren dazu erfunden worden, welche etwa wie die Baumscheren construirt sind; ist der Verband nicht zu dick, so sind sie ganz wohl verwendbar; ich habe es immer am einfachsten gefunden, den Verband mit einem sehr scharfen starken Messer von der Form der Gartenmesser aufzuschneiden, am besten so, daß man etwas schräg einschneidet, während man einen Finger unter den Verband schiebt. Man muß sich wohl in Acht nehmen, daß man dabei weder den Patienten noch sich selbst schneidet. Auch darf das verbundene Glied nicht zu sehr bei diesen Hantierungen gerührt werden. Das erwähnte Gypsmesser eignet sich auch am besten, wenn man ein Loch, ein „Fenster" aus dem Gypsverband herausschneiden will; dies muß praktisch besonders geübt werden und geschieht am besten 2—3 Stunden nach Anlegen des Verbandes. Das Fenster muß dann mit Leinwand eingesäumt werden; was mittelst Gypsbrei oder Collodium geschieht.

Kleisterverband.

Wenngleich man für Patienten, welche mit ihren Verbänden umhergehen sollen, auch leichtere Gypsverbände herstellen kann, so besitzen diese dann auch eine sehr geringe Haltbarkeit, es sei denn, daß man Gypspulver mit anderen Substanzen (Leim, Gummi, Organtinbinden) verbindet. Sehr leichte und doch sehr feste Verbände hat man lange vor dem Gypsverband mit Buchbinderkleister hergestellt. Dieser wird in folgender Weise bereitet: man verrührt etwa 150 Gramm Stärkemehl mit $^1/_2$ Liter kalten Wasser, dann setzt man $1^1/_2$ Liter siedendes Wasser unter Umrühren hinzu.

Zum Kleisterverband verwendet man am besten baumwollene oder leinene Binden; dieselben werden vor Anlegung des Verbandes unaufgerollt durch den Kleister gezogen, dann gerollt und bereit gelegt. Der Verband mit den gekleisterten Binden würde auch wenn er fest geworden ist (nach 36—48 Stunden) keinen genügenden Widerstand leisten; man muß ihn durch Schieneneinlagen verstärken; hierzu brauchte man früher ziemlich dicke Pappe, die man zu passenden Schienenstücken zuschnitt, in Wasser eintauchte, bis sie etwas erweicht und nachgiebig waren, und sie dann mit Kleister bestrich.

Beim Anlegen des Verbandes sind die Wattestreifen und Gazeunterbinden wie beim Gypsverband zu verwenden. Darüber kommen die Pappschienen und dann die Kleisterbinde. — Ein solcher Verband schmiegt sich vollkommen an und ist sehr leicht; doch er trocknet ungemein langsam. Besteht also an dem gebrochenen Gliede die Neigung, in die fehlerhafte Stellung wieder zurückzukehren, so müssen über den Verband noch provisorische starke Holzschienen angelegt werden, welche erst nach zwei Tagen entfernt werden dürfen. Etwas mehr Festigkeit wird gleich im Anfang erzielt, wenn man anstatt der Pappschienen dünne Holzschienen von sogenanntem „Schusterspahn“ nimmt, den man durch Eintauchen in Wasser geschmeidiger machen kann. Auch Einlagen von Eisenblechstreifen oder mehrfach zusammengelegtem Telegraphendraht hat man in Anwendung gebracht zumal im Kriege, wo man sich in der Noth zu helfen sucht, wie es eben geht.

Das vortrefflichste Material für Schienen in Verbindung mit dem Kleisterverband sind Guttaperchastreifen von geeigneter Länge und Breite. Man schneidet sie mit einem starken scharfen Messer (Gypsmesser, Gartenmesser) aus gewalzter Guttapercha, oder man nimmt Guttaperchariemen, wie sie zum Triebe großer Räder in Fabriken gebraucht werden. — So wie die Unterbinde angelegt ist, faßt man die Guttaperchaschienen an einem Ende mit einer Kornzange und hält sie so lange in fast siedendes Wasser, bis sie weich genug sind, um sie beliebig formen und nach allen Richtungen ausziehen zu können. Die Schienen werden dann an das Glied gelegt und durch die Kleisterbinde befestigt. Die abgekühlte Guttapercha erstarrt fast noch schneller als Gyps, so daß der Kleister-Guttapercha-Verband gewiß alle anderen Verbände verdrängt hätte, wenn nicht die Guttapercha ein ziemlich theures Material wäre, der Kleister immer frisch gekocht und zur Erweichung der Guttaperchaschienen immer ziemlich viel heißes Wasser nöthig wäre. Uebrigens wird der Verband mit Guttapercha auch etwas schwerer, als der mit Pappe, und auch dadurch noch besonders theuer, daß man die Guttapercha nur ein Mal, höchstens zwei Mal brauchen kann, da sie bei wiederholtem Erweichen bröcklich und rissig wird. Für reiche Hospitäler und für die Privatpraxis kommt das Alles weniger in Betracht, doch für die Armenpraxis und den Krieg ist es von Bedeutung. So hat für diese letztern Fälle der. Gypsverband alle übrigen Verbandmaterialien in den Hintergrund gedrängt.

Ebenso wie den Kleister verwendet man in Wasser gelöstes kieselsaures Kali: Wasserglas, welches in größeren Städten freilich in mehr oder minder guter Qualität bei den Droguisten zu haben ist. Man bestreicht die leinenen oder baumwollenen Binden während des Anlegens damit und zwar mittelst eines größeren Stubenmaler-Pinsels. Es erhärtet ein solcher Verband, wenn die Wasserglaslösung nicht zu dünn ist, um einige Stunden früher, wie der Kleisterverband, und hat den Vortheil sehr leicht zu sein; doch genügt er ohne Schieneneinlagen ebenso wenig, um einen Widerstand gegen Knochenverschiebungen zu leisten, wie der Kleisterverband allein; man hat auch nicht selten ärgerliche Mißerfolge dieses Verbandes durch schlechtes Wasserglas.

Will man Körpertheile nur durch einen derberen Verband schützen, so genügt ein Verband mit 3—4 Lagen Organtinbinden.

Wenn es auch nicht Sache einer Pflegerin ist, Verbände bei Knochenbrüchen anzulegen, weil sie die Verantwortung für die richtige Lage der gebrochenen Knochenenden, und das Zusammenheilen in dieser Lage nicht übernehmen kann und darf, so muß sie doch einen gewissen Grad von Uebung im Anlegen von Binden erwerben, weil dies zu allerlei Zwecken gelegentlich nöthig sein kann. Sie muß eine Rollbinde von der Hand bis zur Achsel, vom Fuß bis zur Hüfte tadellos anlegen können; sie muß den Kopf allein, dann Kopf und Hals, dann die Brust, die Achsel, die Schenkelbeuge mit enganliegenden und doch nicht einschnürenden Bindentouren umgeben können. Eine baumwollene, eine leinene, eine elastische Binde, kann mehr oder minder fest angelegt werden. Man muß die Nachgiebigkeit des Materials, mit dem man arbeitet, sowie die Nachgiebigkeit der Körpertheile durch Uebung genau kennen lernen, um im Voraus bestimmen zu können, wie fest die Binde liegen soll.

Ganz besonders wichtig ist es auch, daß die Pflegerin mit dem drei- und viereckigen Verbandtuch gut umzugehen weiß, welches man zu vielen Verbänden einfacher und rascher verwendet, als die Binden. Ich hebe hier besonders das Anlegen des Armtuches (Mitella) hervor; es ist nicht immer leicht die Art der Anlegung herauszufinden, bei welcher der Arm fest aufruht, ohne daß die Last desselben am Halse zu schwer empfunden wird. — Auch die Lagerungsapparate für verletzte Beine (Sandsäcke, Hohlschienen, s. g. Petit'sche Stiefel, Schweben) müssen der Pflegerin so weit bekannt sein, daß sie dieselben herbeiholen, zum Gebrauch vorrichten kann, und kleine Verschiebungen derselben zu verbessern versteht.

Sind mit Knochenbrüchen oder Operationen an Knochen Wunden verbunden, welche einen antiseptischen Verband erheischen, so muß auch dazu Alles von der Pflegerin hergerichtet sein.

Krankentransport.

Eine der häufiger vorkommenden Aufgaben und Pflichten der Pflegerinnen ist die Begleitung von Kranken oder Verwundeten, wenn dieselben vom Hause in das Spital gebracht oder aus demselben abgeholt werden sollen. Hier ist die Aufmerksamkeit der Pflegerin zuförderst auf das sorgsame Herausheben aus dem Bette, das Tragen über die Treppen und das Einlagern in den Transportswagen oder den Eisenbahnwaggon zu richten.

Es ist daher der Pflegerin ebenso nützlich als nothwendig sich über die in neuer Zeit hierzu in Verwendung kommenden verschiedenen Apparate und Transportmittel und ihre Einrichtung belehren und unterrichten zu lassen.

Capitel V.

Beobachtung und Pflege fiebernder Kranken im Allgemeinen.

Acute, chronische Krankheiten. — Erhöhte Eigenwärme ist das hauptsächlichste Zeichen des Fiebers. — Messung der Eigenwärme mit dem Thermometer. — Fiebercurven. — Puls- und Athemzählungen. — Fieberphantasien. — Verhalten der Pflegerin bei diesen Zuständen.

Fieber ist ein Zustand, der bei vielen Krankheiten vorkommt; wir nennen eine Krankheit eine hitzige, wenn der Kranke dabei fast immer in Hitze (im Fieber) ist; solche Krankheiten pflegen nicht über Wochen hinaus zu dauern, sie verlaufen heftig und rasch, „acut", im Gegensatze zu anderen Monate und Jahre lang dauernden Krankheiten, deren Verlauf wir „chronisch" nennen. Ganz strenge ist der Unterschied nicht immer; auch kann eine ursprünglich acut aufgetretene Krankheit chronisch werden, und eine chronisch aufgetretene Krankheit kann acut werden. Wenngleich acute Krankheiten ohne Fieber äußerst selten sind, so kommt es doch sehr häufig vor, daß chronisch Kranke zumal Abends heftig fiebern. Die Beobachtung dieser Zustände ist eine wichtige Aufgabe einer Pflegerin, und sie hat ihre Beobachtungen gewissenhaft dem Arzte mitzutheilen. Das Fieber kann sehr verschiedene Grade haben; als Maß für dieselben dient die Eigenwärme des Körpers, sowie die Häufigkeit des Herz- und Pulsschlages.

Man bezeichnet mit Eigenwärme diejenige Wärme, welche der Körper durch sich selbst hat; diese stimmt mit der Blutwärme ziemlich überein. Von der Eigenwärme des Körpers unterscheiden wir die ihm von außen durch heiße Umgebung (warmes Wasser, warme Umschläge, warme Luft) zufällig oder absichtlich an der Oberfläche zugeführte Wärme. Diese Temperatur an der Oberfläche des Körpers hat für die Frage, ob der Patient fiebert oder nicht, keine Bedeutung.

Um nun die Temperatur der tieferen Körpertheile und des Blutes zu messen, muß man die Kugel eines Thermometers entweder in eine Körperhöhle (Mund, After) einführen, oder man bildet durch Schluß der Achselhöhle oder Schenkelbeuge eine Höhle, in welche man das Thermometer einlegt. Die Temperaturmessungen in der Achselhöhle sind die gebräuchlichsten. Man nimmt dazu Thermometer nach Celsius mit in zehn Theile eingetheilten Graden. Würde ein solches Thermometer, wie die Zimmerthermometer, alle Grade vom Siedepunkte des Wassers bis herunter zum Gefrierpunkt desselben anzeigen, so würde es ungeheuer lang sein müssen. Gewöhnlich enthält daher der Gradanzeiger (Scala) eines solchen Thermometers nur so viel Grade als nöthig ist, um die allerniedrigsten und allerhöchsten Bluttemperaturen lebender Menschen anzuzeigen. Man wähle ein Thermometer, dessen Scala nicht gar zu fein ist, damit man auch bei Licht noch genau ablesen kann. Anfangs wird die Pflegerin Mühe haben, die Grenze des Quecksilbers immer genau zu sehen, doch wird sie das durch tägliche Uebung bald erlernen. Sie braucht zu solchen Uebungen keinen Kranken zu behelligen, sondern nur öfter die Thermometerkugel mit ihrer geschlossenen Hand zu halten, so wird sie das Steigen des Quecksilbers sehen und beobachten, daß es wieder langsam sinkt, wenn sie die Kugel losläßt und das Thermometer am oberen Ende faßt.

Die Messung in der Achselhöhle wird so ausgeführt, daß das Thermometer in senkrechter Richtung in die entblößte Achselhöhle gelegt und nun letztere dadurch geschlossen wird, daß der

Kranke den im Ellbogen gebeugten Arm quer über die Brust legt, wobei natürlich darauf geachtet werden muß, das die Thermometerkugel nicht nach unten herunter aus der Achselhöhle herausrutscht. Da es dem Kranken unbequem ist, den Arm lange in dieser Stellung zu halten, so legt man zur Stütze ein Polster unter den Ellbogen oder man legt den Kranken etwas auf die andere Seite. Nun steigt das Quecksilber anfangs rasch, dann aber immer langsamer; in zehn bis fünfzehn Minuten pflegt die höchste Höhe erreicht zu sein. Es ist Regel, daß man mit der Notirung der Temperaturhöhe wartet, bis das Quecksilber fünf Minuten auf derselben Höhe blieb.

Die meisten Patienten fühlen sich wenig dadurch behelligt, daß sie behufs der Temperaturmessung eine Zeit lang ruhig liegen müssen. Andere werden aber ungeduldig und unruhig, so daß man auf eine Methode gesonnen hat, die Messungen abzukürzen. Man hält zu diesem Zwecke die Thermometerkugel eine Zeit lang in der Hand, bis sie die Temperatur der Hand angenommen hat und legt sie dann rasch in die Achselhöhle, begnügt sich auch dann wohl damit, daß die Temperatur der Achselhöhle drei Minuten lang nicht mehr steigt.

Für Fälle, in welchen Niemand in der Umgebung des Kranken ist, der die Temperatur abzulesen im Stande wäre, hat man Thermometer gemacht, in welchen der obere Theil der Quecksilbersäule durch eine kleine Luftblase von dem unteren getrennt ist und auf dem höchsten Punkte, bis zu welchem sie steigt, stehen bleibt, auch wenn das Instrument darnach wieder in kältere Temperatur kommt: das sogenannte Maximal-Thermometer. Man nimmt es aus der Achselhöhle heraus, nachdem es fünfzehn Minuten gelegen war. Bevor man ein solches Thermometer wieder braucht, muß man durch herunter schwenkende Bewegungen die Quecksilbersäule wieder zusammenbringen. Da hiebei die Thermometer sehr leicht verdorben werden, so ist es besser, wenn die Pflegerin dies dem Arzt selbst überläßt.

Da die Thermometer nicht immer genau untereinander übereinstimmen, so ist es Regel, für denselben Kranken immer das gleiche Thermometer zu verwenden.

Durch viele Untersuchungen an gesunden Menschen ist festgestellt, daß die Eigenwärme eines und desselben Menschen im Laufe von Tag und Nacht um etwas mehr als einen Grad schwankt; sie ist Morgens zwischen 6 und 7 Uhr am niedrigsten (36·5° C.), Abends am höchsten (37·5°). Mißt man aber viele Gesunde, so findet man, daß es Menschen gibt, welche Morgens eine Achselhöhlen-Temperatur von 36·0° C. und andere, die Abends eine solche von 38° C. haben. Da man nun die Temperatur der Menschen, welche erkranken, selten vorher kennt, so ist man erst dann berechtigt, einen fieberhaften Zustand anzunehmen, wenn die Temperatur Abends über 38° C. geht; dagegen ist eine Morgentemperatur von 38° C. immer als eine krankhafte, gesteigerte anzunehmen. Durch sehr starke Bewegung kann die Bluttemperatur erheblich erhöht werden, doch immer nur rasch vorübergehend. Bei den Messungen im Krankenbette käme dies nur in Rechnung, wenn der Kranke kurz vorher etwa starke Krämpfe gehabt hätte.

Es können in Krankheiten Temperaturen bis hinauf zu 42° C. und bis herab zu 35° C. vorkommen. Die Höhe der Eigenwärme ist uns, wie schon bemerkt, ein Maß für die Höhe des Fiebers und hohes Fieber ist immer eine unwillkommene Erscheinung bei Krankheiten; es zeigt aber, einmal oder einigemale vorkommend, keineswegs immer eine Gefahr an, wie es manche Laien glauben. Nur Tage lang gleich hohes Fieber ist ein Zeichen für die Schwere eines Krankheitsprocesses. Es gehört viel Erfahrung dazu, um die Symptome immer richtig für die Erkenntniß des Krankheitsprocesses (Diagnose) und für die Vorhersage seines Verlaufes (Prognose) zu verwerthen. Die Pflegerin hüte sich, der Umgebung des Kranken oder gar ihm selbst etwas von ihren Vermuthungen über drohende Gefahr mitzutheilen; das ist Sache des Arztes.

Wird aus besonderen Gründen eine Temperaturmessung im Mastdarme angeordnet, so muß der Kranke auf einer Seite zusammengekauert liegen, so daß man die beölte Thermometerkugel wie das Rohr einer Klystierspritze hineinschieben kann.

Die Temperatur im Mastdarme ist nahezu um einen Grad höher als die in der Achselhöhle; man kann aber nur die Resultate der einen oder andern Messung zusammenstellen, darf nicht beide mit einander verbinden, es sei denn, daß man den Unterschied mit in Rechnung zieht.

Wenn der Arzt es für nöthig hält, daß die Temperaturmessungen häufiger als zweimal am Tage vorgenommen werden, so wird er auch bestimmen, zu welchen Tages- oder Nachtzeiten diese Beobachtungen zu machen sind.

Um sich durch eine auf- und absteigende Linie leicht vor die Augen zu stellen, wie der Verlauf des Fiebers war, hat man Formulare, auf welchen die Thermometerscala in langen, horizontal fortlaufenden Linien gezogen ist; diese sind durch senkrechte Linien unterbrochen, deren gleiche Abstände einen Krankheitstag bedeuten. In diese Formulare wird die Temperatur, nachdem sie abgelesen ist, sofort mit einem Punkte bezeichnet; durch die Verbindung dieser Punkte entsteht eine Linie, welche man „Fiebercurve" nennt. — Wenn keine solchen Curvenformulare vorhanden sind, wird die Temperatur auf ein sorgfältig zu bewahrendes Blatt so notirt, daß die Morgentemperaturen untereinander zu stehen kommen, ebenso die Abendtemperaturen.

Der Grund, weshalb die Temperaturmessungen als Maßbestimmung für die Fieberhöhe so rasch allgemeinen Eingang gefunden haben, liegt theils darin, daß die Temperaturmessungen weit leichter von Laien auszuführen sind, als Pulszählungen, theils darin, daß die Körperwärme nicht von Gemüthaffectionen beeinflußt wird, was bei der Herzbewegung im hohen Maße der Fall sein kann. Das Fühlen und Zählen des Pulses ist aber durch die Temperaturmessungen keineswegs überflüssig geworden. Der erfahrene Arzt vermag oft höchst wichtige Schlüsse aus der Geschwindigkeit und der Art des Pulses zu ziehen; ja sie zeigen ihm viel directer eine immer näher rückende Gefahr an als die Temperatur. Da dies aber stets mit Rücksicht auf das gesammte Krankheitsbild und den bisherigen Krankheitsverlauf geschieht, und die Pulsbeschaffenheit als einzelnes Symptom fast nie von entscheidender Bedeutung ist, so würde der Laie noch viel mehr wie bei der Eigenwärme irren, wenn er es unternehmen wollte, selbst Schlüsse aus diesem Symptome zu ziehen. Immerhin kann es dem Arzte erwünscht sein, daß in seiner Abwesenheit Pulszählungen vorgenommen werden, und eine ausgebildete Pflegerin sollte dies auch verstehen. Daß diese Zählungen gewöhnlich etwas oberhalb des Handgelenkes an der Daumenseite vorgenommen werden, wo die sogenannte Speichen-Schlagader ziemlich oberflächlich liegt, ist bekannt. Wie es am besten auszuführen ist und wie man sich dabei vor Irrthümern schützt, kann nur durch Demonstrationen ganz klar gemacht werden. Man zählt die Pulsschläge, welche während einer Minute stattfinden; bei einem gesunden, erwachsenen Menschen schwankt diese Zahl zwischen 60 und 80. Kinder haben mehr, Greise weniger Pulsschläge, lebhafte Menschen mehr als phlegmatische; jede Aufregung, schon in Gegenwart des Arztes, eine vorhergegangene Untersuchung des Körpers, ein Verband, Schmerzen u. s. w. können bei einzelnen Menschen schon eine Vermehrung von 20 bis 30 Pulsschlägen zur Folge haben. Die Zahl derselben kann sich so steigern und der Puls kann so schwer zu fühlen (so „klein) sein, daß eine genaue Zählung unmöglich wird. Die Pflegerin erkläre dann lieber, daß sie nicht mehr genau zählen konnte, als daß sie dem Arzte bestimmte unrichtige Angaben macht. In den weitaus meisten Krankheiten steht bei fiebernden Kranken die Häufigkeit der Pulsschläge („Pulsfrequenz") in einem bestimmten Verhältnisse zur Temperaturhöhe, doch gibt es viele Ausnahmen; zumal ist die Verbindung einer sehr niedrigen Temperatur mit sehr hoher Pulsfrequenz bei schweren, lange dauernden Krankheiten nicht so selten.

Wird der Mensch sehr heiß und arbeiten sein Herz und seine Schlagadern sehr schnell, so pflegt er auch entsprechend häufiger zu athmen. In der Regel thut ein gesunder, erwachsener, ruhig liegender Mensch achtzehn Athemzüge in einer Minute; im Fieber steigert sich diese Zahl, doch wenn die Athemorgane, zumal die Lungen selbst, erkrankt sind, so wird hiedurch das Athmungsbedürfniß noch ganz besonders gesteigert, so daß dann die Zahl der Athemzüge kein richtiges Maß mehr für das Fieber allein abgibt. Die Zahl der Athemzüge bestimmt man so, daß man eine Hand auf der Brust des liegenden Kranken leicht aufruhen läßt, mit der andern die Uhr hält und während einer Minute zählt, wie oft sich die Brust hebt. Man muß dies immer mehrere Minuten hintereinander thun, denn wenn der Patient weiß, daß er beobachtet wird, so wird er anfangs leicht zu häufig athmen oder den Athem zurückhalten.

Man kann auch die Puls- und Athmungsfrequenz in Curven darstellen, wenn man sich entsprechende Formulare macht; dies ist indessen wenig üblich, außer bei wissenschaftlichen Untersuchungen.

Dichter und Romanschriftsteller sprechen oft von „Fiebe-phantasien", von „Fieberträumen", vom „Fieber-delirium". Es ist richtig, daß bei stark fiebernden Menschen nicht selten Wahnvorstellungen verschiedener Art vorkommen, doch fehlen dieselben auch sehr häufig bei den höchsten beobachteten Fiebertemperaturen. Diese Fieberdelirien sind meist Folge einer Hirnreizung, welche mehr durch einen raschen Wechsel von Blutfülle und Blutleere des Hirnes und besondere kranke Beimischungen zum Blut (sogenannte Blutvergiftungen) erzeugt werden, als durch besonders hohe Temperatur desselben.

Jedenfalls ist die Beobachtung vollkommen richtig, daß fiebernde Kranke körperlich und geistig ganz besonders reizbar sind und daß Alles vermieden werden muß, was sie aufregt, wie grelles Licht, Geräusch, Anforderungen an ihre geistige Thätigkeit. Ganz besonders empfindlich ist der fiebernde Kranke gegen Temperaturunterschiede. Kommt ein Fieber sehr rasch, d. h. steigt in einer halben Stunde und weniger die Temperatur um einige Grade, dann hat er die Empfindung, als sei Alles um ihn herum sehr kalt; er fängt an zu frösteln, zu zittern, mit den Zähnen zu klappern, zu schütteln („Schüttelfrost", „Fieberfrost"), und zwar steigert sich dies immer mehr, wenn er sich bewegt und wenn man ihn etwas aufdeckt. Mißt man in dieser Periode des Fiebers die Eigenwärme, so wird man sie nicht sehr niedrig finden, wie der Kranke glaubt, sondern sehr hoch. Nachdem dies eine Zeit lang gedauert hat (einige Minuten bis zu einer halben Stunde) kommt die Periode der trockenen, brennenden Hitze; die Eigenwärme ist sehr hoch, meist im Anfang des Hitzestadiums am höchsten; doch die Empfindung des Kranken ist wieder eine richtigere geworden; er fühlt jetzt, daß es nicht kälter im Zimmer geworden ist, sondern daß er heißer geworden ist.

Steigt die Eigenwärme langsam, dann kommt es nicht zum Schüttelfrost, sondern gleich zu einem nach und nach steigenden Hitzegefühl, welches sich nicht selten mit ziehenden Schmerzen im Kreuz und im Rücken verbindet.

Bei einem regulären Fieberanfall, wie es am deutlichsten beim sogenannten „Wechselfieber" oder „kalten Fieber" zu Tage tritt, folgt auf das Stadium der trockenen Hitze, welches bis eine Stunde und darüber dauern kann, das Stadium des Schweißes. Während desselben sinkt die Temperatur oft sehr rasch, und der Kranke fühlt sich dabei ungemein erleichtert.

Bei schweren, länger dauernden, fieberhaften Krankheiten kommt es nicht zum Schweiß, sondern die trockene Hitze dauert fort, und erst gegen das Ende der Krankheit, beim Uebergang zur Genesung, tritt Schweiß mit steigendem Wohlbefinden ein. Nicht immer zeigt bei Schwerkranken der Ausbruch von Schweiß Genesung an, denn auch der Sterbende kann mit Schweiß bedeckt sein.

Was nun die Wahnvorstellungen (Delirien) betrifft, welche sich mit der Fieberhitze verbinden, so sind dies meist traumartige Bilder, wie sie auch bei gesunden, doch leicht erregbaren Menschen besonders im Halbschlummer vorkommen; die Kranken sprechen leise vor sich hin, und machen Bewegungen wie ein Träumender; sie sind leicht aus diesen Träumen zu erwecken; wenn man sie anredet, erschrecken sie und kommen rasch wieder zu klarem Bewußtsein, fallen indeß bald wieder in den früheren Zustand zurück. Diese leisen Fieberdelirien sind ziemlich häufig. Selten ist es, daß die stark Fiebernden völlig wach erscheinen und Sinnestäuschungen haben, d. h. ihre Phantasiebilder sind so deutlich, daß sie Menschen, die nicht da sind, vor sich sehen, sie sprechen hören, mit ihnen streiten, sich von ihnen angegriffen glauben, sich vertheidigen, aus dem Bette springen, davon laufen wollen. Sie haben einen „Fieberwahnsinn“, welcher dem Alkohol- und Chloroformwahnsinn gleicht, und sind nicht früher aus diesem Wahne herauszubringen, als das Fieber nachläßt.

Es kann sehr schwer sein, solche Kranke im Bett zurückzuhalten, denn die Kräfte, welche selbst schwache Menschen dabei entwickeln, sind oft sehr bedeutend. — Fast immer tritt nach hohem Fieber starke Ermattung ein, die eine Zeit lang mit einem dumpfen Gefühl im Kopf verbunden ist, wie es ein Gesunder auch wohl nach schweren Träumen empfindet.

Eine Erscheinung ist mit dem Fieber immer verbunden, nämlich starker Durst. Nicht nur dadurch, daß die Fieberkranken wegen des erhöhten Athembedürfnisses oft mit offenem Munde daliegen, sondern auch durch die gesteigerte Eigenwärme trocknet der Mund rascher aus, und die Kranken haben das Bedürfniß, viel zu trinken. Meist verlangen sie nur kaltes Wasser oder Eis. Doch wenn die fieberhafte Krankheit länger anhält, so ist ihnen doch auch eine Abwechslung im Getränke erwünscht.

Was sonst die Behandlung der Fieberkranken betrifft, so darf die Pflegerin den Wünschen der Kranken in so weit nachgeben, daß sie das Wärmebedürfniß durch Auflegen mehrerer wollener Decken während des Frostes befriedigt und später während des Hitzestadiums das Zimmer abkühlt; doch nicht zu stark, denn nach einem Schweiß ist es dem Kranken leicht wieder zu kühl im Zimmer. Auch kann man den Fiebernden bei Klagen über heißen Kopf ohne Schaden einen kalten Umschlag auf die Stirn legen. Ist ein starker Schweiß erfolgt, so wartet man bis derselbe vorüber ist, läßt dann die Wäsche wechseln, trocknet die Kranken (natürlich bei wohl erwärmtem Zimmer) rasch ab und bettet sie um. Es ist nicht nothwendig und nicht zweckmäßig, einen fiebernden Kranken aus seinen leisen Delirien zu erwecken. Wird er sehr unruhig und bekommt Fieberwahnsinn mit Toben, dann muß sich die Pflegerin Hilfe verschaffen, um zu verhindern, daß der Kranke aus dem Bette oder gar aus dem Fenster springt.

Capitel VI.

Die Pflege bei Seuchen und ansteckenden Krankheiten. Wahrung vor Ansteckung. Desinfection.

Unterleibstyphus. Art der Entstehung. — Die täglich wiederkehrenden Pflichten der Pflegerin bei Typhuskranken. — Zufälle beim Typhus, auf welche die Pflegerin zu achten hat. — Behandlung des Typhus mit Bädern und kaltem Wasser. — Pflege der Typhuskranken in der Periode der Genesung.

Cholera. — Ruhr.

Direct (von Person zu Person) ansteckende Krankheiten. Flecktyphus, Rückfalltyphus, Masern, Rötheln, Scharlach, Blattern (Pocken), Keuchhusten, Diphtherie. — Die ersten Anfänge von Masern, Rötheln, Scharlach, Pocken. — Keuchhusten. — Diphtherie: Art des Auftretens. Wege der Ansteckung. Oertliche Behandlung. Halsbräune. Luftröhrenschnitt.

Vorsichtsmaßregeln bei Seuchen und ansteckenden Krankheiten. — Desinfection.

Von den bei uns vorkommenden und immer wieder neu entstehenden Seuchen sind der Unterleibstyphus (das Nervenfieber), die Ruhr (Dysenterie), ebenso wie die aus Asien von Zeit zu Zeit zu uns gebrachte Cholera nicht von Person zu Person ansteckend, wohl aber entwickelt sich der Krankheitsstoff unter gewissen häufig eintretenden Verhältnissen in den Absonderungen, zumal in den Darmentleerungen, und kann dann, von diesen in gesunde Menschen übergehend, die Krankheit erzeugen.

Flecktyphus, Rückfalltyphus (beide in Oesterreich ungemein selten), ferner Blattern (Pocken), Masern, Scharlach und Diphtherie sind von Person zu Person ansteckend;

der Ansteckungsstoff soll in seltenen Fällen sogar durch Personen verbreitet werden, welche ihn in ihren Kleidern trugen, selbst aber nicht erkrankten.

Die Sumpffieber (Wechselfieber, Malaria) können nie durch Menschen verschleppt werden, welche daran leiden, auch nicht durch ihre Absonderungen; sie sind nie und in keiner Form ansteckend; man kann sie nur dort bekommen, wo sie aus der Erde entstehen.

Unterleibstyphus.

Diese Krankheit, bei uns kurzweg „Typhus" oder „Nervenfieber" genannt, ist über ganz Europa verbreitet, und ist die häufigste von allen Seuchen; sie kommt, wie alle oben erwähnten Krankheiten dem Menschen immer von außen zu, und entsteht dadurch, daß die unendlich feinen Samen (Sporen) von Pflänzchen, kleinsten Pilzen, die man nur mit den stärksten Vergrößerungsgläsern wahrnehmen kann, ins Blut gelangen, und theils im Blute selbst, theils in anderen Geweben des Körpers (wohl auch im unteren Theil des Darms, wo sie Geschwüre veranlassen) eine Zeit lang keimen und wuchern; dabei entziehen sie nicht nur dem Blute und den Geweben wichtige Theile, um selbst davon zu leben, sondern erzeugen während ihres Wachsthums in sich auch Stoffe, welche wie die Säfte von Giftpflanzen höchst schädlich auf das Blut wirken; geht der Mensch durch diese mit der Aufkeimung und Wucherung der Pilzsporen verbundene Vergiftung nicht zu Grunde, so sterben die Pilze bald früher bald später ab, und es tritt Genesung ein, falls die Zerstörung, welche die Pilze in den verschiedenen Organen bereits angerichtet haben, nicht für sich noch zur Todesursache wird, was gerade beim Typhus leider ziemlich häufig vorkommt.

Wir können es nach den Untersuchungen der letzten Jahre schon jetzt als ziemlich sicher hinstellen, daß alle oben erwähnten Seuchen und ansteckenden Krankheiten in der beschriebenen Weise entstehen und vergehen, daß es also für jede dieser und noch mehrerer anderer Krankheiten Pilzkeime mit besonderen

Eigenschaften gibt. Der Mensch ist nur gelegentlich eine von den vielen Ansiedlungsstellen dieser Pflänzchen; durch sein Zusammenleben in Häusern, Dörfern, Städten verbreiten sich diese Krankheiten und werden zu Seuchen oder Epidemien.

Was nun speciell die Art und Weise betrifft, wie Typhus entsteht und sich ausbreitet, so weiß man darüber Folgendes. Der Typhus erzeugende Pilz scheint fast überall in den oberen Erdschichten Europas vorzukommen und sich sehr leicht dort verbreiten zu können. Der Mensch nimmt ihn von da auf mit dem Staub, welchen er athmet und schluckt, mit dem Wasser, welches er trinkt, mit den Pflanzen, welche er ißt. Typhusgift in Luft, Wasser und Erde durch den Geruch zu erkennen, ist unmöglich; keines der erwähnten Krankheitsgifte (Pilzsporen) ist riechbar; sichtbar sind sie nur bei den stärksten Vergrößerungen, und auch dann nicht von einander und von den gewöhnlichen Fäulniß erregenden Pilzen zu unterscheiden. Der Krankheitsaufnahme (Infection) aus dem Erdboden kann sich Niemand entziehen; es ist ein Geschenk der Natur, wie manches Andere, was unser Leben unbehaglich macht. Das Volk im Ganzen kann sich vor dieser Art der Infection nicht wahren; es hat kein anderes Wasser als das aus den Brunnen und muß davon trinken, auch wenn es weiß, daß der Trunk Krankheit und Tod bringen kann; nicht jede Stadt kann durch Wasserleitungen mit frischem Quellwasser von den Bergen versorgt sein; doch kann vom Staate immerhin viel geschehen, um auch in dieser Richtung das Volk zu schützen. Heutzutage, wo in Europa nur ansässige Völker und Menschen geduldet werden, kann nicht ein ganzes Volk oder ein Volksstamm einen ungesunden Grund und Boden verlassen, um einige Tagereisen weiter sich zu etabliren. Die Zahl der einzelnen Menschen, welche in der Lage sind, wenigstens vorübergehend die Orte zu verlassen, wo sich Epidemien entwickeln, ist doch immer eine recht kleine.

Eine Quelle der Weiterverbreitung und Verschleppung des Typhus kann man vernichten: man kann das Krankheitsgift, welches im kranken Menschen selbst entsteht und aus seinem Darm entleert wird, zerstören. Mit den Entleerungen gelangt es in die Aborte; von diesen steigt es theils mit den stinkenden Gasen hinauf in die Häuser, oder trocknet und kommt verstäubt in die Luft, oder es dringt in den Erdboden, und von da in die Brunnen. So erzeugt der Mensch selbst neue Typhusheerde. Wie dies zu vermeiden, davon später.

Das Typhusgift kommt in der Regel erst 2—3 Wochen (Incubationszeit) nach der Aufnahme in den menschlichen Körper zur Entwicklung (zum Keimen); mit dieser Entwicklung beginnt die Krankheit.

Wurde nur eine kleine Menge eines schwach wirkenden Giftes aufgenommen, oder ist der betroffene Mensch kein besonders günstiger Boden für die Entwicklung desselben (die verschiedenen Menschen verhalten sich dabei genau so wie die verschiedenen Erdarten gegenüber verschiedenen Pflanzengattungen), so erfolgt entweder gar keine oder eine kurz dauernde, rasch vorübergehende Erkrankung. Diese Fälle werden von den Aerzten zur Beruhigung des Publicums oft als „gastrische Fieber" bezeichnet.

Bei der vollen Entwicklung eines Typhus dauert die Krankheit 3—4 Wochen, kann sich aber durch gewisse, schwere Zufälle (Lungen-, Gehirn-, Nieren-, Speicheldrüsen-Entzündungen, brandiger Decubitus), die wieder ihre Zeit zum Ablauf haben müssen, weit über diese Zeit hinausziehen. Die Genesung dauert auch oft sehr lange, Rückfälle (durch irgendwo steckengebliebenes, erst später aufkeimendes Gift) sind nicht selten.

Die täglich wiederkehrenden Pflichten der Pflegerinnen bei Typhuskranken.

Alles, was früher über die Herrichtung des Krankenzimmers und über die Pflege lange bettlägeriger Kranken gesagt ist (Capitel I und II) kommt hier ganz besonders in Anwendung.

Man sollte für einen Typhuskranken immer zwei Betten, wenn es sein kann, auch zwei Zimmer zur Verfügung haben, um die Lagerung des Kranken und die Ventilation auf's beste durchführen zu können.

Der Typhuskranke soll vom Beginn der Krankheit an immer im Bett liegen, und sich aller geistigen und körperlichen Beschäftigung, alles unnützen Sprechens enthalten. Der Kranke soll auch zur Stuhl- und Harnentleerung nicht aufstehen, selbst wenn es ihm seine Kräfte erlaubten. In der Regel soll nur eine Person im Zimmer sein, welche die Pflege leitet.

Die Zimmerwärme ist im Winter auf 12—14° R. zu reguliren. Das Tageslicht ist durch Vorhänge zu mildern, auch ist für Ruhe in der Umgebung des Krankenzimmers zu sorgen. Erkranken in einer Familie mehrere Personen an Typhus, so sollten doch selbst in geräumigen Zimmern einer Privatwohnung nie mehr als zwei Kranke liegen.

Die Reinigung des Kranken ist von besonderer Wichtigkeit. Zumal ist täglich der Mund wiederholt auszuwaschen, und der Kranke, falls er bei Besinnung ist, zum wiederholten Ausspülen des Mundes zu verhalten, besonders nach Genuß von Speisen. Das Auswaschen des Mundes, die Reinigung der Zunge und die Entfernung des Zahnschleimes macht man am besten mit einem in stark durch Wasser verdünntes Glycerin getauchten Leinwandläppchen, welches man um den Finger wickelt. Es sind aber auch täglich Gesicht, Hände, Hals, Nase, Ohren, Gesäß, Achselhöhlen und Schenkelbeugen mit lauwarmem Wasser sorgfältigst zu waschen, und mit Erlaubniß des Arztes öfter ein warmes Reinigungsbad zu geben. — Die Typhuskranken lassen in gewissen Perioden der Krankheit zuweilen Koth und Urin unter sich gehen; dann ist natürlich ein häufiges Waschen und Umbetten besonders nöthig und müssen große Stücke wasserdichten Zeuges unter Leintuch und Unterlage gelegt werden, um die Matratze zu schützen. Kann der rein gebettete Kranke mit dem Bett in das Nebenzimmer gebracht werden, um das erste Zimmer nach Entfernung der schmutzigen Bettwäsche vollständig zu ventiliren, so ist das natürlich weit besser als Räucherungen, von denen allenfalls nur solche mit Essig zulässig sind.

Von besonderer Wichtigkeit ist es, die Ausleerungen der Typhuskranken sofort aus dem Zimmer zu entfernen und zu desinficiren, denn sie sind es vorzüglich, durch welche die Krankheit weiter verschleppt wird. Am besten ist es, in die leere Bettschüssel unmittelbar vor dem Gebrauch eine starke Lösung von Eisenvitriol zu thun, und nach dem Gebrauch, nachdem der Kranke gereinigt und gelagert ist, etwa 100 Gramm rohe Salzsäure hineinzugießen. Bei Anwendung dieser wegen ihrer Billigkeit viel verwendeten Mittel hüte man sich vor Verspritzen derselben auf die Wäsche, weil dadurch nicht nur schwer zu vertilgende Flecke sondern auch Löcher entstehen. Manche Aerzte lassen nur Chlorkalk in die Bettschüssel hineinthun, und nachher wieder Chlorkalk aufschütten. Auch starke Lösungen von hypermangansaurem Kali wirken zerstörend auf den Ansteckungsstoff und nehmen zugleich am schnellsten den Geruch; das Verspritzen dieser Flüssigkeit auf die Bettwäsche macht aber braune Flecke, welche durch unterschwefligsaures Natron und Salzsäure (s. über die Reinigung der Schwämme Seite 121) herauszubringen sind. — Ist durch Zugießen von etwas Wasser zu den Entleerungen Alles gut gemischt, dann sind die Stoffe, welche die Krankheit verbreiten können, vernichtet, und es wird keinen Schaden bringen, das Gemisch in den Abort zu gießen. Noch vorsichtiger ist es, die Entleerungen in eine mit etwas Kalk gefüllte Grube zu gießen, und darüber jedesmal etwas Erde zu thun. — Von diesem sofortigen Vernichten der Entleerungen ist nur dann Abstand zu nehmen, wenn der Arzt Auftrag giebt, daß die Entleerungen unverändert aufgehoben werden sollen. Der Deckel der Bettschüssel muß dann ganz besonders genau schließen, und dieselbe auf den Abort gestellt werden. Nachdem das Entleerte dort vom Arzt besichtigt wurde, muß sofort die Desinfection erfolgen. — Die Pflegerin selbst muß stets einen Blick auf das Entleerte werfen, um dem Arzt darüber zu berichten, besonders hat sie darauf zu achten, ob dem Koth Blut, Schleimfetzen oder dergleichen beigemengt waren. — Die Bettschüssel muß nach der Ausspülung mit dreipercentiger Carbollösung abgewaschen werden.

Die vom Kranken beschmutzte Wäsche ist gleich in ein Gefäß mit Lauge zu stecken, und dann der Wäscherin zu übergeben.

Auf die Lage des Kranken ist sehr zu achten. Wenn keine Athembeschwerden vorhanden sind, kann der Typhuskranke ziemlich flach liegen; bei hoher Lage (die bei Miterkrankung der Lungen unvermeidlich ist) rutscht er leicht im Bett herab, der Kopf fällt auf die Brust, der Unterleib biegt sich zusammen und die Athmung ist dann sehr behindert. Häufiges Aufrichten und Ermahnung zu tiefen Athemzügen ist da nöthig. Auch sonst ist bei unbesinnlichen Kranken ein häufiges Wechseln der Lage und Gradziehen der Leintücher erforderlich; denn bei keiner Krankheit kommt es so leicht zu brandigem Decubitus wie beim Typhus. Der Kranke darf nicht immer auf dem Rücken liegen, er muß bald auf die eine bald auf die andere Seite gelegt werden, selbst eine halbe und eine ganze Bauchlage kann zweckmäßig sein. Alle früher (Seite 60) angegebenen Maßregeln gegen das Durchliegen sind genau zu beachten.

Bei der theilweisen oder vollständigen Besinnungslosigkeit der Typhuskranken würde man vergeblich darauf warten, daß sie zu trinken oder gar zu essen fordern. Die Pflegerin muß daher die Ernährung des Kranken selbst leiten. Wenn der Kranke nicht gerade fest schläft, ist halbstündlich etwas Flüssigkeit zu reichen. Vor Allem braucht der Kranke bei seinen meist hohen Fiebertemperaturen viel Wasser. Doch das allein genügt nicht, sondern es muß auch in regelmäßigen Pausen Fleischbrühe, Milch, Eier, Wein gegeben werden. Da immer nur wenige Eßlöffel voll, oft nur theelöffelweise Flüssigkeit genommen wird, so muß diese Art der Ernährung täglich sehr oft, in schweren Fällen Wochen lang wiederholt werden. Man kann dadurch das völlige Austrocknen des Mundes und das Rissigwerden der Zunge zuweilen ganz vermeiden.

Bei schweren, langdauernden Fällen von Typhus reichen die Kräfte einer Pflegerin auf die Dauer nicht aus; es müssen mehrere Pflegerinnen mit einander wechseln.

Schwere Zufälle beim Typhus, auf welche die Pflegerin zu achten hat.

Besonders hohe und niedere Temperaturen. Die Beobachtung des Fiebers mittelst des Thermometers ist beim Typhus von ganz besonderer Wichtigkeit; sollte das Thermometer über 41° C. steigen oder unter 36° C. heruntergehen, so ist noch ganz besondere Sorgfalt bei der Messungsmethode anzuwenden; es ist genau zu prüfen, ob die Quecksilbersäule überall im Zusammenhang ist; die Beobachtung ist zu wiederholen und länger als gewöhnlich fortzusetzen, damit jeder Irrthum ausgeschlossen ist; denn die ganz besonders hohen und besonders niederen Temperaturen haben immer etwas zu bedeuten. Die Pflegerin mache indeß der Umgebung des Patienten keine Mittheilung, sondern nur dem Arzte, und überlasse es ihm, darüber zu urtheilen; auch hat der Arzt zu bestimmen, ob Temperaturmessungen außer der gewöhnlichen dazu gewählten Zeit (Morgens zwischen 7 und 8, Abends zwischen 5 und 6 Uhr) gemacht werden sollen.

Der benommene (typhöse) Zustand des Patienten kann sich bis zur vollkommenen Bewußtlosigkeit steigern (zumal in der dritten und vierten Woche), auch können Delirien mit großer Unruhe und Tobsucht auftreten, ohne daß dies gerade eine besonders nahe Gefahr anzeigt. Mit tobenden Kranken, die sich nicht mehr durch ruhiges Zusprechen beschwichtigen lassen, darf die Pflegerin nicht allein bleiben, da sie allein nicht im Stande ist, den Tobenden im Bett zu halten und ihn zu hindern, fortzulaufen oder aus dem Fenster zu springen, herumliegende Messer, Scheren und beliebige Gegenstände im Zimmer zu ergreifen, um damit sie oder sich selbst zu verletzen. Meist wird sich der Kranke bald beruhigen lassen; ob kalte Begießungen, nasse Einwicklungen oder beruhigende Arzeneien anzuwenden sind, darüber hat der Arzt zu entscheiden.

Typhuskranke verfallen (collabiren) zuweilen ziemlich schnell: die Hände und Füße, Nase und Ohren werden kalt, bläulich, der Gesichtsausdruck wird leichenhaft; dabei kann die

Bluttemperatur eine Zeit lang noch ziemlich hoch sein. Ein solcher Verfall der Kräfte (Collaps) tritt ein nach Blutungen (Darm-, Magen-, Nasen-, Lungenblutungen), Erbrechen, starker Diarrhöe, Durchlöcherung des Darms durch die Typhusgeschwüre (meist mit plötzlichem Schmerz im Unterleibe verbunden), nach zu kalten oder zu lange fortgesetzten Bädern, nach zu raschem und zu langem Aufsitzen. Es ist immer ein nicht ungefährlicher Zustand, der gelegentlich durch Herzlähmung zum raschen Tode führen kann. Die Pflegerin hat sofort Wein und warme Getränke (Kaffee, Milch, Thee, Bouillon) zu geben und dem Kranken erwärmte Tücher um Arme und Beine zu wickeln, Wärmflaschen ins Bett zu legen. Falls nicht bald Besserung eintritt, ist der Arzt zu rufen. Treten blutige Stühle auf, so sind diese zur Besichtigung für den Arzt aufzubewahren; ist der Leib dabei schmerzhaft, und kein Collaps vorhanden, so sind kalte Umschläge auf den Unterleib zu machen.

Bei Nasenbluten läßt die Pflegerin Essig mit Wasser (zu gleichen Theilen gemischt) in die Nase aufziehen; läßt das Bluten dann nicht nach, so muß der Arzt gerufen werden.

Unter Schwämmchen (Aphthen) im Munde versteht man kleine milchweiße Flecke an der Mund- und Rachenschleimhaut und auf der Zunge, welche durch eine Art Schimmelpilze veranlaßt werden. Die Pflegerin muß den Arzt darauf aufmerksam machen, wenn sie so etwas bemerkt. Es sind häufige Ausspülungen des Mundes mit ärztlich verordneten Gurgelwässern, Abreiben der weißen Flecke mit einem Spatel oder einem trockenen sauberen Stück Schwamm, so wie häufige Bepinselungen mit einem aus verdünnter Salzsäure (1 Gramm) und Honig (20 Gramm) bestehenden Saft, oder mit einer Lösung von Borax in Wasser (1 zu 20) zu machen.

Eine hinzutretende Lungen- oder Kehlkopfentzündung kündigt sich durch schweres Athmen, Husten und Auswurf an; letzterer kann blutig sein, und ist jedenfalls für den Arzt aufzubewahren.

Bei Anschwellungen der Füße ist der Urin zur ärztlichen Untersuchung aufzuheben.

Aus dem Ohr können sich eiterige Ausflüsse ergießen; dies zeigt sich anfangs nur durch etwas üblen Geruch und Eiterflecken auf den Kissen.

Die Ohrspeicheldrüse entzündet sich nicht selten bei Typhus auf einer oder beiden Seiten, was sich durch schmerzhafte Schwellung und Schmerzen beim Oeffnen des Mundes kundgibt. An den verschiedensten Stellen des Körpers können sich in Eiterung übergehende Anschwellungen (Abscesse) einstellen, die nicht immer Schmerz erzeugen und von der Pflegerin oft früher bemerkt werden, als vom Kranken.

Auf alle diese Erscheinungen ist der Arzt, der nicht bei jeder Visite den ganzen Körper des Kranken durchuntersuchen kann, aufmerksam zu machen.

Behandlung des Typhus mit Bädern und kaltem Wasser.

Das Typhusgift übt zuweilen einen so rasch zersetzenden Einfluß auf das Blut aus, daß jede Behandlung resultatlos bleiben muß; doch ist dies selten der Fall; die meisten Menschen können die Störungen, welche das Typhusgift im Blut anrichtet, überwinden, wenn es gelingt die dabei auftretende anhaltende Erhöhung der Blut- und Körperwärme (das Fieber) zu mindern und die Kräfte durch die Ernährung so lange zu erhalten, bis das Typhusgift aus dem Körper ausgeschieden ist und die erkrankten Organe wieder in regelmäßiger Weise thätig sein können. — Unter den Mitteln, welche das Fieber herabzusetzen im Stande sind, haben die kühlen Bäder und sonstige Methoden der Abkühlung durch kaltes Wasser den größten Erfolg gehabt, nicht nur in Betreff der Erhaltung des Lebens überhaupt, sondern auch in Betreff der Verhinderung der schweren Zufälle und Nachkrankheiten, welche wir früher erwähnten. Wenn auch der Arzt im Ganzen immer die Principien dieser Behandlung zu leiten hat, so hat die Pflegerin doch gerade hierbei nach den gegebenen allgemeinen

Vorschriften viel selbst zu handeln und eine schwere Verantwortung zu übernehmen; dafür hat sie aber auch das Recht und die Befriedigung, in solchen Fällen einen großen Theil des gelungenen Erfolges für sich in Anspruch zu nehmen.

Ich gebe in Folgendem die Anordnungen dieser Behandlung nach Liebermeister.

Für Erwachsene eignen sich am besten kalte Vollbäder von 16° R. (20° C.); bei dem gleichen Kranken kann für mehrere auf einander folgende Bäder das gleiche Wasser benützt werden; die Wanne bleibt in der Zwischenzeit gefüllt stehen, und die Temperatur des Wassers, die annähernd der des Zimmers entspricht, kann leicht durch Zusatz von etwas warmem Wasser wieder erreicht werden. Die Dauer des Bades beträgt in der Regel zehn Minuten. Wenn schwache Kranke durch das Bad sehr angegriffen werden, nachher noch lange frieren oder collabiren, so ist es zweckmäßig, die Dauer auf 7 oder auf 5 Minuten zu beschränken. Ein solches abgekürztes Bad wirkt immer noch viel mehr als ein weit länger dauerndes laues Bad. Unmittelbar nach dem Bade muß der Kranke Ruhe haben; er wird deshalb unabgetrocknet in ein trockenes Leintuch im Bett eingewickelt, welches namentlich am Fußende etwas erwärmt sein soll; leicht zugedeckt, erhält er ein Glas Wein und wird erst nach Ablauf einiger Zeit mit dem Hemd bekleidet. Bei schwachen Kranken ist es zweckmäßig auch vor dem Bade etwas Wein zu geben. Bei sehr schwachen Kranken kann man die Bäder mit einer Temperatur von 28° R. (35° C.) beginnen und sie dann durch Zugießen von kaltem Wasser bis auf 18° R. (22° C.) und mehr erniedrigen lassen.

Bei schweren Fällen ist alle zwei Stunden (Tag und Nacht) eine Temperaturmessung zu machen und das Bad zu wiederholen, so wie die Temperatur in der Achselhöhle über 39° C. steigt. Die Erfahrung hat gelehrt, daß die Fieber vermindernde Wirkung der Bäder am bedeutendsten zu den Zeiten ist, in welchen auch sonst die Körpertemperatur sinkt, also in der Zeit von 7 Uhr

Abends bis 7 Uhr Morgens; zu dieser Zeit lassen manche Aerzte schon Bäder geben, wenn die Temperatur in der Achselhöhle über 38·5° C. steigt. Auch die Zeit von 11—2 Uhr am Tage ist für die Wirkung der Bäder als besonders günstig befunden. — Bei fetten Menschen kann man die Bäder kälter und von längerer Dauer verwenden, als bei mageren.

Bei Kindern soll man die Bäder etwas weniger kühl oder von kürzerer Dauer nehmen lassen, auch empfehlen sich für dieselben die allmählich abgekühlten Bäder.

Für die meisten Kranken sind die kalten Bäder recht unangenehm, und es gehört nicht selten einige Ueberredung von Seite des Arztes dazu, um es dahin zu bringen, daß die Patienten die Bäder so häufig als nöthig nehmen. Nach und nach gewöhnen sich aber die Kranken daran, und die Angehörigen gewinnen ebenfalls die Ueberzeugung von der günstigen Wirkung der Bäder, die dann später von den Kranken selbst häufiger als nöthig herausgewünscht werden.

Wie schwache Kranke in die Badewanne hinein- und daraus herauszuheben sind, ist Seite 102 angegeben.

Kalte Uebergießungen und kalte Abwaschungen sind für den Patienten weit unangenehmer als die Bäder, und haben nur sehr geringe und sehr kurzdauernde abkühlende Wirkung. Dagegen sind kalte Einwicklungen von 10—20 Minuten Dauer recht wirksam und können, wenn mehrere derselben rasch hintereinander gemacht werden, bei Kindern und besonders schwachen Kranken die kalten Bäder ersetzen; man wickle dabei aber nur den Körper ein und lasse die Beine frei vom nassen Tuch, nur von der Wolldecke bedeckt.

Sehr kaltes Getränk, zumal häufiges Herabschlucken von Eisstücken, kann ebenfalls dazu beitragen, die Körperhitze zu mildern.

Pflege der Typhuskranken in der Periode der Genesung.

Der Typhus ist erst dann als abgelaufen zu betrachten, wenn der Kranke eine Woche lang fieberfrei ist. Die Genesung

(Reconvalescenz) geht nach schweren, oft aber auch nach mittelschweren Fällen ungemein langsam vor sich. Der vom Typhus Genesende bedarf einer ganz besonders vorsichtigen Ueberwachung. Zu rasches und zu langes Aufsitzen, lange Unterhaltung, heftiges Geräusch, grelles Licht, Alles greift ihn an. Man lasse ihn ja nicht allein aufstehen, oder gar allein auf den Abort hinausgehen; schwere Ohnmachten, ja Tod durch Herzlähmung, theils in Folge der Anstrengung des Gehens, theils in Folge des starken Pressens, sind nicht selten vorgekommen. Gehirn und Herz brauchen oft lange Zeit bis sie wieder ganz gesund und kräftig werden. Leichte Delirien ohne Fieber zumal Abends vor dem Einschlafen gehören nicht zu den Seltenheiten; plötzlich auftretende Wahnvorstellungen, die einen unwiderstehlichen Trieb zum Selbstmord zur Folge haben, entsetzliche Angstgefühle, denen sie sich durch einen Sprung aus dem Fenster zu entziehen trachten, ja vollständiger (wenn auch immer wieder vorübergehend) Wochen und Monate langer Wahnsinn, bilden sich zuweilen in der Reconvalescenzperiode des Typhus aus.

Ganz besonders ist die Diät der Genesenden zu überwachen; es entwickelt sich bei ihnen manchmal ein förmlicher Heißhunger; sie würden immerzu Alles essen was man ihnen gibt. Verdauungsstörungen können da sehr üble Folgen haben; neue Blutungen und Diarrhöen bringen die Kräfte wieder in gefährlichem Grade herab.

Bei Typhus gehen viele Körpertheile zumal die Muskeln (das Fleisch) und das Fett durch Zerfall vollständig zu Grunde, so daß sie in der Reconvalescenzperiode vollkommen neu gebildet werden müssen. Man beobachtet nicht selten, daß jüngere schwächliche Menschen nach einem glücklich überstandenen Typhus weit kräftiger und fetter werden, als vorher, ja daß sie zuweilen sogar lebhafter und munterer in ihrem Wesen und Charakter sind, als man es vor der Krankheit an ihnen bemerkte.

Cholera.

Die asiatische Cholera ist eben so wenig von Person zu Person ansteckend, wie der Typhus; das krankmachende Gift erzeugt sich erst in den Stühlen und im Erbrochenen (beides als „Dejectionen“ von den Aerzten bezeichnet). Jeder Abort, in welchen ein nicht desinficirter Cholerastuhl entleert ist, kann zumal in schlecht gehaltenen Hotels, Restaurationen und Eisenbahnstationen, die Quelle von Ansteckungen für viele Menschen werden; diese inficiren wieder andere Aborte, und so breitet sich die Krankheit, deren Gift ebenfalls durch kleinste, nur mit den stärksten Vergrößerungsgläsern sichtbare Pflänzchen entwickelt wird, aus. Ganz besonders rasch erfolgt diese Verbreitung natürlich in Städten und Stadttheilen, wo die Menschen eng bei einander wohnen.

Wäre jeder Mensch ein gleich günstiger Boden für diese Pflänzchen, so würden sich die epidemischen Erkrankungen, von denen einige besonders häufig im Sommer auftreten, noch viel weiter und schneller ausbreiten. Der Cholerasamen keimt viel leichter (in zwei bis drei Tagen) und schneller wie der Typhussamen (in zwei bis drei Wochen); beide verhalten sich in dieser Beziehung zu einander etwa wie Kresse und Gras. Die größere Gefahr der Verbreitung bei der Cholera liegt auch darin, daß die Stühle der Cholerakranken nicht nur viel häufiger und dünner (Reiswasser ähnlich) sind, sondern, daß die Kranken auch sehr viel erbrechen. Auch im Erbrochenen entwickelt sich das Choleragift (es ist im Moment der Entleerung noch nicht darin, sondern entsteht erst ein bis zwei Tage später darin, wie im Stuhl). Bei der wässerigen Beschaffenheit der Choleraentleerungen nach oben und unten spritzt viel leichter etwas umher auf das Bettzeug und die Umgebung des Bettes. Bei ärmeren Leuten kann man das Bettzeug nicht fortwährend wechseln, und so trocknet das Entleerte ein, und wird dann durch Verstäubung in die Luft gewirbelt, und besonders häufig auf die Wäscherinnen übertragen, welche diese Wäsche übernehmen.

Es ergibt sich hieraus klar, wie man der Verbreitung der Krankheit Einhalt zu thun hat, ebenso aber auch, wie es kommt, daß bei der Unmöglichkeit die geeigneten Maßregeln zu treffen, ganze Familien und Häuser an Cholera erkranken und sogar aussterben.

Alles was früher hierüber in Betreff des Typhus gesagt ist, muß bei der Cholera mit verdoppelter Energie geschehen. Besonders wichtig ist es auch, daß die beschmutzte Wäsche sofort in ein Faß mit Lauge gesteckt wird.

Die Cholera tritt zuweilen ganz plötzlich auf mit starkem Brechen und Durchfall und einem dazu ganz unverhältnißmäßig raschen Verfall der Kräfte (Collaps). Zur Stillung des Erbrechens haben sich Verschlucken von Eisstücken und der Genuß von kaltem kohlensauren Wasser, in Ermangelung dessen Brausepulver mit Eiswasser, noch am meisten bewährt; daneben gibt man dem zu Bett gebrachten und erwärmten Kranken starken Wein, Cognac mit kaltem Sodawasser, Hoffmannstropfen. Der Arzt hat dann die weitere Behandlungsweise anzuordnen.

Die Cholera kommt in sehr verschiedenen Graden vor, bald ganz leicht und rasch vorübergehend, bald sehr schwer, in wenigen Stunden tödtend. Hat ein Mensch einen schweren Choleraanfall überwunden, so hat das Gift in seinen Organen zuweilen ähnliche Verwüstungen angerichtet, wie das Typhusgift, und es bildet sich ein dem Typhus ähnlicher Zustand (Choleratyphus) heraus; diese Kranken sind dann ganz nach den Regeln, die beim Typhus gegeben wurden, mit der größten Sorgfalt zu pflegen.

Ruhr (Dysenterie).

Die Ruhr, welche bei uns besonders in der heißen Jahreszeit aus nicht immer bekannten Gründen auftritt, ist eine entzündliche Erkrankung des unteren Theiles des Darmes. Sie ist auch nicht von Person zu Person ansteckend und verbreitet sich wahrscheinlich in der gleichen Weise, wie Cholera und Typhus, durch die Ausleerungen. Es gehören indeß schon ein besonders enges Zusammenleben, und besonders ungünstige Witterungs- und Ernährungsverhältnisse dazu, wie sie bei Armeen im Krieg vorkommen können, wenn diese Krankheit sich sehr verbreiten soll.

Behufs der Desinfection der Stühle sind die gleichen Maßregeln zu treffen wie früher erwähnt. Bei plötzlichen Anfällen der Krankheit, die sich in oft sehr heftigen Schmerzen im Leibe, mit immer wieder und wieder auftretendem Drang zum Stuhle, bei jedesmal nur geringer Entleerung von Schleim, Blut, Eiter, Sago ähnlichen Massen, brandigen Fetzen äußert, ist der Kranke sofort in's Bett zu bringen und zu ruhiger Lage zu ermahnen. Die Zimmertemperatur sei 15—16° R. Zwei Betten zum Wechseln sind sehr wünschenswerth. Das Getränk sei lauwarm, Gersten-, Haferschleim, Mandelmilch; bei Appetitlosigkeit und Erbrechen nichts Anderes. Ist kein Erbrechen vorhanden und Neigung zum Essen, so kann man auch Milch, kräftige Suppen, Eidotter geben. Heftige Schmerzen (Koliken) sind mit warmen Umschlägen auf den Leib zu stillen; bei unaufhörlichem schmerzhaftem Stuhlzwang sind Stärkeklystiere mit ein Paar Tropfen Opiumtinctur anzuwenden. Das weitere hat der inzwischen herbeigeholte Arzt zu verordnen.

Direct (von Person zu Person) ansteckende Krankheiten.

Hierher gehören: Flecktyphus, Rückfalltyphus, Masern, Rötheln, Scharlach, Blattern, Keuchhusten, Diphtherie.

Ueber die Pflege der von diesen Krankheiten Befallenen ist mit Ausnahme der Diphtherie, die wir später noch besonders in Betracht ziehen wollen, kaum etwas Besonderes zu sagen. Es sind mehr oder weniger schwere, acute, mit Fieber verbundene Krankheiten, die durch Aufnahme eines staubförmigen Krankheitsgiftes (wahrscheinlich auch feinste Pilzsporen) entstehen, und bei denen das Krankheitsgift im Krankenzimmer wieder neu erzeugt wird, so daß die Ansteckungs- und Verbreitungsfähigkeit dieser Krankheiten eine sehr weitgehende ist. Man muß sich eher darüber wundern, daß diese Krankheiten zuweilen ganz aufhören, als daß sie sich weiter verbreiten. Es ist möglich, daß nach einer gewissen Zeit die Fähigkeit der weiteren Fortpflanzung bei diesen kleinsten Pflanzen erlischt. Da der Mensch doch nicht ihr eigentlicher Entwicklungsboden ist, so werden die folgenden Generationen dieser Pflänzchen, wenn sie immer nur von den Säften der Menschen leben sollen, vielleicht immer schwächlicher und verlieren endlich ihre Fortpflanzungsfähigkeit ganz.

Wir lassen die Diphtherie, die vieles Besondere darbietet, wie schon gesagt, vorläufig ganz außer Betracht. Daß Masern, Rötheln und Scharlach ganz besonders häufig Kinder befallen, und sich auf Kinder besonders leicht übertragen, ist ebenso bekannt, wie daß vor Flecktyphus, Rückfalltyphus und Pocken kein Alter schützt. Gleichfalls weiß man, daß dieselben Personen nicht leicht zwei Mal von diesen Krankheiten befallen werden, sondern daß es einen gewissen Schutz bietet, diese Krankheiten gehabt zu haben.

Die Pflegerin, welche auch auf Kinderabtheilungen ihren Beruf ausgeübt hat, wird durch die Erfahrung bereits einige Kenntnisse über diese Krankheiten gesammelt haben.

Für Familienmütter wird es einiges Interesse haben, etwas über die Anfänge von Masern, Rötheln, Scharlach und Pocken zu hören. Die richtige Erkenntniß dieser Krankheiten im Beginn ist freilich nicht so einfach wie der Laie oft glaubt. Alle diese Krankheiten pflegen nämlich mit mehr oder weniger heftigem Fieber anzufangen; bei allen finden sich Anfangs rothe Flecken auf der Haut, und es kann selbst für den erfahrenen Arzt sehr schwierig sein, zu erkennen, welche der genannten Krankheiten er vor sich hat, wenn er nicht durch andere, gleichzeitig in seiner Praxis vorkommende Fälle mit Wahrscheinlichkeit auf diese oder jene Art der Erkrankung zu schließen berechtigt ist. Es gilt als allgemeine Regel, jedes fiebernde Kind sofort zur Ruhe zu verweisen und in's Bett zu bringen.

Bei Masern zeigen sich sehr bald nach dem Anfangsfieber die Augen geröthet, thränend, empfindlich gegen Licht;

häufiges Niesen, Tropfen der Nase, Husten; vier bis fünf Tage nach dem Beginn des Fiebers tritt der Ausschlag in Form kleiner rother Flecke und kleinster Knötchen hervor, zuerst im Gesicht, dann von da auf den Rumpf, die Arme und zuletzt auf die Beine übergehend.

Die Erscheinungen bei Rötheln, der leichtesten und am schnellsten vorübergehenden Art von acuten Hautkrankheiten, sind denen der Masern sehr ähnlich, doch treten die rothen Fleckchen fast zugleich mit dem meist leichten Fieber ein; zuweilen fehlt das Fieber ganz. Die Kinder sind in der Regel so wenig von der Krankheit afficirt, daß es nicht nöthig ist, sie im Bett zu halten.

Wenngleich viele Fälle von Scharlach ganz leicht verlaufen, so ist diese Krankheit doch für Kinder wie für Erwachsene eine der gefürchtetsten, zumal wegen ihrer nicht seltenen Verbindung mit Diphtherie. Das Anfangsfieber beim Scharlach ist gewöhnlich besonders heftig; es ist mit stechendem Schmerz im Halse, starkem Kopfweh, Schlafsucht oder Schlaflosigkeit, zuweilen mit Erbrechen und Krämpfen (Convulsionen) verbunden. Gewöhnlich zeigt sich die fleckige Hautröthung schon am ersten, spätestens am zweiten Tage, zuerst an Hals, Brust, Händen, Oberschenkeln, dann sich über den ganzen Körper verbreitend, oft mit sehr heftigem Brennen und Jucken verbunden. In neuerer Zeit ist beim Scharlach die gleiche Behandlung mit Bädern, Einwicklungen, Uebergießungen und Waschungen in Anwendung gezogen, wie beim Typhus, und das darüber Gesagte Seite 157 nachzusehen. Das oft sehr lästige Jucken ist durch häufige Waschungen, häufiges Wechseln der Wäsche, häufiges Umbetten zu mildern. Manche Aerzte lassen viele Einreibungen mit Speck oder Oel machen, was auch das Jucken mindern soll. Diese Einreibungen sind wie die Waschungen nach und nach an den verschiedenen Körpertheilen zu machen. Zeigt sich Diphtherie der Nase und des Halses, so ist wie bei anderen Diphtheriefällen, wovon später, zu verfahren.

Es gibt beim Menschen verschiedene Arten von Pocken

oder Blattern: eine leichte Form, die Windpocken (Varicellen), eine schwerere (Varioloiden) und schwerste Form die echten Pocken (Variola).

Die Windpocken sind eine leichte Krankheit. Fieber und Vorläufer fehlen oft ganz; kleine rothe, einzeln stehende, spärlich verbreitete Flecken zeigen sich an Brust, Hals, Gesicht, Armen und Beinen, und werden am zweiten Tage zu kleinen Bläschen, die am vierten und fünften Tage schon wieder vertrocknen; zuweilen tritt im ganzen Verlauf kein Fieber auf, im anderen Falle etwas Temperatursteigerung, bald vorübergehendes Halsweh, einige Bläschen auf Gaumen und Zunge. Man hält davon befallene Kinder im Zimmer; doch brauchen sie, wenn sie nicht fiebern, nicht im Bette zu liegen.

Wenn Jemand echtes Pockengift in sich aufgenommen hat, und dies bei ihm haftet, so dauert es in der Regel 10—13 Tage, bis das Anfangsfieber zum Ausbruch kommt, doch kann sich schon während dieser (Incubations-) Zeit Schwindel, Mattigkeit, Kopf- und Kreuzschmerz zeigen. Nicht selten beginnt die Krankheit mit einem heftigen Schüttelfrost oder wiederholtem Frösteln bei hoher Körpertemperatur; dabei Appetitmangel, Brechneigung, Würgen, auch wirkliches Erbrechen, immer heftiger Kopfschmerz und Kreuzschmerz, auch zuweilen Delirien und ziehende, reißende Schmerzen in den Armen. In manchen Fällen zeigen sich schon in dieser Periode der Krankheit rothe masern- oder scharlachartige Flecken auf der Haut, zuweilen auch kleine zerstreute Blutpünktchen (Petechien). Gegen den dritten Tag nach Beginn des Fiebers zeigt sich erst der eigentliche Pockenausschlag deutlich: rothe Knötchen, die zuerst im Gesicht, dann am Rumpf, dann an den übrigen Körpertheilen auftreten und die sich allmählich zu Bläschen, dann zu eiterigen Blattern umwandeln.

Die Pocken können unendlich verschieden verlaufen; in manchen Fällen ist die Menge der Pusteln sehr gering, in andern Fällen so groß, daß man kaum noch die Grenze einer Pocke von derjenigen einer anderen unterscheiden kann; auch können die einzelnen Pocken mehr oder weniger tief in die Haut eindringen; davon hängt es ab, ob tiefe oder flache oder gar keine Narben zurückbleiben. Die Behandlung der Pocken mit Bädern und nassen Einwickelungen hat jetzt viele Anhänger unter den Aerzten. — Es gibt ein wichtiges, wenn auch nicht immer absolut sicheres Schutzmittel vor den Pocken: die Impfung mit Kuhpocken. Nur wer die Geschichte der mörderischen Pockenepidemien vor der allgemeinen Impfung nicht kennt und nicht im Stande ist, damit die jetzige, weit geringere Gefahr dieser Krankheit zu beurtheilen, kann in blindem Eifer gegen die Impfung sprechen. Man schätzt die Schutzkraft der Impfung auf sieben Jahre. Pflegerinnen und Aerzte, welche viel mit Pockenkranken zu thun haben, erkranken nicht leicht.

Eine vorwiegend bei Kindern vorkommende, doch nicht allein auf Kinder, sondern auch auf Erwachsene übertragbare Krankheit ist der Keuchhusten (Stickhusten, Krampfhusten, blauer Husten). Ueber die Art des Ansteckungsstoffes weiß man nichts Bestimmtes; es ist wohl höchst wahrscheinlich, daß der ausgehustete und ausgebrochene Schleim den Ansteckungsstoff enthält und daher ist es vorsichtig, die von solchen Kranken benutzten Taschentücher nicht von Anderen gebrauchen zu lassen; doch daß der Ansteckungsstoff nur an dem Auswurfe haftet, wird jedenfalls schwer zu erweisen sein. — Anfangs husten die Kinder nur wie bei einem gewöhnlichen Catarrh, ohne daß der Husten einen besonderen Charakter hat; dies Vorstadium kann 1—3 Wochen dauern. Dann treten die eigentlichen Krampfhustenanfälle auf, die mit keuchendem Tone verbunden sind und mit Würgen und Brechen zu endigen pflegen, wobei ein zäher Schleim entleert wird; die Angst und Athemnoth dabei ist groß, die Kinder werden oft ganz blau und bekommen zuweilen blutig unterlaufene Augen dabei; auch kann dem ausgewürgten Schleim etwas Blut beigemengt sein. — Rasches Essen und Verschlucken, Schreien, vieles Laufen können die Anfälle veranlassen, die aber auch häufig in der Nacht eintreten, wahrscheinlich durch ein Hineinlaufen von Speichel und Mundschleim in den Kehlkopf angeregt. Zwanzig bis dreißig Anfälle täglich sind gewöhnlich, doch sind auch sechzig bis achtzig Anfälle auf der Höhe der Krankheit nicht selten. Das Keuchhustenstadium dauert in der Regel vier bis fünf Wochen, worauf noch ein oder zwei Wochen langsamen Abnehmens der Krankheit zu folgen pflegen.

Es ist Sache des Arztes, die entsprechenden Arzneiverordnungen zu geben. Am meisten möchte man den Kindern bei den entsetzlichen Hustenanfällen helfen, und doch kann man nicht viel dabei thun. Man muß ihnen den Kopf halten, um ihnen das Würgen und Erbrechen zu erleichtern, dann ist man ihnen mit einem Tuche behilflich, den Schleim aus dem Munde zu nehmen. Größere Kinder ermahnt man, Schreien und Toben und sonst alles zu unterlassen, was einen Anfall hervorruft. Hohe Lage im Bett während der Nacht ist zu rathen. Erwachsene lernen durch eigene Beobachtung die Anfälle abzukürzen durch möglichst weniges und sehr flaches Einathmen gleich im Beginn des Anfalls. — Bei Erstickungsgefahr im Anfalle fährt man mit dem Finger tief in den Mund des Kranken und drückt die Zungenwurzel nieder. — Die Krankheit verläuft meist ganz ohne Fieber, und es ist daher besser, die Kinder nicht in's Bett, sondern viel in frische Luft zu bringen, am besten, sie einige Male den Aufenthalt wechseln zu lassen.

Eine ganz besonders opferwillige Pflege ist bei der Diphtherie nöthig. Diese Krankheit, welche theils für sich allein, theils in Verbindung mit Scharlach, seltener mit Masern und Typhus auftritt, hat sich im Laufe der letzten Jahre auch in ziemlicher Ausdehnung über Wien verbreitet, wenn auch noch lange nicht in dem Maße, wie es in manchen anderen großen Städten (Berlin, Paris, Petersburg, London) der Fall ist.

Kein Lebensalter ist ganz gesichert, von dieser Krankheit befallen zu werden; weder die Hütte des Armen, noch der Palast ist davor gesichert, doch die Kinder der in schlechten, nassen Wohnungen eng bei einander lebenden Familien, in welchen nicht selten zwei und drei Kinder in einem Bett auf faulem Stroh schlafen, sind derselben am häufigsten unterworfen; unter diesen schlimmen Verhältnissen breitet sich die Ansteckung am schnellsten aus; die schlecht genährten, unsauber gehaltenen Kinder widerstehen der Krankheit auch am wenigsten.

Wir schalten hier die auf Wunden vorkommende Diphtherie ganz aus und sprechen nur von der Diphtherie im Halse, im Kehlkopf, in der Nase. Der Ansteckungsstoff besteht auch bei dieser Krankheit in kleinsten nur mit den stärksten Vergrößerungsgläsern sichtbaren Pilzsamen (Sporen), welche ganz besonders leicht im Halse, am sogenannten Gaumensegel, an den Mandeln, einen geeigneten Boden zu ihrer Keimung finden. Die Krankheit ist anfangs auf die ersten angesteckten Punkte beschränkt; bald in wenigen Stunden, bald erst nach Tagen, treten Fieber und andere Erscheinungen auf, welche anzeigen, daß das von den Pilzen bei ihrem Wachsthum gebildete Gift ins Blut eingedrungen ist; es gibt aber auch Fälle, bei welchen es nie zu solchen Erscheinungen kommt, sondern die Krankheit rein örtlich bleibt. — Der Ansteckungsstoff haftet, wie schon bemerkt, ganz besonders leicht bei Kindern, und zwar auf der bis dahin ganz gesunden Schleimhaut, dann aber auch bei Erwachsenen, zumal wenn sich die Rachenschleimhaut in nicht ganz gesundem Zustand befindet. Die Absonderungen der von Diphtherie befallenen Schleimhäute sind in hohem Grade ansteckend; durch Verspritzen derselben beim Husten, durch unmittelbare Berührung beim Kuß Diphtheriekranker Kinder wird der Krankheitsstoff auf andere Mitglieder der Familie verbreitet. Doch auch der in die Taschentücher entleerte, am Bettzeug verspritzte Schleim bewahrt beim Eintrocknen zuweilen noch seine ansteckende Kraft, und kann der Luft mitgetheilt und in großen Mengen eingeathmet wahrscheinlich auch die Krankheit wieder erzeugen. — Es würde auf diese Weise die Krankheit nie ein Ende haben, und ihre Verbreitung noch eine weit großartigere sein, als sie es in der

That ist, wenn nicht unzählige Male der Ansteckungsstoff im Munde fortgespült, verschluckt, verdaut und entleert würde, ehe er gehaftet hat, und wenn nicht wie bei allen ansteckenden Krankheiten noch besondere persönliche Eigenschaften hinzukommen müßten, um die Haftung des Ansteckungsstoffes und seine Fortentwickelung im Blute zu begünstigen. Worin diese persönliche Empfänglichkeit und auf der anderen Seite der persönliche Widerstand gegen Ansteckungsstoffe liegt, weiß man nicht. Viele Aerzte und viele Pflegerinnen (Mütter, Verwandte und Berufspflegerinnen) sind bei der Ausübung ihres Berufes durch Ansteckung mit Diphtherie als Opfer gefallen, doch läßt sich nicht leugnen, daß dabei auch manche Unvorsichtigkeiten begangen wurden, und daß dies häufiger vorgekommen ist, als man die Gefahr der unmittelbaren Ansteckung von Mund zu Mund noch nicht genügend kannte. Wäre die Ansteckung durch verstäubten Diphtheriestoff eine besonders große, so müßte die Verbreitung, wie schon bemerkt, eine weit größere sein und sich auch ganz besonders auf Aerzte und Pflegepersonal erstrecken, wie dies beim Flecktyphus und Rückfalltyphus in weit höherem Maße der Fall ist, als bei Diphtherie.

Wir werden von den allgemeinen Maßregeln in Betreff des Schutzes vor ansteckenden Krankheiten noch später zu reden haben. In Betreff der Diphtherie wollen wir aber hier schon hervorheben, daß bei der sicheren Kenntniß, welche wir über die Haftung des Ansteckungsstoffes (des Contagium) haben, manches zum Schutz derjenigen Personen geschehen kann, welche es nicht vermeiden können mit diesen Kranken in Berührung zu kommen. Dahin gehört vor Allem die Vermeidung der unmittelbaren Berührung des Mundes solcher Kranken mit dem eigenen Munde, und die Vorsicht, sich nicht durch Bespritzung Etwas von dem Ausgehusteten oder beim Niesen Verstäubten in den Mund gelangen zu lassen, und falls dies doch geschähe, sich sofort den Mund mit Lösungen von Salicyl (1 Theil auf 300 Theile Wasser), hypermangansaurem Kali (man läßt 2—3 Körnchen in einem Glas Wasser lösen), oder chlorsaurem Kali (5 auf 100) auszuspülen. Auch ohne solchen unmittelbaren

Berührungen ausgesetzt gewesen zu sein, wird man gut thun, zweistündlich solche Mundspülungen vorzunehmen, wenn man viel mit Diphtheriekranken zusammen sein muß.

Es wird den Leserinnen von ganz besonderem Interesse sein, zu erfahren, woran man die ersten Anfänge der Erkrankung erkennt; denn nach dem Gesagten ist es klar, daß bei einer Krankheit, deren erster Anheftungspunkt am Körper unter Umständen so sichtbar ist wie bei der Diphtherie, die Bekämpfung dieses ersten Anfanges möglich und von hoher Bedeutung ist.

Die deutlich ausgesprochenen Fälle beginnen meist mit weißen Flecken auf dem Gaumen, im Rachen, oder auf den Mandeln; mäßige stechende Halsschmerzen gehen zuweilen nur um wenige Stunden voraus; das Anfangsfieber kann ganz fehlen, ja selbst bei schweren Fällen kann es gering sein. — Die erwähnten, zuerst silberweißen, fast noch durchscheinenden Flecken werden bald trüber weiß, milchig, breiten sich aus; dann wird die Schleimhaut ringsherum dunkler roth und die weißen Flecken lösen sich in der Folge als mehr oder weniger dicke Häute ab. — Während diese Fälle verhältnißmäßig leicht zu erkennen sind, gibt es andere, deren Erkenntniß als Diphtherie sehr schwer, ja sogar unmöglich sein kann, weil beim Eindringen von geringer Menge eines nicht mehr sehr kräftigen Ansteckungsstoffes in den Hals eines für denselben wenig empfänglichen Menschen die ganze Krankheit sich auf eine mäßige fleckige Röthung der Rachenschleimhaut mit leicht stechenden Schmerzen beschränken kann; ja es ist möglich, daß auch später gar keine weißen Flecken auftreten, und nach wenigen Tagen einer scheinbar gewöhnlichen mäßigen Halsentzündung der Kranke wieder ganz gesund ist. Wenn solche Erscheinungen bei Menschen vorkommen, welche mit Diphtheriekranken verkehren, so liegt immer eine große Wahrscheinlichkeit vor, daß es sich um eine leichte Ansteckung gehandelt hat.

Die Entscheidung, ob ein solcher Halscatarrh diphtheritischen Ursprunges ist oder etwa von Erkältung herrührt, ist für die Betroffenen ziemlich gleichgiltig, doch nicht für die Umgebung; denn diese leichten Fälle sind nicht minder ansteckend wie die schweren. Die Vorsicht verlangt daher, daß Patienten mit catarrhalischer Diphtherie in ihrer Berührung mit Anderen zumal von Mund zu Mund ebenso vorsichtig sein müssen, wie solche mit ausgesprochener fleckig-häutiger Diphtherie; sie sollen in reichlichem Maße Gurgelwasser brauchen, nicht nur um die leichte Erkrankung unschädlich für sich zu machen, sondern auch, um nicht den Ansteckungsstoff auf Andere zu übertragen. — Es ist in diesen Fällen um so mehr Vorsicht nöthig, theils weil sich aus einer nicht bekämpften catarrhalischen Diphtherie bei längerer Dauer und hinzukommenden Schädlichkeiten, wie vieles Sprechen, Schreien, Erkältung, doch noch nach mehreren Tagen die schlimmeren Formen entwickeln können, theils weil die einfache Röthung des Halses ohne sichtbare Flecken nicht ausschließt, daß sich hinter dem Gaumensegel ganz oben im Rachen und in den hinteren Theilen der Nase die gefürchteten weißen Flecke und Häute befinden und erst von dort sich später auf die vordere Seite des Gaumensegels herüberziehen. Dieser versteckte Sitz der Diphtherie kommt besonders häufig bei Scharlach vor.

Die Reinigung des Halses und die vorsichtige Entfernung der zu rascher Fäulniß geneigten Häute, welche sich aus den weißen Flecken hervorbilden, ist die Hauptaufgabe der Pflegerinnen. — Die Mittel, welche dies befördern sollen, bestehen in Reinigung und Bepinselung der kranken Stellen, häufigem Ausspülen, ohne die Halsorgane durch übermäßige gurgelnde Bewegungen anzustrengen, Einspritzungen in die Nase, um die Absonderungen dort fortzuspülen, Inhalationen von Dämpfen, um die durch die Erkrankung starr werdenden Gewebe zu erweichen, wodurch dann wieder die Ablösung der Häute befördert wird.

Ueber alle diese Dinge war bereits im Cap. III die Rede.

Es ist bei Diphtherie noch besonders nöthig, zu verhüten, daß Verletzungen und Blutungen durch diese Hantirungen erzeugt werden. Alle dabei gebrauchten Instrumente müssen immer in dreipercentiger Carbollösung liegen und nach dem Gebrauch wieder hineingelegt werden; die gebrauchten Schwamm- und Wattestückchen sind sofort zu verbrennen.

Mit welchen Medicamenten die Spülungen, Bepinselungen und Einspritzungen ausgeführt werden sollen, muß vom Arzte angeordnet werden. Hier nur noch einige Bemerkungen darüber. Es fehlt nicht an Mitteln, die ersten Anfänge der Krankheit rasch zu beseitigen; doch sind die kräftigsten dieser Mittel stark ätzend; sie können nur vorsichtig zum Betupfen und Bepinseln mit wohl ausgedrücktem Pinsel oder Schwammstückchen angewendet werden, denn wenn etwas von ihnen hinab in den Kehlkopf und in die Luftröhre liefe (was bei den starren, in der Bewegung sehr gehemmten Organen leichter geschehen kann, wie bei gesunden), so würde dies eine höchst gefährliche Entzündung dieser Theile und damit eine neue Gefahr nach sich ziehen. — Zu den Gurgelwässern und zu den Einspritzungen in die Nase, wie zu den Einathmungen können nur so schwache Lösungen jener Mittel verwendet werden, daß sie keinen Schaden bringen, selbst wenn etwas davon in die Luftröhre kommen sollte, was bei den Einathmungen ja immer der Fall ist, ja in manchen Fällen sein soll. Ganz erhebliche, zuweilen unüberwindliche Schwierigkeiten bietet die örtliche Behandlung bei kleinen Kindern. Wenn es schon bei Erwachsenen einiger Geschicklichkeit bedarf, mit einer gebogenen Zange, in welcher man ein Stückchen Schwamm oder ein Wattebäuschchen gefaßt hat, den Raum hinter dem Gaumensegel nach oben zu (wo es von hinten in die Nasenhöhle hineingeht) zu reinigen und einen Erwachsenen dazu abzurichten, daß er bei Einspritzungen in die Nase die Zunge so nach rückwärts drückt, daß er die Flüssigkeit nicht in den Schlund und die Luftröhre, sondern einfach zum Mund hinauslaufen läßt, — so ist dies bei Kindern meist gar nicht zu erreichen. — Da wie gesagt nur schwache Lösungen wirksamer Mittel angewendet werden können, so ist ein Erfolg nur durch sehr häufige Anwendung derselben zu erzielen, d. h. in Pausen von einer halben bis einer oder zwei Stunden je nach der Schwere des Falles. Das ist für den Kranken sehr peinlich, und die Mütter, welchen in vielen

Fällen die Anwendung dieser Mittel zufällt, ermüden nicht nur oft bald, zumal wenn sie keinen raschen Erfolg sehen, sondern sie bringen es oft nicht über's Herz, ihre Lieblinge so oft zu quälen, geben jede Hoffnung auf und verfallen einem thatenlosen Schmerz und Jammer. Es ist die Pflicht einer tüchtigen Pflegerin, wie die des Arztes, bis zum letzten Athemzuge Alles aufzubieten, was erfahrungsgemäß helfen kann, wenn auch die aufopferndsten Bemühungen bei diesen wie bei manchen anderen schweren Krankheitsprocessen ihren Lohn nur in dem Bewußtsein treuester Pflichterfüllung finden.

Endigt eine Rachen- und Nasendiphtherie tödtlich, so ist es die Blutvergiftung, welche den Tod (zuweilen durch rasch eintretende Herzlähmung mit Collapserscheinungen) herbeiführt, es sei denn, daß andere Krankheiten, wie Hirn- oder Lungenentzündung hinzukommen. Doch es gibt noch eine Todesursache, der wir zuweilen durch rasches Eingreifen entgegentreten können: die Erstickung durch Uebergang der Rachendiphtherie auf den Kehlkopf und die Luftröhre, wobei diese Athmungswege durch die Bildung der früher erwähnten weißen Häute ganz verstopft werden.

In diesem Falle, der nur vom Arzt beurtheilt werden kann, ist die Erstickung durch Oeffnung der Luftwege (Tracheotomie), Entfernung der Häute und Einlegen einer Röhre (Canüle) zu verhindern, und zuweilen gelingt es, die Kinder durch diese Operation zu retten, wenn sie die Diphtherie-Vergiftung überstehen oder nicht etwa durch Weiterverbreitung der Diphtherie auf die Lungen zu Grunde gehen. Nach dieser Operation treten nun noch folgende Pflichten an die Pflegerin heran. Die eingelegte Röhre, durch welche die Kranken so lange athmen, bis der Weg noch oben wieder frei wird, verstopft sich leicht, theils durch unvollkommen ausgehustete Häute, theils durch Schleim, der leicht in der Röhre eintrocknet. Um nun die Röhre leicht reinigen zu können, ist sie in zwei in einander geschobene Stücke zu zerlegen. Die innere Röhre wird herausgenommen, mit einer Federfahne und durch Ausspritzen mit dreipercentiger Lösung von Karbolsäure gereinigt und dann wieder eingelegt. Die Krustenbildung in der Röhre wird durch häufiges Einathmen warmer Dämpfe, das Hineinfliegen von Staub in die Röhre durch vorgelegte feine Gaze verhindert. — Wird die Athmung trotz der widerholten Reinigung der Canüle nicht frei, so muß der Arzt geholt werden.

Es gibt eine mittelschwere Form der Diphtherie, häutige Bräune oder Krup (Croup) genannt, die im Kehlkopf anfängt und mit eigenthümlich bellendem Husten verbunden ist. Nach und nach gesellen sich Athembeschwerden, dann Erstickungsangst hinzu; dabei kann der Rachen ganz frei von Diphtherie sein und bleiben; auch dieser Krankheit erliegen viele Kinder, zumal durch Weiterverbreitung der Entzündung auf die Lungen; die Gefahr der Blutvergiftung ist dabei geringer als bei den schweren Fällen von Rachendiphtherie und werden solche Kranke häufiger durch den Luftröhrenschnitt gerettet.

Vorsichtsmaßregeln bei Seuchen und ansteckenden Krankheiten.

Seitdem wir über die Art der Ansteckungsstoffe mehr Kenntnisse erworben haben, können wir uns auch weit bestimmter über die Maßregeln aussprechen, welche man ergreifen muß, um nicht von einem Ansteckungsstoff befallen zu werden. Die neue Entstehung von Seuchen und ihre Verschleppung zu vermeiden liegt nur theilweise in der Macht der Völkerregierungen; die absolute Absperrung aller Krankheitsherde ist in unserem Jahrhundert der Eisenbahnen und persönlichen Freiheit nicht mehr möglich. Wenn es trotzdem feststeht, daß die Epidemien der schlimmsten Seuchen in unseren Zeiten nie solche Verheerungen anrichteten, wie die Pest und der schwarze Tod im Mittelalter, so liegt dies hauptsächlich in der gesünderen Anlage der Städte, so wie in den vernünftigeren Maßregeln, welche die Regierungen, sowie die einzelnen Menschen in diesem Kampf mit den uns vergiftenden kleinsten Pflanzen, welche diese Krankheiten veranlassen, ergreifen. Wir sind alle in den Händen der Natur. Wesen kämpft da gegen Wesen um seine Existenz, um seine Nahrung.

Im Ganzen ist der Mensch auf die Dauer bisher immer siegreich gewesen, darum nennt man ihn auch den Herrn der Schöpfung.

Wer gesund bleiben will, wird sich nicht einen Wohnort in einer Gegend wählen, wo Sumpffieber herrscht, vorausgesetzt, daß ihm überhaupt eine Wahl bleibt. Ebenso werden die Menschen, in deren Vermögen es liegt, eine Stadt verlassen, aus deren Grund und Boden sich in Menge Typhusgift entwickelt oder, einmal hineingebracht, darin besonders gut gedeiht und häufig an die Oberfläche tritt. Wer der Möglichkeit einer Choleraerkrankung entgehen will, muß so lange eine Stadt verlassen, in welcher Cholerafälle vorkommen, bis die Seuche erloschen ist. Wer der Ansteckung von Masern, Rötheln, Scharlach, Pocken, Diphtherie, Keuchhusten entgehen will, muß die Häuser und besonders die Wohnungen vermeiden, in welchen sich Menschen mit solchen Krankheiten befinden. Dies Alles ist eben so klar, wie der Rath, sich vor dem Erschossenwerden dadurch zu schützen, daß man sich nicht dahin begibt, wo die Kugeln sausen.

Anders liegt die Sache für diejenigen, welche durch Verhältnisse gebunden sind, mit solchen Kranken zu verkehren: für die Aerzte und Pflegerinnen. Hierüber ist früher bereits das Wichtigste bei den einzelnen Krankheitsformen gesagt, doch soll es hier noch einmal kurz zusammengefaßt werden.

Am leichtesten erfolgt eine Ansteckung immer durch die noch feuchten Absonderungen, Auswurfsstoffe und Entleerungen der Kranken. Die Personen in der unmittelbaren Nähe der Kranken haben sich zu hüten, daß von diesen Dingen irgend etwas mit ihren Schleimhäuten (Mund, Nase, Augen) oder mit kleinen wunden Stellen der Haut in Berührung kommt. Dies gilt ganz besonders von den Auswurfsstoffen der Typhus-, Cholera-, Diphtherie-, Keuchhustenkranken.

Ich muß hier noch etwas erwähnen, wozu sich früher keine Gelegenheit bot, nämlich die Gefahr der Uebertragung von Eiter, Jauche, Wochenfluß, Diphtherie-Absonderung auf wunde Hautstellen. Mit unglaublicher Geschwindigkeit dringen diese Stoffe in solche Stellen ein, zuweilen auch in ganz gesunde Haut neben den kleinen Härchen bis ins tiefe Hautgewebe. Manche Chirurgen sind bei Operationen und Verbänden auf diese Weise von Fäulniß- und Krankheitsgiften angesteckt worden und als Opfer ihres Berufes gefallen. Dringen diese Stoffe ins Blut, so erzeugen sie ein sehr bösartiges Eiterfieber (Sepsis, Pyämie), eine allgemeine Blutvergiftung, die nur selten überstanden wird. Es ist auf alle Fälle vorsichtig, die Hände nicht nur mit Oel zu bestreichen, sondern das Oel in die Haut hinein zu verreiben, wenn man es als Arzt nicht vermeiden kann, in Jauche- oder Eiterhöhlen zu operiren. Hat man Wunden an den Fingern, zumal kleine Risse um die Nägel herum, die den Eintritt giftiger Stoffe besonders begünstigen, so verklebe man sie vor den Hantirungen an chirurgischen Kranken mit englischem Pflaster, über welches man eine dicke Lage von Collodium streicht. Dann reibe man die Hände mit Oel ein. — Sollte eine Pflegerin bei einer Operation zufällig verletzt werden, so muß sie die Wunde eine Viertel- oder halbe Stunde im Wasser ausbluten lassen, darauf mit dreipercentiger Carbollösung waschen und dann erst mit englischem Pflaster bedecken. Ebenso müssen die Köchinnen verfahren, welche bei Behandlung von nicht mehr ganz frischem Fleisch (zumal bei Wild) sich verletzen. Schwillt trotzdem die Umgebung der Wunde an, wird sie empfindlich und zieht sich der Schmerz bis in den Arm hinauf, so muß sofort ein Arzt befragt werden.

Krebs ist keine ansteckende Krankheit, doch kann man sich mit der Absonderung von fauligen Krebsgeschwüren unter Umständen ebenso inficiren, wie mit anderen faulen Flüssigkeiten.

Lungenschwindsucht gilt im Allgemeinen nicht als ansteckend, doch ist es nicht rathsam, junge Leute in einem Zimmer mit Schwindsüchtigen schlafen zu lassen, weil es in neuerer Zeit durch mannigfache Untersuchungen höchst wahrscheinlich geworden ist, daß der Auswurf solcher Kranken einen Stoff enthält, der geeignet ist, unter Umständen in Anderen die gleiche Krankheit zu erzeugen.

Kehren wir nun zurück zu den Ansteckungsstoffen der Seuchen, so ist bei Typhus, Cholera und Ruhr die Ansteckung von denjenigen Aborten aus, in welche die Ausleerungen hineingelangt sind, zweifellos constatirt. Da nun alle Aborte einer Stadt durch das Canalsystem mit einander in Verbindung zu stehen pflegen und die Canäle unmöglich stets so überwacht sein können, daß aus ihnen nicht etwa Ansteckungsstoffe in den Boden und von da in die Brunnen gelangen, so ergibt sich, wie schwer, ja wie unmöglich unter Umständen das Abschneiden dieser Seuchequelle sein muß. Am wirksamsten würde dies zweifellos so geschehen, daß der Ansteckungsstoff in den Entleerungen vernichtet wird, bevor dieselben in den Abort gegossen werden. Wenn dies sowohl in den Krankenhäusern wie in den Privatwohnungen bei immer zunehmender Aufklärung geschehen wird, so ist schon unendlich viel gegen die Ausbreitung dieser Seuchen gethan. Dann bleiben freilich immer noch die Fälle, in welchen solche Menschen, die selber noch nicht wissen, woran sie leiden, noch vor ihrer Bettlägerigkeit ihre nicht desinficirten Entleerungen in die Aborte abgeben; doch da die Menge und Vermehrung des in die Canäle verbreiteten Ansteckungsstoffes hauptsächlich von Bedeutung für die Ausbreitung der Seuche ist, so ist es schon wichtig genug, wenn man durch die unmittelbare Desinficirung derjenigen Entleerungen, welche von ärztlich Behandelten herkommen, diese Schädlichkeitsquelle erheblich verringert. — Wichtig ist es ferner, wenn die Wassermengen, durch welche die Canäle bespült werden, so groß sind, und einen so starken Fall haben, daß sie die Entleerungen bald aus der Stadt in einen nahen, stark strömenden Fluß hineinreißen; dadurch wird der Ansteckungsstoff einerseits so sehr vertheilt, anderseits durch das Wasser so verändert, daß er nicht mehr wirksam ist. — Man hat es auch unternommen, den Ansteckungsstoff in den Aborten und Canälen durch Hineingießen von chemischen Substanzen (Carbolsäure, schwefelsaures Eisen, Chlorkalk) zu zerstören. Den Werth dieser Maßregeln hat man beanstandet, indem man sagte, die Mengen von desinficirenden Substanzen, welche man dabei anwendet, würden im Verhältnisse zu der Masse und der ungleichen Mischung des Cloakeninhaltes nie zureichend sein, um die sehr schwer zerstörbaren Krankheitsträger, die Pilzsporen, zu vernichten. Das ist wohl im Allgemeinen richtig; doch es genügt schon, das Aufkeimen dieser Pilze nur zu verzögern, bis sie mit dem Wasserstrome weitergeschwemmt sind, und das ist in der That bei einer durch Sanitätsbeamte während einer Seuche täglich durchgeführten Desinfection möglich, vorausgesetzt, daß alle Aborte täglich gespült werden und der Fall in den Canälen genügend stark ist.

Was die Brunnen als Seuchenherde betrifft, so kann dies nur für solche Brunnen gelten, welche schlecht ausgemauert, nicht sehr tief sind, und wenig Wasser enthalten. Die krankheitbringenden Pilzsporen, welche lange in reinem Wasser sind, verlieren ihre Kraft schon nach wenigen Tagen; sie können sich aber im Schlamme halten, welcher an den Wandungen und dem Boden des Brunnens haftet. Je weniger Wasser also in einem seichten Brunnen ist, und je leichter somit der Schlamm beim Schöpfen mit aufgerührt wird, um so eher wird das Brunnenwasser zur Krankheitsquelle werden können.

Ich hebe hier noch einmal hervor, daß nicht die stinkenden Gase als solche Krankheitsträger sind; im Gegentheile, je mehr solche Gase (Ammoniak, Schwefelwasserstoff) sich bilden, um so mehr gehen durch dieselben auch die krankmachenden Pilze zu Grunde; doch beim Verdampfen und Verdunsten (zumal bei gleichzeitiger Bildung von Blasen und Verspritzen der Flüssigkeit durch das Platzen dieser Blasen) werden wohl manche noch keimfähige Pilze mit in die Luft hinaufgerissen und halten sich dort wegen ihrer unendlichen Leichtigkeit lange auf, bevor sie niederfallen und trocknen. Während sie mit den stinkenden Gasen in der Luft schweben, können sie vom Menschen eingeathmet werden und so mit der Athemluft ins Blut gelangen.

Weit weniger leicht erfolgt die A n s t e c k u n g d u r c h v ö l l i g s t a u b t r o c k e n e n K r a n k h e i t s s t o f f; ja bei Cholera, Typhus und Ruhr ist es sogar bezweifelt, ob dies überhaupt vorkomme;

bei Masern, Rötheln, Scharlach, Pocken, Diphtherie steht diese Art der Ansteckung jedoch außer allem Zweifel.

Wo im Körper sich die meist gefüllten Herbergsorte des Ansteckungsstoffes bei den erwähnten acuten Hautkrankheiten befinden, ist noch nicht ganz klar. Von den Pocken wissen wir aber ganz genau, daß der Krankheitsstoff entweder staubförmig durch die Athmung aufgenommen wird, oder daß er durch Uebertragung von dem Inhalt der Pockenbläschen in die Haut eines anderen Menschen hinein (Impfung) verbreitet werden kann; auch bei letzterer Art absichtlicher Ansteckung (die nicht mit Menschen-, sondern mit Kuhpocken ausgeführt wird, siehe S. 166) erkrankt nicht nur die künstlich krank gemachte Stelle des Körpers, sondern der Stoff geht ins Blut durch den ganzen Körper, wie sich aus dem zuweilen nicht ganz unbedeutenden Fieber ergibt, welches bei Geimpften eintritt. Wir wissen ferner, daß der Pockenstoff, auch wenn er mit den Bläschen und Krusten eintrocknet, noch in den trockenen Krusten enthalten ist, die ja doch nicht spurlos verschwinden, sondern irgendwie zu Staub zerfallen. Wir wissen ferner, daß man durch einen Brei, welcher durch Verrührung solcher Krusten mit Wasser hergestellt wird, wirksame Impfungen machen kann; doch wissen wir auch, daß diese Impfungen nur selten haften, obgleich wir doch die günstigsten Bedingungen für die Haftung herstellen, indem wir mit einer kleinen Lanze den Stoff unmittelbar in die Haut hinein bringen, ein Fall, der ja bei der natürlichen Ansteckungsweise der Pocken nie vorkommt.

Da es hiernach zweifellos ist, daß bei den Pocken der Ansteckungsstoff jedenfalls in der Haut steckt und auf die Oberfläche der Haut gelangt, so ist es bei der großen Verwandtschaft, welche Masern, Rötheln, Scharlach, Diphtherie in ihrer sonstigen Erscheinungs- und Verbreitungsweise mit den Pocken haben, im höchsten Grade wahrscheinlich, daß auch bei letzteren Krankheiten[1]) der Ansteckungsstoff in

[1]) Zu denen man auch noch den Rothlauf rechnen könnte, wenngleich er nur eine sehr geringe und sehr bedingte Ansteckungsfähigkeit besitzt.

der Haut sitzt, von da an die Oberfläche tritt, vielleicht auch mit dem Schweiß austritt, jedenfalls von der Hautoberfläche schließlich in Staubform auf Wäsche, Kleider und umgebende Luft der Erkrankten übergeht. Da die genannten Hautkrankheiten immer mit einer starken, trockenen Abschuppung der Oberhaut enden, so hält man die damit behafteten Kranken mit Recht immer noch so lange für ansteckend, bis die Abschuppung vollendet, ein Bad genommen, Wäsche und Kleider gewechselt sind.

Wenn nun auch der Ansteckungsstoff bei diesen Krankheiten sicher in der Haut liegt, so ist damit nicht gesagt, daß er nicht auch in anderen Theilen des Körpers gelegen sein kann; es wird immer vorsichtig sein, sich vor der Berührung mit allen Entleerungen und Absonderungen solcher Kranken zu wahren, sie in ähnlicher Weise, wie früher erwähnt, zu desinficiren.

Wann der staubförmige Ansteckungsstoff seine Keimfähigkeit verliert, ja ob er sie unter den gewöhnlichen Verhältnissen an der Erdoberfläche überhaupt je verliert, weiß man nicht; da er ein feinster, trockener Pflanzensamen ist, so kann er sein schlummerndes Leben wohl ebenso lange bewahren, wie die Weizenkörner, welche die Aegypter vor Tausenden von Jahren in die Pyramiden legten, und die, heute im Boden ausgesäet, keimen und Frucht tragen, als seien sie einer erst im vorigen Jahre gewachsenen Kornähre entnommen. Hitze- und Kältegrade, bei welchen die meisten Stoffe, aus welchen die Thiere und Pflanzen bestehen, vernichtet werden, sind nicht im Stande die sogenannte Lebenskraft, die Keimfähigkeit in diesen feinsten Pilzsporen zu vernichten.

Wo und wie kann man nun diesem schädlichen Staube beikommen? Er kann, wenn wir krank sind, in der Luft um uns sein, an uns selbst, auf unserer Haut, in unseren Haaren, auf den Möbeln, an den Wänden unserer Zimmer, in unseren Kleidern, unserer Wäsche. Wie sollen sich Andere davor retten, wie sich davor bewahren?

Bevor wir auf die praktischen Maßregeln eingehen, welche vorzunehmen sind, um die Ansteckung auf diesem Wege zu verhindern, wollen wir zur Beruhigung ängstlicher Gemüther Folgendes hervorheben:

1. Damit die staubtrockenen Pilzsporen zur Entwickelung kommen, müssen sie irgendwo im Körper eine Zeit lang anhaften, wo ihnen reichlich wässerige Flüssigkeit zum Quellen und Keimen geboten wird. Auf unserer trockenen Körperoberfläche können diese trockenen Sporen überhaupt nicht zum Keimen kommen, sie können nur mit der Luft in Mund und Nase, von da in Lunge und Magen gelangen; das Thor ist also doch schon an sich im Verhältniß zu der Körperoberfläche sehr klein.

2. Es ist sehr wahrscheinlich, daß die meisten Krankheit bringenden Keime im saueren Magensaft, im Magenschleim, im Speisebrei überhaupt gar nicht zur Keimung kommen; vielleicht können sie sich eher im unteren Theile des Darmes festsetzen, zumal an kleinen wunden Stellen. Daß die kleinen Pilzchen, welche die Fäulniß erzeugen und in einem Atom pikanten Käses zu Milliarden wuchern, uns im Magen und Darm nichts thun, wissen wir. — Ob sich trotz alledem die ungemein lebenszähen Typhus-, Cholera-, Ruhrpilze, welche in den Speisebrei und Darm gelangen, weiter entwickeln und von da mit dem aufgesogenen Nährsaft in die Blutbahn eindringen, weiß man nicht; es wäre doch möglich. Auf alle Fälle ist es räthlich, bei Cholera-, Typhus-, Ruhrepidemien seine Lebensweise nicht zu ändern, unverdauliche Speisen und viel Obst zu vermeiden; auch ist es zweckmäßig, nie lange ganz ohne Nahrung zu bleiben, damit Magen und Darm nicht vollkommen leer werden; der Genuß von gutem Roth- und Portwein ist besonders zu empfehlen.

Von den übrigen hier in Rede stehenden Krankheiten ist es mindestens höchst wahrscheinlich, daß sie nur mit der Athmung durch die Lungen in's Blut gelangen; das Zugangsthor ist also ein recht beschränktes, freilich meist offenes; die Luft strömt bei der Einathmung immer hinein. Der Diphtheriepilz haftet besonders leicht im Munde, zumal im unreinen Munde an Stellen, die von den Bewegungen beim Sprechen, Kauen, Schlucken wenig betroffen werden. Vom Scharlach werden Verwundete, falls der Ansteckungsstoff zu ihnen gelangt, besonders leicht befallen.

3. Von besonderer praktischer Bedeutung ist dann Folgendes: Die Luftbewegung an unserer Erdoberfläche ist, auch wenn wir keinen Wind merken, durch die fortwährende Ausgleichung der Temperaturen eine so bedeutende und die Pilzsporen sind so enorm leicht, daß sie sich im Raume sehr rasch nach den verschiedensten Richtungen vertheilen und diese Vertheilung bald in's Unendliche geht. Man hat Untersuchungen angestellt, aus welchen hervorgeht, daß in einem Liter stinkender Luft eines Leichenhauses etwa zehn Sporen von Fäulnißpilzen enthalten sind, während in einem Tropfen faulender Flüssigkeit so viele im üppigsten Wachsthume befindliche Pilzsporen wimmeln, daß wir mit dem Ausdruck „Milliarden" noch gar keine Vorstellung von dieser Menge erhalten. Ziehen wir dabei in Betracht, wie leicht sich die Bedingungen für das Weiterwachsen bereits kräftig wuchernder Pilze finden, und wie schwer dagegen alle Bedingungen zusammenkommen, um staubtrockene Pilze zum Keimen zu bringen, so ergibt sich, wie viel gefährlicher die feuchten Ansteckungsstoffe sind, als die staubtrockenen. — Dies wissen wir Alle eigentlich längst; Niemand fürchtet sich bei einem Hause vorbei zu gehen, in welchem ein Scharlachkranker liegt; unsere Besorgniß beginnt beim Betreten des Hausflurs und steigert sich von Schritt zu Schritt bis in die Krankenstube, ja bis in die unmittelbare Nähe des Kranken. Der Volksinstinkt hat hierbei das Richtige getroffen.

Je häufiger der Luftwechsel im Krankenzimmer durch eine kräftige Ventilation, um so besser nicht nur für den Kranken, sondern um so stärker gewissermaßen die Verdünnung des Ansteckungsstoffes, um so geringer die Wahrscheinlichkeit der Ansteckung für die den Kranken umgebenden Personen, um so geringer die Ansammlung von Ansteckungsstoff auf den Möbeln, im Bettzeug, in den Kleidern, um so geringer die Wahrscheinlichkeit der Ansteckung der übrigen Hausbewohner. Ich verweise hier auf alles das über Ventilation und Reinigung des Krankenzimmers Gesagte (Seite 23 u. folg.), das wesentlich darauf hinauskommt, keinen Staub entstehen zu lassen, ihn feucht fortzuwischen, um ihn nicht wieder in die Luft hineinzuwirbeln, ihn auch gelegentlich durch einen künstlichen Regen (Spray) niederzureißen.

Ich komme nun zu dem, was man speciell unter Desinfection versteht; es bedeutet Befreiung der Luft, der Kleider, Wäsche, Körperoberfläche, Betten 2c. von Ansteckungsstoffen, wobei man im Sinne hat, letztere zu vernichten. Wie dies bei Cholera, Typhus, Ruhr zu geschehen hat, ist bereits früher (Seite 153) gesagt. Ueber die Desinfection der von Körperentleerungen (Dejectionen) beschmutzten Wäsche ist noch einiges nachzutragen. Ich gab den Rath (Seite 153) womöglich die frisch beschmutzte Wäsche sofort in einen Kübel mit Wasser, dem etwas Lauge beigemischt ist, zu thun, es gar nicht zum Eintrocknen der Schmutzflecke kommen zu lassen. Dies hat seinen Grund darin, daß die Sporen, wenn sie auch im Laugenwasser noch fortkeimen sollten, bald ihre krankmachende (specifische) Kraft verlieren, und daß sie in diesem Zustande der Verwässerung unbedingt durch einfaches Kochen von einer halben Stunde vollkommen vernichtet werden. Wenn die Wäscherin also den Kübel mit der Wäsche, ohne letztere zu berühren, in einen Kessel entleert, und dieser nun auf's Feuer gesetzt wird, bis das Wasser eine Zeitlang gekocht hat, dann ist die Wäsche sicher desinficirt. Das Gleiche erreicht man, wenn die Wäsche nach 48stündiger Auswässerung 14 Tage in fünfprocentiger Carbollösung liegt, wie wir es mit den Schwämmen machen (siehe Seite 120); für Wäsche ist dieß indeß unpraktisch, weil man dann eine enorme Masse von Wäsche zum Wechseln haben müßte. Matratzenüberzüge, Roßhaare, Kleider, denen die Nässe und das Kochen nichts schadet, sind am besten auf erwähntem feuchten Wege zu desinficiren.

Alle bisher angewandten Methoden, um die staubtrockenen Sporen in Kleidern und Wäsche zu vernichten, haben wenig geleistet; kann man die so inficirten Stoffe nicht ohne sie zu zerstören der nassen Procedur unterwerfen, und will man sie nicht verbrennen, so bleibt nichts übrig, als die Tapeten abbürsten, abreiben oder erneuern zu lassen (die mit Oelfarbe gestrichenen Krankenhauszimmer werden einfach abgewaschen), die Möbel, Teppiche, Polster und Kleider sind in freier Luft auszuklopfen. Wer diese Arbeiten zu verrichten hat, thut gut, sich dabei etwas Watte vor Mund und Nase zu binden, durch welche die eingeathmete Luft filtrirt wird. War das Krankenzimmer immer gut ventilirt, waren die Gegenstände, welche unmittelbar mit dem Kranken in Berührung kamen, oft gewechselt und gereinigt, so genügt dies für die Desinficirung. Die Räucherung mit Chlordämpfen, mit schwefeliger Säure, die trockene Erhitzung in besonders construirten Desinfectionsöfen (in vielen Spitälern jetzt gebräuchlich) tödten wohl die Flöhe und Läuse, vernichten aber nicht die Keimfähigkeit der Ansteckungsstoffe; wollte man die Hitze und die Durchräucherung mit den genannten Dämpfen so weit treiben, daß letzteres erreicht würde, dann würde auch von den Kleiderstoffen u. s. w. nichts mehr übrig bleiben, dann verbrenne man sie lieber ganz. Bei den Lumpen, mit welchen die ärmsten Hospitalkranken behangen sind, lohnen sich wahrlich alle solche Proceduren nicht; halten sie die feuchte Procedur nicht aus, so gebe man den Genesenden beim Austritt einfache, reine Kleider; abgesehen von der Wohlthat, die man dadurch dem Einzelnen erweist, schützt man so auch am besten die große Menge von Menschen, welche durch diese Kleider später wieder angesteckt werden können.

Capitel VII.

Pflege bei Nervenkranken und Geisteskranken.

Allgemeines über das Nervensystem und die Art seiner Erkrankungen.

I. **Pflege und Hilfeleistung bei Nervenkrankheiten und bei Zufällen, welche hauptsächlich vom Nervensysteme ausgehen.**

Pflege bei Gelähmten. — Hilfeleistung bei Ohnmacht; — Hirnerschütterung; — Hirncongestion; — Schlaganfall; — Fallsucht; — hysterischen Krämpfen; — Koliken; — Magenkrampf; — Stimmritzenkrampf; — Asthma; — Schluchzen; — Gesichtsschmerz (Tic).

II. **Beobachtung und Pflege von Geisteskranken.**

Allgemeines. 1. Störungen der Vorstellungen. — 2. Geistige Hemmungszustände. — 3. Erregungszustände. **Allgemeine Vorschriften bei der Pflege von Geisteskranken,** nach Dr. Ewald Hecker. **Einige Rathschläge für Irren-Pflegerinnen** von Dr. J. v. Mundy: Verhalten gegenüber den tobenden Irren. Vermeiden der Zwangsjacke. „No restraint". Trübsinn, Nahrungsverweigerung. — Wichtigkeit der körperlichen Pflege der Irren. — Beschäftigung und Zerstreuung der Irren. Familiales System (Gheel).

Gehirn, Rückenmark und Nerven zusammen sind in ununterbrochenem Zusammenhange und bilden den Nervenapparat (das Nervensystem) unseres Körpers. Er macht uns nicht nur bekannt mit der Welt außer uns, indem wir mit seiner Hilfe sehen, hören, schmecken, riechen, fühlen, sondern er veranlaßt auch unsere Bewegungen theils ohne unser Hinzuthun (Herz-, Darmbewegungen: unwillkürliche Bewegungen), theils durch unseren Willen (willkürliche Bewegungen). — Der ganze Apparat muß kräftig gebildet, in vollem, ungestörtem Zusammenhange, in seiner Thätigkeit gut unterhalten sein, wenn er ohne Störung ein oft langes Menschenleben hindurch regelmäßig fortarbeiten soll. Dazu ist nöthig, daß er von einer genügenden Menge gesunden Blutes durchströmt wird. Damit das Blut gesund bleibt, muß die Nahrung zweckmäßig und die Lungenthätigkeit ausgiebig sein. Hiezu sind wieder gesunde Verdauungs- und Athmungswerkzeuge (Organe) nöthig. Das Herz muß endlich durch sein regelmäßiges (rhythmisches) Einziehen und Austreiben des Blutes dasselbe durch die Blutröhren (Blutgefäße) ganz durchtreiben, damit alle Organe stets ein durch das Einathmen erfrischtes Blut bekommen. Auch das Herz wird durch die vom Gehirn ausgehende Kraft bewegt, welche ihm durch besondere Nerven zuströmt. — Das Gehirn hat aber nicht nur die Aufgabe, die Vorgänge außer uns als Empfindungen aufzunehmen und bewegende Kraft auszuströmen, sondern es ist auch der Sitz unserer Vorstellungen, unserer „Seele".

Diese Auseinandersetzungen werden selbst für den gebildeten Laien schwer faßlich sein; sie sollen an dieser Stelle auch nur andeuten, wie ungemein verwickelt der Vorgang ist, den wir kurzweg als „Leben" zu bezeichnen pflegen und von wie vielen Seiten her die Thätigkeit (Function) des Nervensystems gestört werden kann.

Diese Störungen sind hauptsächlich dreierlei Art: Störungen der empfindenden, der bewegenden und der seelischen Hirnthätigkeit. Sie ist

I. eine zu sehr gesteigerte und gibt sich kund:
   1. auf dem Gebiete der Empfindung als erhöhte Empfindlichkeit, Schmerz;
   2. auf dem Gebiete der Bewegung als Krampf;
   3. auf dem Gebiete der seelischen Function als Vorstellungswahn, Delirium;

II. eine abgeschwächte oder ganz aufgehobene und gibt sich kund:
   1. auf dem Gebiete der Empfindung als Gefühllosigkeit;

2. auf dem Gebiete der Bewegung als theilweise oder vollkommene Lähmung;
3. auf dem Gebiete der seelischen Function als Stumpfsinn, Blödsinn.

Unter allen diesen Verhältnissen ist jedenfalls das Nervensystem leidend, doch ist es nicht nothwendig, daß die erste Ursache dieses Leidens in dem Nervenapparate selbst liegt, sondern die Art der Blutvertheilung und die Beschaffenheit des Blutes kann auch daran Schuld sein; ist eine vom Blute und den Gefäßen herkommende Störung vorübergehend, so ist auch die Störung in der Thätigkeit des Nervensystems eine vorübergehende; ist sie eine dauernde oder gar eine sich steigernde, dann wird auch das Nervenleiden ein dauernd sich steigerndes sein.

So innig Nerven- und Geisteskrankheiten mit einander verbunden sind, so ist es doch aus praktischen Gründen nützlich, das was wir über die Pflege der damit behafteten Kranken zu sagen haben, auseinander zu halten.

Pflege und vorläufige Hilfeleistung bei Nervenkrankheiten und bei Zufällen, welche hauptsächlich vom Nervensysteme ausgehen.

Acute (mit heftigem Fieber verbundene, schnell verlaufende) Entzündungen des Hirnes und Rückenmarkes sind bei Erwachsenen selten; nach Verletzungen können diese Krankheiten freilich in jedem Alter entstehen. Ueber die Pflege bei diesen Kranken ist nichts Besonderes zu sagen; es gelten dabei dieselben Grundsätze, wie bei der Pflege aller fieberhaften Kranken. — Was die langsam verlaufenden (chronischen) Krankheiten der genannten Organe betrifft, so wird eine fortdauernde Pflege gewöhnlich nur dann nöthig, wenn sich Lähmungen einstellen; dies kann nach und nach oder plötzlich geschehen. Ist die Lähmung der Beine eine vollständige, so daß die Kranken dauernd liegen, tritt dann noch Lähmung in den Schließmuskeln der Blase und des Afters ein, so daß diese unglücklichen Kranken sich beschmutzen, ohne es zu wissen, dann vermag eine sorgfältige Krankenpflege immer noch viel, das Leben zu erhalten, mit Ausnahme der Fälle, in welchen eine rasch fortschreitende Krankheit des Hirns die Ursache der Lähmung ist. Ist das Hirn frei und nur das Rückenmark zerstört (sei es durch Verletzung oder Krankheit), so droht dem Kranken die Hauptgefahr vom Durchliegen, zumal vom brandigen Decubitus. Alle Maßregeln, welche früher (Seite 60) darüber angegeben sind, müssen hier ganz besonders genau beobachtet werden. Selten ist die Lähmung der Schließmuskel gleich eine so vollständige, daß nicht eine gewisse Menge Harn und Koth zurückgehalten würde. Entleert man aber den Urin mit dem Catheter etwa alle drei Stunden, so läßt sich der Kranke zuweilen ziemlich trocken halten. Der Koth entleert sich bei diesen Kranken nur dann von selbst, wenn er dünn, fast flüssig ist. Ist er fest (der häufigere Fall), so muß er nicht nur durch Ausspülungen, sondern auch mechanisch nach ärztlicher Anordnung entfernt werden.

Als Vorsorge (Prophylaxis) zur Verhütung von Decubitus ist es wichtig, diese Kranken nicht nur oft umzubetten, sondern sie womöglich eine Zeit lang im Lehnstuhle in sitzender Stellung zu erhalten, damit nicht immer die gleichen Stellen dem Drucke durch die Körperschwere ausgesetzt sind. Hievon sind nur die am Rückenmark und an der Wirbelsäule Verletzten ausgenommen, welche nicht viel gerührt werden dürfen und früh aufs Wasserbett (Seite 60) gelegt werden sollen.

Es kommen eine Reihe von Zufällen vor, welche theils von mehr oder weniger rasch vorübergehenden, theils auch bleibenden Veränderungen in der Thätigkeit und Beschaffenheit des Hirns ausgehen und bei welchen eine augenblickliche Hilfe nicht nur immer wünschenswerth, sondern sogar dringend nöthig ist.

Der häufigste unter diesen Zufällen ist die „Ohnmacht". Unter der Empfindung von Schwindel, Uebelkeit und Schwäche tritt Besinnungslosigkeit ein; der Ohnmächtige fällt hin, sein Gesicht ist todtenbleich, der Puls sehr klein, die Athmung flach und langsam, die Glieder und der ganze Körper sind schlaff;

zuweilen treten Zuckungen im ganzen Körper ein; auch Erbrechen und starker Schweiß, zumal in dem Stadium, wo das Bewußtsein schon etwas wiederkehrt. Die Dauer der Ohnmacht ist sehr verschieden, ebenso die Grade der Erschlaffung und der Bewußtseinsstörung.

Die Neigung zu Ohnmachten ist bei verschiedenen Menschen sehr verschieden; es sind nicht immer schwache und schwächliche Frauen, welche in Ohnmacht fallen, sondern dies geschieht eben so häufig sehr stark und kräftig gebauten Männern; die stärkste Willenskraft vermag nichts dagegen. Starke seelische Eindrücke, auch plötzlich auftretender heftiger Schmerz sind die häufigsten Veranlassungen bei sonst gesunden Menschen; dann sind es besonders bedeutende Blutverluste, welche zu manchmal recht bedenklichen Ohnmachten Veranlassung geben.

Die Ohnmacht kommt durch eine theilweise Lähmung des Herzens und der großen Blutadern im Innern des Körpers zu Stande; die Wandungen derselben werden plötzlich so schlaff, daß sich fast alles Blut in diesen großen Schläuchen anhäuft und nur sehr wenig Blut durch die Körperoberfläche, die Muskeln und das Gehirn fließt. Bei einer solchen plötzlichen Verminderung des Blutgehaltes versagt das Gehirn sofort seinen Dienst; plötzliche Blutleere des Gehirns in Folge theilweiser Lähmung des Herzens ist also die unmittelbare Ursache der Gruppe von Erscheinungen, die wir „Ohnmacht" nennen. Dauert ein solcher Zustand mehrere Minuten oder gar bis zu einer Stunde, so wird er gefährlich, kann sogar tödtlich werden. Meistens aber erholen sich die Ohnmächtigen bei geeigneten Maßnahmen bald; Herz und Gefäße bekommen wieder ihre gesunde Spannkraft, das Hirn bekommt wieder Blut; damit kehrt die Besinnung wieder. Der Kranke schlägt die Augen auf, erkennt bald selbst seine Lage; die blaßblauen Lippen färben sich wieder roth, es erfolgen willkürliche Bewegungen; der ohnmächtig Gewesene erhebt sich, ist anfangs noch traurig, zum Erbrechen geneigt, schwach; doch bald ist das alles vorüber und er spürt keine weiteren Folgen seines Zufalles. — Besonders häufig kommen

Ohnmachten in der chirurgischen Praxis vor, nicht nur bei den zu Operirenden und den Operirten, sondern fast häufiger bei den Personen der Umgebung. Wenn Operirte darauf bestehen, daß einer ihrer Verwandten oder Bekannten bei der Operation zugegen sein soll, so habe ich nichts dagegen, wenn dies geschieht, bis der Patient narkotisirt ist. Doch wer nicht schon durch eigene Erfahrung weiß, daß er einer blutigen Operation ruhig zusehen kann, den soll man nicht im Operationszimmer lassen; stürzt er in wichtigen Momenten bei der Operation zusammen, so muß man Assistenten abgeben, um ihm zu helfen und die Operation wird dadurch gestört. — Es kommt fast in jedem Semester in der chirurgischen Klinik einmal vor, daß ein oder der andere junge, kräftige Mediciner, welcher sich bereits an die Schrecken des Secirsaales gewöhnt hatte, ohnmächtig wird, wenn er aus dem lebendigen Körper das Blut hervorströmen sieht.

Ein Ohnmächtiger ist vor Allem niederzulegen und mit tief liegendem Kopf zu halten, bis er wieder zu sich gekommen ist. Oft sieht man Jemandem an, daß er einer Ohnmacht nahe ist; dieselbe läßt sich zuweilen durch rasches Niederlegen verhindern. Das Gesicht ist mit Wasser zu besprengen, alle Kleidungsstücke, welche das Athmen beengen können, sind zu lösen. Am wirksamsten ist das Vorhalten von Ammoniakflüssigkeit oder Hirschhornsalz; ist dies nicht vorhanden, so reibt man die Schläfe mit kaltem Wasser, mit Essig oder Franzbranntwein. Die Anwendung von vielem kalten Wasser auf den Kopf ist unzweckmäßig. Kann der Ohnmächtige schlucken, so gibt man ihm etwas Wein, Cognac oder Kaffee, 10—15 Hoffmannstropfen (Spiritus aethereus). Schluckt der Kranke nicht, so gebe man ein Klystier mit Wein. Dauert die Ohnmacht längere Zeit, so ist jedenfalls der Arzt zu holen. Daß bei Ohnmachten, welche durch Blutverlust bedingt sind, vor Allem die Blutung zu stillen ist, liegt auf der Hand.

Der Ohnmacht sehr ähnlich ist der Zustand von Hirnerschütterung und sogenanntem „Schock", wie er nach schweren Körperverletzungen (z. B. nach Sturz von bedeutender Höhe, bedeutenden Quetschungen u. s. w.) auch ohne äußere und innere Blutungen vorkommt.

Auch sehr starke rasche Ueberfüllung des Hirnes mit Blut (Hirncongestion) kann Besinnungslosigkeit veranlassen, wie dies bei manchen Herz- und Lungenkrankheiten vorkommt. Bei solchen Kranken ist dann Gesicht und Kopf blauroth, gedunsen, die Augen wie aus ihren Höhlungen hervortretend, der Puls sehr voll, meist langsam, der Athem zuweilen schnarchend. — Hier sind hohe Kopflage, Kälte auf den Kopf, ein heißes Fußbad, Senfteige an die Waden angezeigt, bis der Arzt kommt und weitere Verordnungen macht.

Aehnlich wie bei dem eben geschilderten Zustand verhält es sich bei dem sogenannten Schlaganfall. Wie von einem schweren Schlage getroffen sinkt der Mensch hin; oft ist eine kurze Zeit vorher Uebelbefinden, Schwächegefühl, Eingenommenheit des Kopfes vorausgegangen. Der Schlaganfall beruht theils auf einer plötzlich eintretenden und längere Zeit andauernden Störung im Blutgehalt einer oder der anderen Hirnhälfte, theils auf dem Zerreißen von mehreren kleinen oder einem größeren Blutgefäß; das Blut zerwühlt die Hirnmasse in der Umgebung des Gefäßrisses, zerstört also Hirnsubstanz und drückt zugleich das Hirn stark an die Innenwandungen des Schädels. Die unmittelbare Lebensgefahr des Schlaganfalles ist je nach der Größe des Blutaustrittes und je nach der betroffenen Hirnstelle sehr verschieden. Zuweilen tritt der Tod fast augenblicklich ein; in manchen Fällen dauert die Besinnungslosigkeit nur Minuten, in anderen mehrere Stunden; bald bleiben Lähmungen einzelner Körpertheile, bald Lähmungen einer ganzen Körperhälfte zurück. Zuweilen stellt sich die Bewegung in den gelähmten Theilen ganz oder theilweise wieder her, während wieder in anderen Fällen eine chronische Krankheit (Hirnerweichung) folgt. Man hat sich einem vom Schlage Getroffenen gegenüber ebenso zu verhalten, wie bei einem Menschen mit starken Hirncongestionen.

Krämpfe mit Besinnungslosigkeit kommen bei der Fallsucht (Epilepsie) vor und sind sehr mannigfacher Art. Manche dieser Kranken spüren gewisse Vorboten des Krampfanfalles; oft treten aber die Anfälle ganz plötzlich auf; die

Befallenen haben nach dem Anfall nur die Empfindung, daß sie bewußtlos, ohnmächtig waren. Viele dieser Epileptischen bieten während des Anfalles ein erschreckendes Bild; der Anfall beginnt nicht selten mit einem durchdringenden Schrei und einer drehenden Körperbewegung. Das Gesicht ist verzerrt, bei Einigen blaß, bei Anderen geröthet, letzteres besonders dann, wenn auch die Athemmuskeln an den Krämpfen Theil nehmen; Arme und Beine zucken, die Fäuste sind geballt, Schaum steht vor dem Munde, der Rumpf windet sich oder ist zusammengekrümmt.

Es gibt kein Mittel, solche Anfälle abzukürzen; man kann daher nichts thun, als Alles aus dem Wege räumen, wodurch sich diese Unglücklichen verletzen können; am besten liegen sie auf einem breiten Bette, auf einem Teppiche oder auf rasch untergelegten Polstern. Das volksthümliche Aufbrechen der geballten Fäuste nützt nichts, eben so wenig Bespritzen, Uebergießen mit Wasser, Riechmittel, Reiben. Man unterlasse das und überwache nur die Bewegungen. So entsetzlich der Anblick eines solchen Fallsucht-Anfalles ist und so oft man meint, der Unglückliche müsse gleich sterben, so kommt es doch recht selten vor, daß Epileptische im Anfall zu Grunde gehen.

Die Krämpfe der Hysterischen können sehr große Aehnlichkeit mit denen der Epileptiker haben, doch verlieren die Hysterischen dabei nicht das Bewußtsein, haben auch wohl etwas Schmerz durch die starken Zusammenziehungen der Muskeln, wenn sie auch nicht so sehr darunter leiden, wie die vom Wundstarrkrampf (Tetanus), Kinnbackenkrampf (Trismus) und von Hundswuth (Lyssa) Befallenen. — Auch bei den hysterischen Krämpfen glaubt man zuweilen Sterbende vor sich zu sehen, und doch kommen Todesfälle durch einen hysterischen Krampfanfall fast nie vor. — Hier sind Riechmittel, Bespritzen mit Wasser, Reiben der Schläfe mit Kölnischem Wasser zuweilen von Erfolg.

Unter Koliken versteht man schmerzhafte Zusammenziehungen im Innern des Leibes. Es gibt Darmkoliken, Gallensteinkoliken, Nierensteinkoliken. Der Schmerz (der hiebei meist selbst als „Krampf" bezeichnet wird, obwohl er doch nur durch den Krampf hervorgebracht wird) kann ein so heftiger sein, daß er Ohnmachten, kalten Schweiß und das Gefühl des nahen Todes erzeugt. Diese Kolikschmerzen werden am besten durch Wärme beseitigt. Warme, selbst ziemlich heiße Umschläge auf den Leib lindern und beseitigen diese Schmerzen am besten. Auch Senfteige auf den Leib (Seite 99) helfen zuweilen. Am sichersten wirkt die Einspritzung von Morphinlösung unter die Haut (subcutane Injection), die aber nur von einer praktisch geübten Pflegerin und nur auf Geheiß des Arztes gemacht werden darf.

Was man unter Magenkrampf versteht, ist sehr oft Gallensteinkolik; doch gibt es auch schmerzhafte Zusammenziehungen des Magens selbst, welche nicht selten bei Magengeschwüren, zumal bei blutleeren jungen Mädchen vorkommen. In diesen Fällen, welche sich auch mit Magenblutungen und Blutbrechen verbinden, könnte die Anwendung von Wärme gefährlich werden; die Pflegerin darf hier nichts selbstständig anordnen. — Welche Hilfeleistungen beim Erbrechen (auch eine Art krankhafter Magenbewegung) zu geschehen haben, ist schon früher bei der Darreichung von Brechmitteln (Seite 83) angegeben.

Zu den peinlichsten Zufällen gehören die Athemkrämpfe. Die davon Befallenen richten sich instinctiv in die Höhe, da sie das Gefühl haben, als müßten sie ersticken.

Zum Stimmritzenkrampf, der ganz gesunde, doch reizbare Menschen befallen kann, gibt Verschlucken (wie man zu sagen pflegt, in die „falsche Kehle"), Hinunterlaufen von etwas Speichel in den Kehlkopf, auch lautes Sprechen und Husten bei schon catarrhalisch gereizten Stimmbändern gelegentlich Veranlassung. Wer öfter daran gelitten hat, fühlt bei der genannten Gelegenheit manchmal voraus, daß der Krampf kommen könne, und muß sich dann sehr ruhig verhalten; nicht sprechen, nicht lachen oder räuspern, sondern ruhige, flache Athemzüge thun, bis er merkt, daß die Athmung wieder frei ist; auch dann ist noch eine Zeit lang Ruhe nöthig. Tritt der Krampf ein, so macht der Befallene den Eindruck, als wolle er ersticken; bei jedem Versuch, Athem zu ziehen, dringt nur wenig Luft ein, zuweilen mit einem leicht zischenden Geräusch, die Angst steigert sich, je länger der Krampf dauert, der aber auch nur äußerst selten zur wirklichen Erstickung führt, sondern gewöhnlich allmählich nachläßt. Nur muß der Befallene, wie oben schon bemerkt, sich sehr ruhig verhalten; Anspritzen mit Wasser, Reiben der Stirne und Schläfen kürzt zuweilen den Krampf ab, ist aber Manchem während dieses Zustandes unangenehm; ein solcher Krampf dauert in voller Stärke selten über 1—2 Minuten, kehrt aber leicht wieder, wenn nicht eine Zeit lang nachher noch völlige Ruhe beobachtet wird.

Eine andere Art des Athemkrampfes ist das Asthma, der asthmatische Anfall; dieser Krampf tritt nur bei gewissen Erkrankungen des Herzens und der Lungen ein. Die Befallenen stehen während des mit furchtbarer Athemnoth verbundenen Anfalles wahre Todesangst aus und haben das Bedürfniß, daß fortwährend etwas mit ihnen geschieht. Es müssen sofort alle beengenden Kleidungsstücke entfernt werden; der Kranke ist in der sitzenden Stellung, die er sich selbst wählt, zu belassen. Sehr starker Kaffee oder von Zeit zu Zeit kleine Portionen Fruchteis, Einreibung der Brust mit Terpentinöl, Senfteig auf Brust, Waden, Arme, heiße Hand- und Fußbäder sind anzuwenden; in einem Falle nützt das eine, im andern Falle das andere Mittel mehr. — Die Kranken machen an sich selbst meist die besten Erfahrungen über Alles, was die Anfälle leicht hervorruft. Manche Kranke sind Nachts nur frei von Anfällen, wenn sie das Licht brennen lassen, andere müssen die Thüre zum Nebenzimmer offen haben. Für alle Asthmatischen empfiehlt sich Aufenthalt in trockener, reiner Luft (während Kranken mit Catarrhen und zu Schwindsucht Neigenden feuchte, warme Luft wohlthätiger ist), Vermeiden von Wind, von staubiger, mit Rauch erfüllter Luft; mäßige Lebensweise, nicht zu langes Schlafen.

Endlich muß noch eine Krampfform der Athemorgane erwähnt werden: das sogenannte „Schluchzen" (Singultus) oder „Schluckauf". Es ist ein in Zwischenpausen auftretendes ruckweises Zusammenziehen des Zwerchfells und entsteht zuweilen nach langem, heftigem Lachen, dann aber auch bei Magenreizungen. Kinder bekommen es ganz besonders leicht; man pflegt sie zur Ruhe zu verhalten und ihnen etwas Wasser oder Zuckerwasser zu trinken zu geben; auch einige Tropfen Essig in einem mit gestoßenem Zucker gefüllten Theelöffel erweisen sich oft als nützlich. — Langes Anhalten des Athems nützt auch meist. Bei Tage lang fortdauerndem Schluchzen muß man zu Medicamenten seine Zuflucht nehmen, die der Arzt anzuordnen hat.

Die anfallsweise auftretenden heftigen Schmerzen, welche zuweilen in den Gesichtsnerven vorkommen, nennt man Neuralgien (Tic). Sie gehören zu den schrecklichsten Qualen der Menschen; man denke sich die wüthendsten Schmerzen in allen Zähnen einer Seite auf einmal blitzartig auftretend, so wird man sich eine Vorstellung von der Fürchterlichkeit dieses Leidens machen können, welches oft sehr schwer heilbar ist. Linderung können sich diese Unglücklichen nur durch einen starken Druck mit der ganzen Hand auf die schmerzende Gesichtsseite verschaffen. Sind alle Mittel erschöpft, so nützt oft noch die meist ungefährliche Operation der Nervendurchschneidung.

Beobachtung und Pflege von Geisteskranken.

Fast jede acute Krankheit kann gelegentlich mit Störungen des Geistes verbunden sein; daß dies besonders (wenngleich nicht ausschließlich) dann vorkommt, wenn zugleich hohes Fieber besteht und eine Blutvergiftungskrankheit vorliegt, ist früher (Seite 145) erwähnt. Doch auch viele chronische Erkrankungen irgend welcher Körpertheile können bei dem innigen Zusammenhange aller Organe und Thätigkeiten im Körper einen derartigen Reiz auf diejenigen Abschnitte des Gehirns ausüben, in welchen seelische Functionen ihren Sitz haben, daß es dadurch eben zu Geisteskrankheiten kommt. Endlich können diese Gehirntheile von selbst erkranken. So haben die Gemüths- und Geisteskrankheiten wohl alle ihre nächste Ursache in den Störungen der seelischen

Gehirnfunctionen; doch diese Störungen selbst haben keineswegs immer im Hirn begonnen, sondern sind oft nur durch die Krankheit dieses oder jenes, vielleicht entfernt liegenden Organes angeregt worden. Daß die Erkenntniß eines solchen Zusammenhanges von größter Wichtigkeit für die Behandlung ist, liegt auf der Hand.

Oft genug verbinden sich Störungen der Bewegungen und der Empfindung mit den Störungen der seelischen Thätigkeiten. Am häufigsten kommen theilweise Lähmungen in den zur Sprache nöthigen Lippen- und Zungenbewegungen vor; dann aber verbinden sich auch nicht selten Epilepsie (Fallsucht, s. Seite 192), endlich auch Lähmungen der Glieder mit Abschwächungen der seelischen Thätigkeiten (mit Stumpfsinn, Blödsinn).

Zur Pflege von Irren, welche in Anstalten gehalten werden, sollten natürlich nur Wärterinnen angestellt werden, die zu diesem Zweige der Krankenpflege besonders ausgebildet sind. Es sollte aber jede Pflegerin, auch wenn sie nicht speciell Irrenpflegerin werden will, und jede gebildete Frau eine vernünftige Vorstellung von dem Wesen der Geisteskrankheiten haben, weil gerade über diese Kranken so viele unheimliche Fabeln verbreitet sind, die leider immer noch da und dort zur Mißhandlung dieser unglücklichen Kranken führen.

Da es mir selbst über diese Krankheiten an genügend großer Erfahrung mangelt, um die Pflegerin praktisch belehren zu können, so gebe ich die wichtigsten Regeln über die

Beobachtung von Geisteskranken

hier zunächst als Auszüge aus dem vortrefflichen Aufsatz: „Die Pflege bei Geisteskranken" von Dr. Ewald Hecker, welcher in dem Weimar'schen Taschenbuche für Pflegerinnen 1880 enthalten ist*). Herr Dr. Ewald Hecker schreibt:

*) Ich habe mir nur da kleine Aenderungen erlaubt, wo Fremdwörter gebraucht worden sind, deren Verständniß man bei Laien nicht wohl voraussetzen kann.

„Die sogenannten seelischen (psychischen) Zeichen der Geisteskrankheiten lassen sich im großen Ganzen in drei Gruppen eintheilen, die aber nicht streng von einander geschieden sind, sondern in mannigfachster Verbindung vorkommen. Die erste Gruppe wird von den Zeichen gebildet, die eine Störung der Vorstellungen (des Vorstellungsinhaltes) bekunden, die zweite Gruppe enthält alle Erscheinungen, die eine Hemmung und Herabminderung (Depression) der geistigen Thätigkeit erkennen lassen, während die dritte Gruppe die Erregungszustände der seelischen Thätigkeit (die psychischen Erregungszustände) umfaßt.

1. Störungen der Vorstellungen (des Vorstellungsinhaltes und Vorstellungsvermögens.)

Die Störungen der Vorstellungen, die man Wahnsinn nennt, können sich mit den Erregungs- und Hemmungszuständen mischen, können aber auch bei völliger Ruhe und anscheinender Gleichgewichtslage des Gemüthslebens auftreten. Je nach dem Charakter der zu Grunde liegenden Stimmung tragen die Wahnvorstellungen ein verschiedenes Gepräge. Während der melancholisch verstimmte Kranke sich verfolgt, verleumdet, pecuniär ruinirt, mit Sünden belastet, um seine Seligkeit betrogen glaubt, wähnt der heiter gestimmte sich im Besitze unermeßlicher Schätze, hoher Titel und Orden, der größten Weisheit und Körperstärke und dergleichen.

Die Quelle, aus der die Wahnideen ihren Inhalt schöpfen, ist in diesem Falle eben der krankhaft erregte Zustand des Gemüths. Eine zweite sehr häufige Grundlage für Wahnvorstellungen bilden die sogenannten Sinnestäuschungen (Hallucinationen und Illusionen). Dieselben können alle Sinne, den des Gefühls, Geruchs, Geschmacks, Gesichts und Gehörs betreffen, und beruhen auf einer Reizung der im Gehirn gelegenen Endorgane der betreffenden Nerven. Der gesunden Gewohnheit entsprechend, verlegt der Kranke jene Erregungen, die ihm sonst nur als durch äußere Wahrnehmungen entstehende bekannt sind, nach außen und glaubt nun — bei Hallucinationen des Gefühls, daß sein Körper gepeinigt, geschlagen, zerschnitten, mit elektrischen Strömen behandelt, von feindlichen Mächten verfolgt werde, oder der Sitz eines fremden Wesens sei, oder — bei Hallucinationen des Geruchs und Geschmacks — daß seine Speisen vergiftet, die Luft um ihn verpestet, er selbst von einer ekelerregenden Krankheit durchseucht sei. Der an Hallucinationen des Gesichts Leidende sieht bald angenehme, bald unangenehme, ihm schmeichelnde oder ihn bedrohende Gestalten und Situationen vor sich und ebenso haben die Hallucinationen des Gehörs den mannigfachsten Inhalt. Bald sind es einzelne (meist Schimpf-) Worte, bald ganze Sätze und Reden, die der Kranke hört, die ihm auf seine Fragen antworten, oder ihn ohne seine Anregung fortwährend belästigen, ihn zu bestimmten oft naturwidrigen Handlungen auffordern. Bisweilen combiniren sich Hallucinationen verschiedener Sinne zu einer um so berückenderen Erscheinung. Der Kranke sieht den Mörder, der auf ihn eindringt und hört den Schuß krachen, der ihn verwundet u. s. w.

Bei den sogenannten Illusionen handelt es sich um ein Verkennen, ein Andersdeuten einer wirklichen Sinneswahrnehmung. Der Kranke hält die Personen seiner Umgebung für ganz andere, sieht die Gestalt eines Angehörigen plötzlich in den Teufel verwandelt, erblickt in einer Wolke die Gestalt Gottes, liest in der Zeitung ganz andere Sätze als darin stehen, hört aus dem Zwitschern der Vögel, dem Sausen des Windes, dem Läuten der Glocken oder aus entfernten, sonst nicht zu verstehenden Gesprächen bestimmte Worte heraus und Aehnliches.

In den meisten Fällen ist es nicht schwer, das Vorhandensein der Sinnestäuschungen zu constatiren, bisweilen aber äußern sich die Kranken gar nicht darüber, ja stellen sie sogar in Abrede. Da kann es denn von großer Wichtigkeit sein, aus dem ganzen Verhalten des Kranken zu schließen, ob er hallucinirt oder nicht. Zeichen, die ziemlich sicher auf hallucinatorische Vorgänge hindeuten, sind: das athemlose Hinhorchen auf einen bestimmten Punkt, ein starr nach einer Richtung gewandter Blick, das Verstopfen der Ohren, das Bedecken des Gesichts, ein plötzliches, nach einer Seite hin ausgestoßenes Schimpfwort, das Verstopfen von Ritzen in den Wänden und Fußböden unter gleichzeitigem Horchen u. dgl. Auch an dem Gebrauche neugebildeter Worte, an zeitweiliger Stummheit und Nahrungsverweigerung kann man Hallucinanten oft erkennen. Sehr wichtig und beachtenswerth ist es, zu wissen, daß Hallucinationen die häufigste Quelle für ganz unvermuthete und mit dem Charakter des Kranken im krassesten Widerspruche stehende Gewaltthaten, sowie für Selbstmorde sind.

Es gibt vereinzelte Fälle, in denen die Hallucinationen bei übrigens Geistesgesunden auftreten, die sich des Krankhaften dieser Erscheinungen wohl bewußt sind. Ganz dem ähnlich kommt nicht selten eine Form geistiger Erkrankung vor, bei welcher sich dem sonst verständigen Patienten bestimmte Vorstellungen, meist Furchtgedanken, daß er dies und jenes gethan habe oder thun könne, fortwährend aufdrängen. Er erkennt es ganz klar, daß dieselben nicht begründet sind, kann sich aber doch dieser Zwangsvorstellungen nicht erwehren. Bisweilen stellt sich in Folge derselben eine ängstliche Scheu ein, Personen und Gegenstände zu berühren, und gerathen die Kranken dadurch in einen recht beklagenswerthen Zustand.

Die Wahnidee, so häufig sie auch als Symptom der Geisteskrankheit auftritt, bildet aber doch keineswegs ein durchaus nothwendiges charakteristisches Merkmal derselben. Es gibt eine nicht kleine Zahl von Geisteskranken, die von keiner Wahnvorstellung beherrscht sind, deren Krankheit, ohne deshalb etwa minder schwer oder gefährlich zu sein, sich nur in den jetzt zu besprechenden Zuständen der Depression oder Exaltation äußert.

2. Geistige Hemmungszustände.

Die Symptome der Hemmung, der Depression betreffen zunächst das Gemüthsleben des Kranken und finden in der sogenannten Melancholie ihren Ausdruck. Fast allen Geisteskrankheiten als erstes Stadium zugehörig, bedeutet die Melancholie, wie es auch dem Laien schon der Name sagt, im wesentlichen eine traurige Verstimmung des Gemüths, mit einer Aufhebung des sonst vorhandenen beweglichen Flusses der Gefühle und Vorstellungen. Nur die nagenden Empfindungen der Reue, des Schmerzes, des Kummers, der Eifersucht, der Unruhe und Angst ergreifen den Kranken, während die sonst Freude und Lust bereitenden Vorstellungen spurlos an ihm abgleiten oder sich gar in ihr Gegentheil verkehren. Oft sind dieser Verstimmung entsprechende Wahnideen vorhanden, bisweilen aber fehlen solche ganz. In jedem Falle ist die Denkthätigkeit des Kranken in einem mehr oder minder hohen Grade gelähmt, er kann seiner gewohnten Beschäftigung nur schwer oder gar nicht mehr nachgehen, seine Gedanken schleppen sich mühsam dahin und drehen sich fast ausschließlich um den einen wunden Punkt. — Auch die Willensthätigkeit erschlafft. Der Kranke sitzt unthätig und theilnahmslos da, oft einem Blödsinnigen nicht unähnlich, bei dem die Hemmung aller geistigen Thätigkeiten auf dem Erlöschen der geistigen Kräfte beruht. Nur dann, wenn das überaus quälende, oft in Anfällen auftretende Symptom der Angst sich mit der Melancholie verbindet, erscheint der Kranke in großer Bewegungsunruhe. Laut jammernd und schreiend, die Hände ringend, sich die Kleider zerreißend, die Haut wund kratzend, sich an Jeden, der in seine Nähe kommt, anklammernd, läuft er ruhelos Tag und Nacht umher, ein Bild der höchsten Angst und Seelenpein. Bei allen Melancholischen muß man auf das Auftreten von Selbstmordversuchen gefaßt sein, die bald von dem Kranken vorher angedeutet, oft aber auch ohne weitere Vorboten mit vieler Berechnung und Schlauheit ins Werk gesetzt werden. Ein nicht selten in Anwendung gezogenes Selbstmordmittel ist die Nahrungsverweigerung, die aber auch aus andersartigen Wahnvorstellungen und namentlich häufig aus Hallucinationen mit Vergiftungswahn entspringt.

Scheinbar in Widerspruch mit dem Charakter der Melancholie stehend, und darum um so bemerkenswerther, sind die von derartigen Kranken an anderen begangenen Gewaltthaten. Hier in den Momenten der höchsten Angst, dort aber auch mit scheinbar ruhiger Berechnung unter dem Einflusse melancholischer Wahnideen und Hallucinationen haben schon manche dieser Patienten gerade ihre liebsten Angehörigen hingeschlachtet.

Zu den Zuständen, die eine geistige Hemmung erkennen lassen, gehören ferner auch die geistigen Schwächezustände, Verwirrtheit und Blödsinn, die das Endstadium der verschiedenen Formen der Geisteskrankheiten bilden. Jeder tieferen Empfindung und Gemüthserregung baar, ohne geordneten Vorstellungsinhalt leben die Kranken dahin, oft von abnormen Trieben (wie Sammeltrieb, Stehltrieb 2c.) beherrscht.

3. Erregungszustände.

Die geistigen Erregungszustände zeigen in ihrem entwickeltsten Grade das Bild der Tobsucht, in welcher der Kranke sinnlos schwatzend, schreiend und singend in lebhaft hastender Ideenflucht, bald freudig, bald zornig erregt umherwirthschaftet, seine Kleider und Geräthe zerstört und seine Umgebung thätlich angreift. Er ist oft von Hallucinationen und schnell wechselnden Wahnideen beherrscht und es liegt in der Natur der Krankheit, daß diese gern den Charakter des Größenwahnsinns tragen.

Nicht immer aber steigert sich die Erregung bis zu einem so hohen Grade. Es gibt Krankheitsformen, die sich nur durch eine eigenthümliche Anregung der Gehirnfunctionen kennzeichnen, wie sie wohl sonst bei einem leicht angetrunkenen Menschen gefunden wird. Die Kranken erscheinen eher witzig und geistig gewandter als in gesunden Tagen und wissen die sehr zahlreichen, thörichten, bald kindischen, bald überspannten, bald verbrecherischen Handlungen, die sie begehen, mit vieler Geschicklichkeit als nothwendig und ganz unverfänglich zu motiviren. Leicht erklärlicher Weise werden diese Patienten von Laien oft für gesund gehalten und richten gerade dadurch den größten Schaden an. Ihre Krankheit erscheint in der That oft einem Fehler des Charakters, einem sittlichen Makel zum Verwechseln ähnlich und man hat daher diese Form auch als moralisches Irresein bezeichnet. Die Kranken besitzen eine wahre Virtuosität darin, ihre Familie durch undelicate Mittheilungen zu compromittiren, mit ihrer Umgebung Comödie zu spielen, zu chicaniren, Unfrieden zu stiften und schließlich Alles um sich herum in Verwirrung und gemüthliche Aufregung zu versetzen. Sie verstehen es meisterhaft, mit einer durch die Krankheit verschärften Beobachtungsgabe die Schwächen und Fehler Anderer auszuspüren und zu benutzen, und so wird gerade die Pflege bei diesen Kranken zu einer ungemein schwierigen und aufreibenden und nur für die Pflegerin überhaupt durchführbaren, die niemals vergißt, daß sie es wirklich mit einem Geisteskranken zu thun hat.

Recht häufig zeigt sich gerade bei diesen Kranken ein periodischer Wechsel von Melancholie und Erregung in immer wiederkehrenden Anfällen, die durch ein Stadium anscheinender Gesundheit von einander getrennt sind."

So weit die interessanten Belehrungen des Herrn Dr. E. Hecker über die hauptsächlichsten Erscheinungen bei Geisteskranken.

Allgemeine Vorschriften bei der Pflege von Geisteskranken.

Es kann nicht genug hervorgehoben werden, daß die Geisteskrankheiten auch Krankheiten des Körpers sind und wie alle anderen Krankheiten auf Veränderungen der Körperorgane, besonders des Gehirnes, beruhen.

Für den Laien ist es nicht leicht, sich dies ganz klar zu machen, denn wir sind zu sehr gewohnt, die Seele eines Menschen als etwas von seinem Körper fast Unabhängiges zu halten, für sich zu betrachten und zu beurtheilen. Die Pflegerin von Geisteskranken muß sich aber immer vergegenwärtigen, daß sie es mit bedauernswürdigen körperlich Kranken zu thun hat, so wenig Krankes sie auch außer dem Irrereden an ihnen sehen mag.

Herr Dr. E. Hecker sagt in Rücksicht darauf:

„Die Pflegerin wird dann leichter die vielen Widerwärtigkeiten ertragen, die bei der Pflege Geisteskranker hervortreten, sie wird ihren Gleichmuth und ihre Milde nicht verlieren, wenn sie den Kranken Dinge reden hört und thun sieht, die ihr Gefühl verletzen. Ja selbst wenn sie persönlich mit scheinbar berechneter Bosheit von dem Patienten verspottet, beleidigt, verleumdet oder gar thätlich angegriffen wird, werden nicht Gefühle des Unmuthes und der Erbitterung, sondern des Mitleids in ihr erregt werden. Sie weiß es ja, daß der Geisteskranke für das, was er thut und redet, in keiner Weise verantwortlich ist, da er ganz unter dem Banne der Krankheit steht, die im Stande ist, eine vollständige Umkehr des Charakters, wie der gesammten Denk- und Handlungsweise des Menschen hervorzubringen. Der vorher sittlich Feinfühlende, aus tiefstem Herzensgrunde jede Gemeinheit Verabscheuende, wird jetzt unanständig, der stets Bedrückte wird ausgelassen, der Feige muthig, der Tactvolle rücksichtslos u. s. w. Da hilft denn auch kein Predigen, kein Schelten, kein Belehren: Der Wahn läßt sich nicht ausreden. Die Geisteskrankheit mit all' ihren einzelnen Symptomen beruht ja auf einer Gehirnkrankheit, und läßt sich durch alles Hineinreden in den Kranken, durch Disputiren und Diskuriren, ebensowenig beseitigen, oder auch nur vermindern, wie eine Lähmung oder ein körperlicher Schmerz. Ja gerade im Gegentheil, das viele Streiten mit dem Patienten über seine Wahnideen wirkt ebenso, wie ein fortwährendes Herumzerren an einer Wunde: die kranke Stelle im Gehirn wird nur noch mehr gereizt und die Folge davon ist, daß die Wahnideen, die Sinnestäuschungen, die Beängstigungen um so fester Platz greifen, um so ausgedehnter werden.

„Welches ist nun das richtige Verhalten dem Wahn des Kranken gegenüber?" fährt Herr Dr. Hecker fort. „Soll die Pflegerin auf denselben eingehen, den Patienten darin bestärken? Keineswegs! Soll sie ihn kurz und barsch abweisen, ihn auslachen oder verhöhnen? Ebenso wenig! Es gibt aber eine gewisse, den verschiedenen Umständen und Persönlichkeiten anzupassende Art der milden Ablehnung, die sich in einzelnen Fällen wohl auch in einen leichten Scherz kleiden darf, ein Verweisen auf die Zukunft, die den Kranken eines Besseren belehren wird, ein Bezugnehmen auf ärztliche Aussprüche und noch andere, dem feinen Tact der Pflegerin zu überlassende Mittel, mit denen sie ein Eingehen auf die Wahnideen des Patienten vermeidet, ohne diesen zu reizen. In jedem Falle muß sie sich aber dabei so verhalten, daß der Kranke ihre vom Herzen kommende Theilnahme fühlt. Durch kleine unschädliche Gefälligkeiten, die sie ihm erweist, durch bereitwilliges Eingehen auf unschuldige Wünsche u. dergl. wird sie dann weiter zu rechter Zeit diese Theilnahme auch zu bethätigen und sich damit das Vertrauen des Kranken zu erwerben wissen. Niemals darf sie sich durch den unzurechnungsfähigen Zustand ihres Pfleglings dazu verleiten lassen, ihm gegenüber die seinem Stande zukommenden geselligen Rücksichten zu vernachlässigen; denn viele Patienten, denen man es gerade am wenigsten zutraut, haben sich ein sehr feines Zartgefühl bewahrt und eine rege Empfindung für Alles, was man geselligen Tact nennt, selbst in die schwersten Stadien der Krankheit mit hinüber genommen.

„Sehr verkehrt und unrecht ist es, wenn die Pflegerin mit Hilfe von Unwahrheiten das Vertrauen des Kranken zu gewinnen, ihn durch falsche Vorspiegelungen zu begütigen, durch nicht ernst gemeinte Versprechen freundlich zu stimmen sucht. Sie kann dabei leicht in eine ganz unhaltbare Stellung kommen und gerade das Mißtrauen des Patienten erwecken. Damit ist aber nicht ausgeschlossen, daß sie auf der anderen Seite eine gewisse Verschwiegenheit und Vorsicht im Reden beobachten und dem Kranken solche Mittheilungen vorenthalten soll, die ihn aufregen und beunruhigen könnten. Sie mag dabei bedenken, daß ein Gemüthskranker an Vielem Anstoß nimmt, durch mancherlei Reden verletzt und geschädigt wird, die dem Gesunden ganz unverfänglich scheinen; geradeso wie ein Mensch mit kranker Hand jeden leisen Stoß als Schmerz empfindet, der ihm in gesunden Tagen als leichte Berührung kaum zum Bewußtsein kommt. Ja, oft ruft gerade das, was einem Geistesgesunden wohl thut, bei dem Kranken die umgekehrte Empfindung hervor. Der Melancholische wird durch heitere Erzählungen noch mehr verstimmt und gereizt, der von Verfolgungswahn Beherrschte erblickt in harmlosen Aeußerungen freundlichen Zuspruches Spott und Hohn, und es ist oft schwer für die Pflegerin, den rechten Ton und den rechten Inhalt für ihre Gespräche mit dem Kranken zu finden. Gute Beobachtung und feines Tactgefühl müssen ihr hierbei zu Hilfe kommen. Oft wird sie kluger Weise ganz zu schweigen wissen.

„Selbstverständlich muß sie auch dafür sorgen, daß Reizungen der eben geschilderten Art dem Kranken nicht auf andere Weise nahe treten, wie etwa durch unzweckmäßig ausgewählte Lectüre. Es liegt auf der Hand, daß z. B. Erzählungen schaurigen Inhalts, Schilderungen ergreifender Scenen menschlichen Elends, Mord- und Selbstmordgeschichten sich für melancholisch beängstigte Kranke nicht eignen, und die Pflegerin wird daher gut thun, ihrem Pflegling kein Buch in die Hand zu geben, das sie nicht vorher selbst gelesen hat. Sie wird dabei finden, daß selbst viele ganz harmlos scheinende Jugend- und Volksgeschichten für manche Kranke nicht geeignet sind. Dasselbe gilt von Büchern religiösen Inhaltes, die schon vielen Schaden gestiftet haben, und für sehr viele Patienten auch von den Tageszeitungen, die am besten ganz aus dem Krankenzimmer verbannt bleiben. Manche Patienten endlich müssen überhaupt von jeder Lectüre fern gehalten werden, da sie Alles, was sie lesen, anders deuten und auf sich beziehen.

„In ganz ähnlicher Weise können Briefe und Besuche eine nachtheilige Wirkung haben und die Pflegerin darf deshalb ihrem Kranken kein Schriftstück übergeben, das nicht vorher vom Arzte geprüft, und keinen Besuch vorlassen, der nicht ausdrücklich von diesem gestattet ist. In den allermeisten Fällen, namentlich frisch entstandener Geisteskrankheit ist es die nächste Pflicht, den Kranken aus seiner bisherigen Umgebung zu entfernen; denn die krankhaften Gedanken und Empfindungen sind fast immer bei ihrer ersten allmäligen Entstehung mit verschiedenen Gegenständen, Oertlichkeiten oder Personen in der Umgebung des Kranken in der Art fest verknüpft, daß sie bei dem Anblick derselben stets auf's Neue wachgerufen werden. Dadurch wird es erklärlich, daß auch in den Fällen, wo krankhafte Vorstellungen und Gefühle wie Erbitterung, Mißtrauen, Eifersucht, Haß gegen die Angehörigen gar nicht mit im Spiele sind, und wo man seitens der Besuchenden vor unüberlegten Mittheilungen und aufregenden Gesprächen vollständig sicher sein könnte, doch ein zur Unzeit gestatteter Besuch naher Angehörigen dem Kranken den größten Schaden bringen kann."

Ich lasse nun noch einige Mittheilungen für Pflegerinnen folgen, welche ich der Güte meines Collegen Dr. J. v. Mundy verdanke:

„Wenn es auch eine Thatsache ist, daß viele Tausende von Irren, Blödsinnigen, Kretins u. s. w. nicht in besonderen Anstalten untergebracht sind, sondern in ihren oder fremden hierfür entlohnten Familien gepflegt werden, so ist gleichzeitig nicht daran zu zweifeln, daß sich die Mehrzahl dieser Kranken keiner Pflege erfreut, welche den jetzt gültigen wissenschaftlichen und humanen Grundsätzen entspricht; Viele dieser Unglücklichen werden dabei arg vernachlässigt, nicht selten sogar mißhandelt. Die Pflege was immer für eines Erkrankten oder Verwundeten ist in unendlich vielen Beziehungen verschieden von der Pflege eines Irren. Denn bei dem Ersteren hat man es in der Regel mit einem im Vollbesitze seiner Geisteskräfte befindlichen Menschen zu thun, welcher gesund denkt, urtheilt, willensfrei ist und jeder Mahnung oder Aufforderung seiner Pflegerin nach Kräften nachkommen kann. Auch ist derselbe zumeist weder sich selbst noch Andern gefährlich. Die gesammte Umgebung des Kranken kann die Pflegerin in ihrem Dienste unterstützen, bei Abwesenheit ablösen oder ersetzen.

„Das Gegentheil von Alledem findet bei der Pflege der Irren statt. Die Familienglieder und Dienstleute sind selbst befangen, geängstigt; die Krankheitserscheinungen äußern sich oft gerade dann am heftigsten, wenn ein Familienglied im Krankenzimmer erscheint und mit dem Irren in Verkehr treten will. Viele Irre sind gemeingefährlich oder sich selbst gefährlich, müssen daher ohne Unterlaß überwacht, dürfen nie allein gelassen werden. Solche Kranke sind meistens jeder Zusprache, jedem Mahnrufe oder Trostworte unzugänglich. Sie sind oft sehr unrein, müssen fortdauernd von üblen und ihnen schädlichen Gewohnheiten und Unarten abgehalten, davor geschützt werden. Sie verweigern nicht selten jede Nahrung und jedes Getränk, namentlich auch alle Arzeneien. Sie toben, schlagen um sich, zerstören Alles was ihnen zugänglich ist, heulen, schlagen, schreien, weinen, beten, fluchen, halten sich für verfolgt, verdammt, vergiftet, werfen sich zu Boden, entblößen sich ganz und zerreißen ihre Kleider. Oder sie sind wieder sehr trübsinnig, hocken auf der Erde, schließen die Augen und bedecken sich den Kopf mit einem Tuche, geben an, Stimmen zu hören, Personen zu sehen, die sie ansprechen, denen sie antworten; auch sprechen sie mit sich selbst, oft sehr lebhaft bis zum Heiserwerden, wähnen, daß ihnen einzelne Gliedmaßen fehlen oder dieselben vertauscht, erfroren oder verbrannt, ja verkehrt angesetzt worden sind; halten sich für fremde Personen oder Götter, Teufel, Könige u. s. w., für sehr reich oder auch für sehr arm, für betrogen, ungerecht der Freiheit beraubt 2c.

„Gerade die Pfleger und Pflegerinnen werden von solchen Kranken verdächtigt, gehaßt, verleumdet, gescholten, belogen, zuweilen thätlich angegriffen. Andere Irre scheinen wohl ganz gesund und geisteskräftig, so lange nicht ein gewisser wunder Punkt ihrer kranken Einbildungskraft von ihnen selbst oder von Anderen berührt wird, welcher sich oft als ein bestimmter Wahn (eine fixe Idee) äußert und bis zu ihrem Tode nicht schwindet. Die meisten Kranken, von deren verschiedenen Krankheitsformen hier nur beispielsweise in Kürze einige Krankheitserscheinungen im Allgemeinen angegeben wurden, sind auch sonst körperlich krank; dieselben bedürfen daher auch noch einer besonderen körperlichen Pflege; sie leiden z. B. an Krämpfen, öfteren Bewußtlosigkeiten, theilweisen oder allgemeinen Lähmungen der Gliedmaßen und können sich oft nicht ohne Unterstützung fortbewegen; sie tasten, hören, schmecken, riechen, sehen schlecht oder unrichtig, haben frischere oder ältere Wunden und Geschwüre am Leibe, sind nicht im Stande die Körperentleerungen ohne Unterstützung zu verrichten, sich selbst an- und auszukleiden u. s. w.

Schon aus diesem flüchtig hingeworfenen Bilde ist der große Unterschied einer gewöhnlichen Krankenpflege im Vergleich mit der Pflege und Wartung von Irren klar zu ersehen. Doch es kommt mancherlei hinzu, was diesen Unterschied noch erheblich steigert und die Pflege von Geisteskranken zu einer so schwierigen Aufgabe macht, daß zu ihrer glücklichen Lösung eine ganz besondere und besonders lange Erfahrung nöthig ist. In den meisten Familien kommen denn doch im Laufe der Jahre von Zeit zu Zeit Krankheitsfälle vor, über welche die Mitglieder und Dienstleute der Familien selbst, die Freunde und Besucher des Hauses etwas hören, zum Theil an der Pflege Theil nehmen, und sich so an diese Vorkommnisse gewöhnen, ja selbst eine wenn auch noch so unvollkommene Erfahrung darüber sammeln. Auch lehrt für die minder bemittelten Klassen gelegentlicher Aufenthalt und Besuch in den Spitälern, sowie die Beobachtung der dort bestehenden Vorschriften so Manches für die häusliche Krankenpflege Brauchbares.

Anders verhält es sich mit den Geisteskranken, weil diese im Vergleich mit anderen Erkrankungen viel seltener vorkommen und meist nur kurze Zeit in den Familien verbleiben und verpflegt werden, dann auch weil der Zutritt in die Irren-Anstalten ein mit Recht sehr beschränkter ist. Demgemäß haben sowohl einzelne Personen, welche sich etwa für Pflege von Irren vorbereiten wollen, als auch das Publicum selten Gelegenheit in oder außer den hierzu bestimmten Anstalten diesen schwierigen Abschnitt der Krankenpflege zu erlernen.

Wir wollen nun einen Theil der Irrenpflege kurz behandeln, welcher in näherer Beziehung zur häuslichen oder Familienpflege steht.

Wird eine Pflegerin zu einem Irren in ein Haus gerufen, so ist es ihre erste Aufgabe, sich noch vor ihrem Eintritt ins Krankenzimmer in Kürze über seinen gegenwärtigen Zustand genau belehren zu lassen. Am besten wird der Arzt selbst dies thun; in seiner Abwesenheit muß sich die Pflegerin das ihr am gefaßtesten erscheinende Familienmitglied dazu auswählen und womöglich die übrigen gegenwärtigen Personen dabei fernhalten, um nicht fortwährend durch das Dazwischenreden Anderer unterbrochen und verwirrt zu werden. — Ob der Fall ein veralteter (chronischer) oder ein frisch entstandener (acuter) ist, wird sich rasch ergeben; es wird sich dann auch zeigen, welches von den früher im Allgemeinen bezeichneten Krankheitsbildern vorliegt, ob hauptsächlich Störungen des Vorstellungsvermögens, ob geistige Hemmungs- oder Erregungszustände vorliegen, und welche sonstigen körperlichen Gebrechen sich damit verbunden haben.

Nur ausnahmsweise wird eine Pflegerin rasch in ein Haus gerufen werden, um einen ruhigen Irren zu pflegen. In der Regel wird man deren Unterstützung bei frischen (acuten) Fällen verlangen, in welchen die Erregungszustände des Kranken einen so hohen Grad erreicht haben, daß sich im Hause Niemand mehr zu rathen und zu helfen weiß.

Der unglückliche Irre, der bei solchen Fällen oft sehr heftig tobt, schreit, Alles bedroht, zerstört, flößt der nächsten Umgebung und der Nachbarschaft eine solche Furcht ein, daß sich ihm Niemand zu nähern wagt; er wird von seiner rath- und thatlosen Familie meist sich selbst überlassen und in seiner Wohnung abgesperrt gehalten.

Hier ist die erste Pflicht der Pflegerin bei ihrem Erscheinen in dem Hause durch Muth, ernste Ruhe, Geduld und umsichtige Anordnungen die Umgebung des Kranken zu gleichem Verhalten zu bewegen und sie zu vernünftigem, ruhigem Handeln zu veranlassen.

Die Pflegerin muß in solchen Fällen schnell aus einem Zimmer der Wohnung alle Einrichtungsstücke und sonst beweglichen Gegenstände ausräumen lassen, zugleich das Fenster mittelst Matratzen, Betten, Latten (aus Betten oder von den Hinterwänden der Schränke entnommen) so gut als möglich in einer vom Kranken nicht erreichbaren Höhe fest verschalen oder blenden lassen.

In das leere Zimmer kommt auf den Fußboden nur eine Matratze oder ein abgenähter großer Strohsack. Dann lasse die Pflegerin langsam und möglichst geräuschlos ein kleines Loch in einem Winkel der Verschalung der Thüre bohren, welche zu dem Zimmer des Tobenden führt; durch dieses kleine Loch (nicht durch das Schlüsselloch, welches der Irre stets mißtrauisch überwacht) beobachte sie den Kranken; ist derselbe bereits ruhiger geworden, so öffne sie die Thüre, um ihn zu veranlassen, daß er das Zimmer verläßt. Tobt der Irre noch, so achte sie darauf, ob derselbe nicht irgend einen gemeingefährlichen Gegenstand (Waffe, spitziges Instrument, Glas, Stück Holz, Eisen, Stahl ꝛc.) bereit oder versteckt hält, um auf den Eintretenden damit einen Gewaltact auszuführen. Unter hundert Fällen wird dies kaum einmal der Fall sein; dennoch gebietet es die Vorsicht, stets so zu handeln, als wenn diese Gefahr wirklich vorhanden wäre. Ist es der Fall, so darf die Pflegerin nicht früher das Zimmer des Tobenden öffnen, ehe dieselbe sich nicht des Beistandes von wenigstens zwei entschlossenen Männern versichert hat. Diese öffnen die Thüre mit Vorsicht, treten aber nicht in das Zimmer, sondern trachten den Kranken zu bewegen, dasselbe freiwillig zu verlassen. Die Pflegerin hat sich in solchen Augenblicken in sicherer Entfernung zu halten, bis es im Falle einer Weigerung das Zimmer zu verlassen, der handfesten Assistenz gelingt, sich dem Tobenden zu nähern, ihm die gefährlichen Gegenstände abzunehmen und sich seiner Person mit Kraft aber Schonung zu bemächtigen. — Nun ertheilt die Pflegerin die Weisung, den Kranken in das vorher erwähnte, vorbereitete leere Zimmer zu bringen und sperrt dasselbe gleich ab. Durch die auch in der Thür dieses Zimmers gebohrte feine Oeffnung (Guckloch) wird die Pflegerin Gelegenheit haben, in kurzer Zeit zu bemerken, daß der unglückliche Irre nach und nach ruhiger wird und sich auf das am Boden improvisirte Lager zum Ausruhen niederlegt. Denn auf den Zustand furchtbarer Erregung und die enorme Anstrengung aller Muskeln bei den Tobbewegungen folgt ganz natürlich ein Zustand von Abspannung und Erschöpfung, selbst Ohnmacht. Tritt letztere ein, so hat die Pflegerin sofort die früher (Seite 191) erwähnten Mittel anzuwenden. Das beste Mittel, den ermüdeten Tobenden ganz zu beruhigen und ihn vor einem raschen Rückfalle zu bewahren, ist die Labung desselben. Die Pflegerin hat demnach sogleich alle Vorbereitungen zu treffen, um in den Ruhepausen dem Kranken warmen Thee oder Kaffee oder warme kräftige Fleischbrühe zu reichen, dann auch feste Speisen und kühlende Getränke. Selbst Wein, Rum, Cognac wird in geringen Quantitäten solchen Kranken gegeben, wenn der Andrang des Blutes gegen das Gehirn bei ihnen nicht allzugroß ist. Bei Irren mit wässerigem oder zu wenig Blut sind aber geistige Getränke, mäßig gegeben, geradezu nothwendig.

Ein ganz ähnliches Verfahren, wie das eben beschriebene, hat die Pflegerin einzuhalten, wenn sie bei den häufig vorkommenden Anfällen von sogenanntem „Säuferwahnsinn" (Delirium tremens) zu Hilfe gerufen wird. Auch diese Kranken benehmen sich wie Tobende, klagen aber gleichzeitig über einen starken Druck auf der Brust, Zusammenschnüren der Kehle, glauben sich von Mäusen, Ratten und anderem kleinen Gethiere verfolgt, wähnen Feuer, Rauch, Blitze zu sehen u. s. w. Hier sind nach ärztlicher Verordnung auch feuchte Einpackungen oder kalte Uebergießungen und feuchte kalte Compressen auf Kopf und Brust, später aber insbesondere kräftigende Labemittel und geistige Getränke in Anwendung zu ziehen. Die Sicherung des Kranken vor Gefahren ist am besten auch in einem zu einer Tobzelle, wie früher beschrieben, umgewandelten kleinen Zimmer zu erreichen.

Dasselbe gilt für solche Epileptische (Fallsüchtige), welche öfter von schweren Anfällen mit heftigen, den Körper hin- und herwerfenden Krämpfen befallen werden. (Siehe S. 193.) Die Herrichtung eines Lagers mit mehreren Matratzen nebeneinander auf dem Fußboden ist hier besonders deshalb nöthig, weil der Kranke sich durch das Herausfallen aus dem Bette, auf die eckigen Kanten desselben, auf Gegenstände aller Art, die im Zimmer umherstehen, leicht verletzen kann.

Selbstverständlich darf die Pflegerin bei an Säuferwahnsinn Erkrankten (bei welchen sie auch oft starker Männerkräfte bedarf) und Epileptischen während der Anfälle das Zimmer nicht verlassen, und muß für sich einen Tisch und Stuhl entfernt vom Kranken einstellen. — Wird nach Ablauf solcher Anfälle vom Arzte ein Bad für den Kranken angeordnet, so muß die Pflegerin mit besonderer Genauigkeit Wärmegrad und Dauer des Bades überwachen, und darf unter keiner Bedingung während der Badezeit das Zimmer verlassen.

Es ist hier noch die Frage zu erörtern, ob die Pflegerin bei den oben geschilderten Anfällen der Irren sich auch der sogenannten Zwangsjacke oder anderer Zwangsapparate bedienen darf. Dieser allen Kranken verhaßte, den Blutkreislauf und das Athmen behindernde Apparat ist schon seit mehr als 40 Jahren in Großbritannien gesetzlich abgeschafft, obwohl in diesem Reich derzeit mehr als 100.000 Irre allein in den Anstalten verpflegt werden. Man bedient sich eben dort der ausgepolsterten Tobzellen und ersetzt in besonderen Fällen die Zwangsjacke durch zeitweiliges Festhaltenlassen der Kranken durch die starken Hände gut geschulter und gut besoldeter zahlreicher Wärter. Darum wird auch diese Behandlungsmethode meist mit dem englischen Ausdruck „No restraint“ (ohne Zwang) bezeichnet.

Bei der Privatpflege der Irren sollten unbedingt die gleichen Grundsätze obwalten, und wenn es bedauerlich ist, daß dies in sehr vielen Irrenanstalten des europäischen Festlandes und in Amerika noch nicht der Fall ist, so sollte die Zwangsjacke um so eher bei der Privatpflege in vermöglichen Familien abgeschafft werden, weil es viel leichter erreichbar ist, bei einzelnen Kranken eine genügende Anzahl von Wartepersonal Tag und Nacht zu haben, als in den durch die Staats- und Landesmittel beschränkten Irrenhäusern mit den vielen darin angehäuften Kranken. Die Erregungszustände der Geisteskranken sind immer viel kürzer vorübergehend, wenn man der krankhaften Bewegungen durch Menschenhände Herr wird, als wenn man die Zwangsjacke anlegt, durch welche sich der Tobanfall sehr wesentlich steigert; es werden durch die gewaltsamen Bewegungen in diesem Apparate nicht selten Hautabschürfungen und andere Verletzungen, sowie Entzündungen der Brust- und Bauchorgane hervorgebracht; auch gibt es Beispiele, daß in Folge der starken Einschnürungen Schlaganfälle mit plötzlichem Tod eingetreten sind. — Aus solchen Gründen müssen wir vor dem Gebrauch der Zwangsjacke, der Befestigung durch Stricke, Tücher, Gurten eindringlich warnen. Freilich müssen bei dem festen Halten des tobenden Kranken die Hände des Wärters mit Geschick und Schonung angreifen, und es darf nie geduldet werden, daß der männliche Beistand der Pflegerin sich in solchen Fällen der Füße oder Knie bedient, sie dem auf den Boden geworfenen Kranken etwa gar auf die Brust oder den Bauch drückt. Ein Wärter soll die Arme oder Hände des Tobenden, ein zweiter und dritter die Füße und ein vierter in schlimmen Fällen auch noch die Schultern und den Kopf halten. Es gehört eine gewisse Uebung dazu, die man sich auch gelegentlich bei den Tobanfällen Chloroformirter aneignen kann. Die Erfahrung lehrt, daß der Kranke sich in der Regel in verhältnißmäßig kurzer Zeit beruhigt, während er in der Zwangsjacke oft Stunden, ja Tage lang forttobt, jede Nahrung verweigert und das Haus so wie die ganze Nachbarschaft durch sein fortdauerndes Schreien in Angst und Schrecken erhält. Das Princip des No restraint breitet sich, wenn auch langsam, doch immer mehr und mehr aus. In der Niederösterreichischen Landes-Irrenanstalt hat der Director Professor Dr. Schlager den Beweis geliefert, daß man auch bei uns ohne Zwangsjacke auskommen kann und vortreffliche Resultate dabei erzielt.

Um Fluchtversuche zu vermeiden, welche bei Erregungszuständen von Irren häufig vorkommen, aber auch bei anderen Formen von Irrsinn nicht selten sind, ist es ebenfalls genügend, eine ununterbrochene Ueberwachung zu unterhalten. Aus diesem Grunde kann man nicht oft genug wiederholen, daß die Pflegerin nie die ihr anvertrauten Geisteskranken allein lassen soll, und wenn dieselbe sich entfernen muß, nur durch eine ganz zuverlässige Person ersetzt werden darf.

Bei allen Irren, welche an Trübsinn (Melancholie) leiden, ist die Aufgabe der Pflegerin eine sehr beschränkte. Sind diese Kranken, wie es auch wohl vorkommt, nicht auch durch Erregungszustände und Störungen des Vorstellungsvermögens beunruhigt, so ist die Pflege fast nur eine körperliche. Ueberhaupt darf sich die Pflegerin über den Erfolg ihres geistigen und moralischen Einflusses auf die ihr anvertrauten Geisteskranken keinen großen Erwartungen und Hoffnungen hingeben. Schweigend den Dienst verrichten, sich um nichts als den Kranken kümmern, sind die obersten Grundsätze, welche die Pflegerin bei Behandlung jeder Form des Irreseins zu befolgen hat. Ob nun der durch Angstgefühle aller Art geplagte, sich verfolgt wähnende Irre heult, weint und klagt oder dumpf vor sich hinbrütet, oder aufgeregt unaufhörlich im Zimmer herumschreitet oder aber sich auf die Erde hockt und sich nicht erheben lassen will, dann einzelne Worte fortgesetzt wiederholt, Reden hält, Fragen stellt oder immer schweigt und, selbst wenn er reden kann, weder zu einem „Ja" noch „Nein" zu bringen ist — so ist das ruhige, ernste, schweigende Verhalten der Pflegerin bei allen ihren Verrichtungen am erfolgreichsten.

Den Irren scheinbar für „geistesgesund" zu halten und auch nur scheinbar so zu behandeln, ist ein weiterer gewichtiger Rath an die Pflegerin. Der Verlust des Gedächtnisses, der Erinnerung macht den Irren meistens rathlos und verlegen (namentlich in frisch entstandenen Fällen). Hier muß die Pflegerin für den Kranken denken und ihm in Allem milde und rasch zu Hilfe kommen. So hört beispielsweise der allgemein wenn auch nicht vollkommen Gelähmte den hinter ihm schnell dahin rollenden Wagen, macht aber keinen Versuch ihm auszuweichen, weil er die Erinnerung an die Gefahr, welche ihn dadurch bedroht, verloren hat. — Er meint zuweilen in der Pflegerin seinen Bruder oder etwa seine verstorbene Schwester zu sehen. Vieles, zuweilen Alles scheint dem Irren räthselhaft, geheimnißvoll, unerklärlich. Die Pflegerin selbst kommt ihm vielleicht als das sonderbarste Geschöpf vor.

Bei jenen Kranken, welche an Selbstmords- oder Verstümmelungswahn leiden, ist es selbstverständlich, die Aufsicht zu verdoppeln und selbst den listigsten Vorspiegelungen, an welchen solche Kranke oft sehr erfinderisch sind, keinen Glauben zu schenken. Die Kleidungsstücke, die Betten solcher — ja im Allgemeinen aller — Irren sind sehr oft zu durchsuchen; feuergefährliche Gegenstände, offenes Licht, alle Geräthschaften, durch welche Verletzungen erzeugt werden könnten, sind aus dem Zimmer zu entfernen. Die nöthigen Arzeneien muß die Pflegerin stets unter Verschluß haben. Sich selbst den Bart abzunehmen, kann den Kranken nur gestattet werden, wenn sie sich dazu des sogenannten Sicherheitsmessers bedienen. Sind die Kranken nicht unrein, so kann man ihnen den Bart wachsen lassen; im anderen Falle müssen sie von geschickten, fachkundigen Wärtern rasirt werden.

Eine sehr schwere Aufgabe fällt der Pflegerin zu, wenn der Irre die Nahrung zu sich zu nehmen verweigert und fortgesetzt dabei verharrt. „Zureden" hilft dabei gar nichts, denn die Nahrungsverweigerung ist ja eben eine specielle Form der Geisteskrankheit, welche auf irgend eine Erkrankung des Vorstellungsvermögens (Illusion oder Hallucination), oft auch auf einem Hemmungszustand, ja einem Selbstvernichtungstrieb beruht. Viele solche Kranken wähnen, daß sie zu arm sind, das zu Genießende zu bezahlen; Andere glauben, daß Gift in den Speisen und Getränken ist (Geruchs-, Geschmackstäuschungen, Verfolgungswahn); manche fürchten, daß es ihnen an Kraft fehle, die Speisen zu kauen und herabzuschlucken u. s. w. — Oefter wird es in solchen Fällen der Pflegerin gelingen, durch scheinbare Zerstreuung und Nachlässigkeit den Kranken zum Essen zu bewegen, indem dieselbe die auf den Tisch gestellten Speisen und Getränke wieder entfernt und in einen Winkel des Zimmers oder in einen Schrank stellt; freilich müssen die Speisen dann von Zeit zu Zeit dort durch frische ersetzt werden. Der Kranke wird zuweilen durch den Hunger so arg geplagt, daß er hastig, wenn sich die Wärterin den Anschein gibt, ihn nicht zu beachten, nach den Speisen langt und sich sättigt. — Gar selten oder nie wird die Pflegerin durch Zureden oder Selbstessen die Kranken zum Genusse von Speisen bewegen. — Leider muß in solchen Fällen häufig die künstliche Fütterung durch die bis in den Magen eingeführte Schlundröhre in Anwendung gezogen werden; dies geschieht zuerst immer durch den Arzt; doch kann es sehr wohl von einer geschickten Pflegerin erlernt werden.

Auch bei allen Störungen des Vorstellungsvermögens, namentlich allen Sinnestäuschungen, ist ein ruhiges, scheinbar gleichgiltiges Verhalten der Pflegerin die beste Methode. Jeder Widerspruch und jede Belehrung fällt beim Irren auf dürren Boden. So ist beispielsweise ein Unglücklicher, der sich einbildete er sei ein König und sich mit vielen Orden behängt hat, auch dann nicht von seinem Wahne zu überzeugen, wenn man ihn mit Lumpen bekleidet. Ebensowenig ist ein Kranker, der sich vom Satan besessen glaubt, durch Gebete, die man über ihn spricht, zu beruhigen.

Wenn hiernach die geistigen und moralischen Beziehungen der Pflegerin zu den Irren nur in der genauen Ueberwachung und Beobachtung bestehen können, so hat sie um so mehr ihre Thätigkeit der körperlichen Pflege, zumal der Reinhaltung ihrer Kranken zuzuwenden. Irre, Blödsinnige, Gelähmte, Fallsüchtige sind in der Regel sehr unsauber. Hier ist ein reiches und ungemein wichtiges Feld der Thätigkeit für die Pflegerin. Sie muß diese Kranken ankleiden (was sich solche Kranke nur unwillig gefallen lassen), waschen, kämmen, ihnen die Nägel beschneiden (damit sie sich nicht selbst damit die Haut aufkratzen), sie schnäuzen, nähren, sie wie Kinder zu regelmäßigen Zeiten zu Entleerungen gewöhnen und ihnen dabei behilflich sein, die beschmutzte Wäsche oft mehrere Male am Tage wechseln, sie führen, beim Ausfahren begleiten, kurz sie ganz wie große, unmündige Kinder behandeln. Es ist das eine Aufgabe, bei welcher gerade die Frauen durch eine ihrer höchsten Tugenden, ihren Opfermuth und ihre Opferwilligkeit, das Höchste leisten, was ein Mensch für den anderen zu leisten im Stande ist. Für Jemand zu sterben, dazu bedarf es nur eines kurzen Momentes rascher Entschließung, doch Jahre lang geduldig mit und durch einen Unglücklichen zu leiden, das ist wahrhaft groß und edel, um so mehr, als es kaum anerkannt wird, sondern der Lohn nur in dem Selbstbewußtsein der schwierigsten Pflichterfüllung liegt.

Noch bleibt eine Seite der Irrenpflege zu berühren, welche die wichtige Frage der Ruhe und Beschäftigung dieser Kranken betrifft. Hierüber muß die Pflegerin, wie in jedem anderen Falle der diätetischen Behandlung, den Arzt bei jedem einzelnen Falle befragen. — Ist die Form des Irrsinns eine solche, daß körperliche und geistige Ruhe unbedingt geboten ist, oder sind die Kräfte des Kranken nicht mehr zureichend zu irgend einer Arbeit, oder ist er für jede Art der Zerstreuung vollkommen unempfänglich, ja ist dieselbe bei dem Krankheitszustande sogar schädlich, so entfällt von selbst eine solche Thätigkeit, und es ist dann die Aufgabe der Pflegerin, die dringend gebotene Ruhe dem Kranken zu erhalten.

In anderen Fällen soll die Pflegerin aber nach Vorschrift des Arztes die Lieblingsbeschäftigungen des Kranken zu erforschen trachten, dieselben fördern und überwachen, ihn zur Arbeit anceifern und bei seinen verschiedenen Beschäftigungen und Zerstreuungen (Lesen, Schreiben, Zeichnen, Nähen, Sticken, Karten spielen u. s. w.) zur Seite stehen und an solchen Zerstreuungen Theil nehmen. — Für alle neueren Irrenanstalten ist es als Grundsatz aufgestellt, daß sie mit Werkstätten, Ackerwirthschaften und Gärten verbunden sein sollen, damit nicht nur die arbeitsfähigen und dazu tauglichen Irren in diesen Werkstätten und im Felde, im Garten und der Küche beschäftigt werden, sondern auch die Geisteskranken aus besseren Ständen so viel als möglich mit Feder, Pinsel, Meißel sich unterhalten und durch Musik, Gesang und Tanz sich zerstreuen dürfen.

Beschäftigung und Arbeit gelten als die wichtigsten Mittel der körperlichen Kräftigung und geistiger Ablenkung bei den

Irren. Und wenn früher bemerkt wurde, daß die Pflege der Irren in Familien noch Vieles zu wünschen übrig läßt, so soll doch erwähnt werden, daß in Belgien, drei Stunden von Brüssel, ein merkwürdiger Ort (Gheel) liegt, in welchem schon seit sehr langer Zeit in 13 Dörfern und einer Stadt bei einem Umfange von neun Meilen viele Hunderte von Irren aller Formen (gegenwärtig über 1200) in den Familien der Einwohner frei und ohne Zwang leben und gepflegt werden. Auch in Gheel ist neben der Pflege in der Familie und der freien zwanglosen Behandlung die Arbeit auf dem Felde, auf der Wiese, im Stalle, in den Werkstätten, sowie andere Beschäftigungen (Botendienste, Kinderwartung, Küchendienst, Waschen, Nähen, Spitzenklöppeln rc.) das wichtigste Hilfsmittel, die Genesung oder Besserung der Kranken zu fördern. — Sind es doch, mit Ausnahme der Fälle, welche auf Ererbung und zufällig entstandenen Körperkrankheiten beruhen, Kummer, Elend, Sorgen, Verluste, üble Gewohnheiten, wie Trunksucht, Spiel und andere Leidenschaften, welche zumeist den Anstoß zu Geistes- und Körperkrankheiten geben und bei welchen regelmäßige Arbeitsbeschäftigung, regelmäßiger Verlauf der Tage mit mäßiger Zerstreuung, ein für gesunden Schlaf nöthiger Grad von körperlicher Ermüdung am meisten mithelfen, den aus seinen Bahnen herausgerissenen, hin und her schwirrenden Geist wieder allmählich in das richtige Geleise und in die richtige Bewegung einzulenken."

Capitel VIII.

Hilfeleistung bei plötzlichen Unfällen.

Hilfeleistungen bei
Verletzungen: Verbrennungen. Erfrierungen. Quetschungen. Verwundungen. Wundblutungen.
Vergifteten Wunden: Insectenstiche. Schlangenbisse. Bisse toller Hunde. Wundvergiftungen mit faulem Fleische.
Blutungen: Nasenbluten. Bluthusten. Blutbrechen.
Wiederbelebungsversuche bei Erhängten und Ertrunkenen.
(Ueber **Ohnmachten, Schlaganfälle, Krampfanfälle** siehe Capitel VII.)
Hilfeleistung bei **Vergiftungen.**

Es ist schon öfter hervorgehoben, daß die Pflegerin nicht den Arzt spielen soll, sondern nur die Anordnungen des Arztes auszuführen hat. Nun kommen aber doch plötzliche Zufälle und Unfälle vor, bei welchen sie, theils getrieben durch das eigene Bedürfniß zu helfen, theils durch Andere dazu gedrängt, rasch selbstständig zu handeln nicht umhin kann; kann sie nicht selbst helfen, so kann sie bei ihren praktischen Erfahrungen wenigstens verhindern, daß etwas Unzweckmäßiges geschieht, bis der Arzt geholt wird. Da sie durch ihre Schule im Krankenhaus gewöhnt ist, Verunglückte und Erkrankte zu sehen, so wird sie mit mehr Ruhe und Sicherheit das Nöthige thun, als Andere, die vor eigenem Schrecken nicht über das Jammern und Schreien hinauskommen.

Verletzungen.

Verbrennungen veranlassen entweder eine Röthung der Haut oder Blasenbildung oder einen Hautschorf. — Haben die Kleider eines Menschen Feuer gefangen, so ist er sofort mit einer dicken Decke zu überwerfen und fest damit zu umklammern, dann mit Wasser zu übergießen; erst wenn auf diese Weise die Flamme erstickt ist und die heißen Kleider abgekühlt sind, muß man letztere vom Körper entfernen. Ist Jemand mit heißen Flüssigkeiten übergossen, so gießt man ihm sofort kaltes Wasser über den Leib. Sind Verbrennungen durch Säuren (Vitriol) oder Laugen veranlaßt, so übergieße man ebenfalls die verbrannten Stellen gleich mit sehr vielem Wasser, um das Weiterfressen dieser Substanzen durch die starke Verdünnung derselben zu verhüten. — Das nächste Bedürfniß des Verbrannten ist, daß der heftige Schmerz gelindert werde. Dies geschieht von Außen durch kalte Umschläge. Sind Blasen aufgetreten, so steche man sie mit einer feinen Nähnadel mehrfach ein, doch so, daß man die Haut unter den Blasen nicht trifft. Das Auslaufen des hellgelben, ausgeschwitzten Wassers erleichtert die Spannung und lindert das Gefühl des Brennens. Ist der erste heftige Schmerz nach einigen Stunden vorüber, so thut es den Meisten wohl, wenn man die verbrannten Stellen dick mit Mandelöl oder feinem Salatöl bestreicht, dann eine fingerdicke Schicht von Watte auflegt, und diese locker mit einer Binde befestigt. — Schorfbildung verlangt immer ärztliche Behandlung. Bei Röthung und Blasenbildung hört man etwa am vierten Tage mit dem Bestreichen mit Oel auf, wischt die verbrannte Stelle vorsichtig mit Watte ab und streut Puder auf; darüber legt man noch für ein bis zwei Tage eine dünne Schicht Watte bis sich die abgetrocknete Haut löst.

Verbrennungen können auch durch Blitzschlag entstehen; zeigen die Getroffenen noch Leben, so sind sie wie Ohnmächtige, die verbrannten Stellen der Körperoberfläche wie andere Verbrennungen zu behandeln.

Bei höheren Graden von Erfrierungen kann nur der Arzt entscheiden, was zu thun ist.

Frostbeulen sind oft ungemein quälend durch das fürchterliche Jucken, welches sie zumal Abends im Bette veranlassen, für die Hände außerdem auch sehr entstellend. Abends und Morgens ein laues Fußbad oder Handbad, dem vorher 20 bis 30 Gramm (1—2 Eßlöffel voll) roher Salpetersäure zugesetzt ist, wirkt oft lindernd. Nach Abtrocknung der Haut ist dann in leichteren Fällen frischer Citronensaft anzuwenden, in schweren Jodtinktur auf die gerötheten Stellen aufzupinseln, doch nicht zu stark und nur einmal täglich am Morgen oder Abend; nachdem diese eingetrocknet ist, werden Strümpfe oder Handschuhe angezogen. Die Pinselungen können jeden zweiten Tag wiederholt werden.

Ein bei allen Hautentzündungen, kleineren Wunden und Geschwüren mit Vortheil anzuwendendes, nie schadendes Mittel ist die in den Apotheken käufliche Zinksalbe, die in keiner Hausapotheke fehlen sollte.

Schwer Verletzte ohne äußere Wunde liegen oft eine Zeit lang in einem Zustande von Ohnmacht und sind demgemäß zu behandeln (Seite 191) bis der Arzt weitere Verfügungen trifft. Bei dem Heben und Tragen derselben wird eine Pflegerin aus ihrer Erfahrung (Seite 52) rathen können.

Bei leichteren Quetschungen ohne Wunden und ohne Verletzung von Knochen und Gelenken sind Umschläge mit Eiswasser, nasse Einwicklungen, dann Ueberschläge mit Bleiwasser (ein Eßlöffel des in der Apotheke käuflichen Bleiessigs mit einer Weinflasche voll Wasser in einem Lavoir gemischt; nichts davon in die Augen und in den Mund kommen lassen!) am meisten am Platz.

Bei Verwundungen ist das Hauptaugenmerk auf eine etwaige starke Blutung zu richten. Vor Allem ist darauf zu achten, daß die Wunde nicht durch allerlei unreine Volksmittel (Spinnweben, Leim, Urin, Kuhmist) verunreinigt und verschmiert wird. Das beste Mittel, das weitere Bluten zu verhindern, ist, die Wunde mit dem reinen Finger zuzudrücken; dies muß so lange geschehen bis der Arzt kommt, besonders wenn Pulsadern (Arterien) stark bluten, wobei das Blut zuweilen aus der Wunde herausspritzt. Kann die Wunde nicht mit der Hand geschlossen werden, so muß die Pflegerin verstehen, die großen, Blut zuführenden Schlagadern zusammenzudrücken, was sie im Hospitale zu lernen hat. Ist die Blutung nicht allzu stark, so genügt das Auflegen und Aufhalten von reinen Eisstücken oder das Auflegen von häufig erneuerten reinen Compressen, die in kaltes Brunnenwasser getaucht sind. Handelt es sich um unbedeutende, oberflächliche Hautwunden, so trocknet man nach Aufhören der Blutung die Umgegend der Wunde sorgfältig ab und schließt letztere mit englischem Pflaster, über welches man dann später Collodium streicht, damit es beim Waschen nicht so leicht abgeht.

Vergeht längere Zeit bis der Arzt kommt, und ermüdet die Pflegerin beim Zuhalten oder dem Zusammendrücken der Wunde, ist auch Niemand zur Hand, dem sie schnell den richtigen Griff zeigen kann, damit er die Compression (den Druck) fortsetzt, so legt sie eine Binde um den blutenden Körpertheil und zieht diese fest an, bis die Blutung steht; dies ist nur in der größten Noth zu thun, und besser oberhalb der Wunde (zwischen Wunde und Rumpf), als auf die Wunde selbst. Nun wäscht sie die Wunde mit reinem Wasser aus, reinigt auch die Umgebung derselben, und wenn sie sich etwas Carbolsäurelösung (im Nothfalle ist auch Bleiwasser zu verwenden oder Alaunlösung) verschaffen kann, so tränkt sie reine Watte oder ganz saubere Leinwand damit, legt sie in die Wunde, und wickelt nun von unten her den Arm oder das Bein ein bis zu der zuerst angelegten Binde. Ein solcher Verband sollte aber nicht länger als höchstens vier Stunden liegen und darf auch nicht gar zu fest sein, weil sonst Brand eintreten kann. Diese Maßregel ist überhaupt nur gerechtfertigt, wenn nicht schnell ein Arzt zu haben ist und wenn der Kranke schon sehr erschöpft ist, was die Pflegerin an der Blässe des Gesichtes, an dem Auftreten von Ohnmachten und der Kleinheit des Pulses ersehen wird.

Vergiftete Wunden. Man denkt dabei gewöhnlich gleich an Schlangenbisse, Skorpionsstiche und Aehnliches. Doch auch die Floh-, Wanzen-, Fliegen-, Bienen- und Wespenstiche gehören dazu; denn die kleinen Hautverletzungen, welche diese Thiere hervorbringen, sind so fein, daß sie gar keine merkbaren Folgen haben würden, wenn nicht zugleich besondere, stark reizende Stoffe mit in die Haut hineingebracht wären. — Bei Bienen- und Wespenstichen sind kalte Umschläge, Zinksalbe, dann die gleichen Mittel wie bei Verbrennungen anzuwenden; bei starker Hautröthung und Schwellung mit heftigen Schmerzen verbunden, bringt das Aufstreichen von etwas grauer (Quecksilber-) Salbe oft ziemlich schnell Linderung und macht die Entzündung rückgängig.

Schlangenbisse kommen selten vor, weil es bei uns wenig Giftschlangen gibt; sie sind auch nicht so gefährlich, wie die Bisse der Giftschlangen in heißen Ländern. Es ist ein ganz vernünftiges Volksmittel solche Wunden sofort auszusaugen (von der unverletzten Mund- und Magenschleimhaut wird das Gift nicht aufgenommen), und oberhalb derselben ein Band fest umzulegen; doch kann dies nur unmittelbar nach dem Bisse von Wirkung sein. Das Aufsaugen kann auch so geschehen, daß man ein Stück Zucker wiederholt auf die Wunde drückt. Etwas später ist es zweckmäßig, die Wunden mit starkem Essig oder starkem Salzwasser auszuwaschen, und dann nur ganz locker zu verbinden. Kann man sich Ammoniakflüssigkeit (Salmiakgeist) verschaffen, so träufele man diese in die Wunde.

Ganz ebenso ist bei dem Biß von Hunden und Katzen zu verfahren, welche an der Tollwuth leiden. Vor Allem beruhige man den Gebissenen über die etwaigen Folgen, denn von vielen hunderten gebissener Menschen erkranken nur sehr wenige an der Tollwuth. Bluten die Wunden, so lasse man sie ausbluten, wasche sie dann aus und lege einen lockeren Verband um.

Bei Köchinnen, sowie auch bei Fleischern und Selchern kommt es (wie schon Seite 177 erwähnt) nicht selten vor, daß Saft von etwas angefaultem Fleisch in kleine Ritzchen der Finger, zumal am Nagel, eindringt und heftige Entzündungen mit Schwellung der Achseldrüsen und starkem Fieber hervorruft. Dies gibt sich manchmal schon gleich nach Eindringen des Saftes durch ein heftiges Brennen kund, durch welches man zuweilen erst auf das Vorhandensein einer kleinen wunden Stelle aufmerksam gemacht wird. Sofortiges Auswaschen, dann Umschläge mit zweiprocentiger Carbollösung oder mit starkem Bleiwasser (zwei Eßlöffel voll Bleiessig auf eine kleine Flasche voll Wasser) bei vollkommener Ruhe der hochgelagerten Hand vermögen die Ausbreitung des Fäulnißgiftes oft zu verhindern. Vermehrt sich trotzdem die Röthung und Schwellung, so ist graue Salbe einzureiben. Wenn eine derartige Fingerentzündung 2c. über drei Tage dauert, sollte man immer einen Arzt fragen; nicht nur unsägliche Schmerzen, sondern Verlust eines Fingers, ja der Hand, des Armes, des Lebens kann die Folge solcher Vergiftung mit faulem Fleische sein.

Blutungen.

Von den ohne Verwundung auftretenden Blutungen ist das Nasenbluten am häufigsten, zumal bei jüngeren Leuten und Kindern. Ich halte es nicht für zweckmäßig, sich beim Nasenbluten in vornübergebeugter Stellung über ein Waschbecken zu stellen, weil durch diese Stellung der natürliche Ablauf des Blutes vom Kopf zum Herzen gehemmt wird. Am leichtesten kommt immer eine gleichmäßige Blutcirculation zu Stande, wenn man ruhig auf dem Rücken liegt, mit wenig erhobenem Kopfe. Der aus der Nase Blutende wird dabei freilich etwas Blut in den Hals bekommen und es schlucken oder ausspucken, doch macht dies nichts. Man läßt kaltes Wasser in die Nase einziehen, dem etwas Essig oder Alaun (1 kleiner Kaffeelöffel voll auf 1 Liter Wasser) zugesetzt sein kann. Alles Schnauben, Pressen und Herumwischen an der Nase ist energisch zu verbieten; dagegen tiefes Athemholen zu empfehlen. Hört das Bluten nicht bald auf, so muß ein Arzt geholt werden.

Heftiger Bluthusten, sogenannter Blutsturz; daß das Blut aus den Lungen oder Luftwegen kommt, ist daran zu erkennen, daß es meist hellroth ist, und mit mäßigen (nicht immer heftigen) Hustenbewegungen ausgeworfen wird. Es ist dabei immer sofort zum Arzt zu schicken. Vor Allem muß sich der Kranke augenblicklich niederlegen und mit etwas erhobenem Oberkörper liegen bleiben; dann soll er sich ganz ruhig verhalten, nicht sprechen, nicht zu tief athmen, Alles vermeiden, was zum Husten reizt. Ist der Kranke nicht zu schwach, so legt man ihm einen großen kalten Umschlag um die Brust, und gibt ihm Eis zu schlucken. Dann lasse man ihn ein bis zwei Theelöffel voll Salz mit wenig Wasser herunterschlucken; darauf gebe man ihm ein Klystier mit Zusatz von zwei Löffel Essig. — Alle Blutenden gerathen gewöhnlich sehr bald in große Aufregung; man beruhige sie daher; selbst wenn sich solche Lungenblutungen, wie es häufig vorkommt, öfter wiederholen, werden sie doch nur in den letzten Stadien der Schwindsucht tödtlich.

Blutbrechen. Das bei Magenblutungen von Zeit zu Zeit durch Erbrechen entleerte Blut ist gewöhnlich sehr dunkel, fast schwarzbraun. Die Kranken sind ebenfalls im Bett zu halten; man gibt ihnen Eispillen, kalten Umschlag auf die Magengegend. Bei eintretenden Ohnmachten darf man keine innerlichen Mittel geben; man reibe die Schläfen mit Kölner Wasser, gebe ein Klystier mit etwas Wein, Senfteige auf die Waden.

Ueber Darmblutungen siehe bei Typhus, Seite 156.

Andere Blutungen aus dem Unterleibe sind mit Einschieben von Eisstücken, Einspritzungen von Eiswasser zu behandeln bis der Arzt kommt.

Wiederbelebungsversuche bei Erhängten und Ertrunkenen.

Wenn der Körper eines Erhängten, den man vom Strick abgeschnitten hat oder der eines aus dem Wasser gezogenen Ertrunkenen noch einige Wärme hat (eine Mastdarmtemperatur von weniger als 27° C. beweist sicher den Tod), und wenn beim Auflegen des Ohres auf die Herzgegend noch eine Spur von Herzschlag wahrnehmbar ist, so haben die Wiederbelebungsversuche einige Aussicht auf Erfolg. Als ein sicheres, durch Laien constatirbares Zeichen des Todes gilt außer der niederen Körpertemperatur und dem Stillstand der Athmung und des Herzens noch, daß starkes Reiben der Haut und Aufträufeln von Siegellack (auf den Oberschenkel oder Bauch, nicht auf Brust und Gesicht, wo entstellende Narben entstehen können, falls der Scheintodte wieder zum Leben kommt) keine Röthe erzeugt; ferner, daß nach Umschnürung eines Fingers mit einem Faden keine bläulichrothe Färbung eintritt, sich die Schnurfurche nach Entfernung des Fadens auch nicht wieder roth färbt, sondern weiß bleibt.

Ertrunkene lege man zunächst rasch auf die Seite und erhebe sie an den Beinen, damit das Wasser aus dem Munde und den Athemorganen ausfließe.

Ist noch Athmung und Herzschlag, wenn auch in noch so geringem Maße vorhanden, so trachte man durch Vorhalten von Ammoniak, Anspritzen mit kaltem Wasser, Kitzeln der Nase mit einer Federfahne, des Rachens mit einem Finger, Reiben der Haut und andere Reize, Bewegungen hervorzurufen, wie Niesen, Brechen, Husten, wodurch dann auch die Athem- und Herzbewegungen wieder angeregt werden. Nützt dies nichts, dann muß man versuchen, künstlich regelmäßige Athembewegungen hervorzurufen. Dies geschieht meiner Erfahrung nach am besten durch regelmäßiges Einblasen der Luft in die Lungen, welchem dann ein Zusammendrücken des Brustkorbes folgen muß. Die im Hospital ausgebildete Pflegerin wird vielleicht Gelegenheit gehabt haben, diesen Vorgang zu sehen, der sich freilich am wirksamsten mittelst eines Kehlkopfrohrs, oder durch eine in die Luftröhre eingelegte dicke Canüle machen läßt; doch auch ohne Instrumente ist das Lufteinblasen in vielen Fällen wirksam. Man setzt den eigenen Mund auf den Mund des Scheintodten, dessen Nase man zuhält, und bläst einen kräftigen Luftstrom hinein; daß die Luft in die Lungen eindringt, merkt man an der Hebung der Brust, die dann sofort von einem Andern von beiden

Seiten umfaßt und mit einem Ruck zusammengedrückt wird; dies geht abwechselnd so weiter in dem Tempo der Athmung eines gesunden Menschen; man muß dies Verfahren bis zu einer Viertelstunde und länger fortsetzen, und darf es um so weniger aufgeben, wenn man merkt, daß der Scheintodte einige schnappende Athemzüge thut, nach welchen man nur einen Moment wartet, um zu beobachten, ob die Athemthätigkeit von selbst weiter geht. Ist dies der Fall, so beginnt man nun noch einmal mit den früher erwähnten Reizen, bis das Bewußtsein wiederkehrt. — Man hat gegen diese Methode eingewendet, daß dabei die meiste Luft in den Magen und nicht in die Lunge gelange; dies ist nicht für alle Fälle richtig: in einem Falle sah ich allerdings, daß der Magen sich stark durch die eingeblasene Luft aufblähte, darnach traten dann aber heftige Brechbewegungen ein, denen dann Athem- und Herzbewegungen folgten. Da Lungen, Herz und Magen von demselben Hirnnerven versehen werden, so ist es verständlich, daß die Erregung eines Zweiges dieses Nerven auf den Stamm und die Wurzel desselben im Centrum zurückwirkt und von da aus auch die anderen Zweige anregt. Man sieht aus dieser Beobachtung, daß auch das Einblasen von Luft in den Magen in Fällen von Scheintodt nützen kann; schaden kann es in keiner Weise. — Von den anderen Methoden künstlicher Athmung: Rhythmisches (in regelmäßigen, der Häufigkeit der Athemzüge entsprechenden Pausen) Wenden des Körpers auf Brust und Seite (Methode nach Marshall Hall), sah ich keine Erfolge, wohl aber von folgender Methode (nach Sylvester und Pacini) die Athmung künstlich in Gang zu setzen; man legt den Scheintodten auf einen Tisch, so daß der Kopf an einem Ende der Tischplatte fast herunterhängt; nun stellt man sich hinter ihn, ergreift die Arme dicht unter dem Ellenbogengelenk, zieht sie mit einem Ruck hinauf und rückwärts zu beiden Seiten des Kopfes (1. Tempo, Einathmung), führt sie wieder mit einem Ruck am Brustkorb hinab und drückt mit den Oberarmen und den gebeugten Ellenbogen den unteren Theil des Brustkorbes von beiden Seiten zusammen (2. Tempo, Ausathmung); dies wird in regelmäßigen Zwischenpausen mit der Geschwindigkeit der gesunden Athembewegungen hintereinander wiederholt; wird es richtig gemacht, so kann man dabei deutlich die Luft in die Lungen ein- und ausströmen hören. Es ist nothwendig, daß sich die Pflegerin auf diese Methode einübt, welche sie wegen ihrer Einfachheit leicht allein ohne die Hilfe Anderer anwenden kann.

Sind beim Essen oder beim Spielen der Kinder Speisen oder andere fremde Körper (Bohnen, Perlen, Münzen, Knöpfe, Pflaumenkerne) im Schlund, in der Speiseröhre, im Kehlkopf, in der Luftröhre stecken geblieben, so sind die in der Regel von selbst eintretenden Würgebewegungen durch Einführen des Fingers in den Schlund zu befördern. Es werden durch die Brechbewegungen, denen sich leicht Hustenstöße zugesellen, solche Fremdkörper selbst aus den Luftwegen wieder herausgeworfen. Geschieht dies nicht sofort, so hole man schnell den Arzt.

Haben sich Kinder aus Spielerei Fremdkörper in die Nase oder in ein Ohr gesteckt, so hüte man sich, selbst an dem Hervorholen dieser Körper arbeiten zu wollen, sondern schicke die Kinder sofort zum Arzte; in der Regel werden solche Fremdkörper durch laienhafte Ausziehungsversuche nur tiefer hineingeschoben; ob sie eine Stunde länger stecken bleiben, daran liegt nichts.

Ueber Hilfeleistung bei Ohnmachten, Schlaganfällen, Krampfanfällen war bereits früher (Capitel VII, S. 189 u. f.) die Rede.

Vergiftungen.

Die Erkenntniß, ob gewisse Krankheitserscheinungen durch unbewußtes Aufnehmen oder heimlichen Genuß von Giften hervorgebracht sind, ist nicht immer so einfach und kann nur von einem Arzte sicher gewonnen werden.

Es kommen indeß eine Reihe von Fällen vor, in welchen durch Zufall Gift genommen wird, und auch die Art des genommenen Giftes gleich festgestellt werden kann.

In allen Fällen, in welchen giftige Substanzen, meist Flüssigkeiten, geschluckt sind, trachte man, die Zeit, welche immer verfließt bis der Arzt kommt und bis sogenannte Gegengifte aus der Apotheke herbeigeholt werden, zu benutzen, um das eingenommene Gift rasch wieder aus dem Magen herauszuschaffen, und dasjenige, was etwa zurückbleibt, durch starke Verdünnung und Vermischung mit Oel und zähem Schleim (durch Einhüllung) unschädlicher zu machen. — Erbrechen zu erzeugen ist also immer die erste Aufgabe; dies geschieht durch Kitzeln des Schlundes mit dem Finger oder einer Federfahne, dann durch Darreichung von etwas lauwarmem Oel mit Wasser gemischt. (Nur bei Phosphorvergiftungen ist kein Oel anzuwenden.) Dann läßt man sehr reichlich Wasser oder besser noch Milch trinken; dies kann in keinem Falle schaden.

Am häufigsten kommt es vor, daß Kinder in der Küche Flaschen mit Lauge oder Schwefelsäure (Vitriol) ergreifen, in der Meinung, es sei Wasser, Wein oder Bier darin; wenn sie auch nach dem ersten Schluck in der Regel aufhören, so genügt derselbe doch, im Schlunde ausgedehnte Verbrennungen hervorzurufen, die den Tod veranlassen oder mindestens bedeutende Verengerungen der Speiseröhre nach sich ziehen können.

Bei Vergiftungen mit Laugen gibt man Essig, Citronensaft, Milch, Eier.

Beim Verschlucken von starken Säuren (Schwefelsäure oder Vitriol, Salzsäure, Salpetersäure): Kreide, gebrannte Magnesia mit Wasser verrührt, Seifenwasser, Milch.

Bei Arsenikvergiftungen: Eisenrost mit Wasser vermengt, Milch, Eier.

Bei Grünspanvergiftungen: viel Zucker und Eier; kein Essig!

Bei Phosphorvergiftungen: kein Oel; viel Magnesia und Wasser.

Bei Opium- und Morphiumvergiftungen: viel starken schwarzen Kaffee, herben Rothwein.

Bei Vergiftungen mit Blausäure (in bitteren Mandeln, Kirsch-, Aprikosen-, Pfirsichkernen) und Cyankali: schwarzer Kaffee, kalte Uebergießungen des Kopfes.

Bei Vergiftung mit Tollkirschen (Belladonna): Brechmittel, kalte Begießungen des Kopfes, Citronensaft und Wasser, Kaffee.

Bei Vergiftungen (Erstickungen) mit Kohlen- oder Leuchtgas sind die Betroffenen vor Allem aus dem Raume herauszubringen, in welchem sich das Gas entwickelt hat; dann sind Wiederbelebungsversuche wie beim Scheintod anzustellen: Bespritzen, Uebergießen mit Wasser, Reiben, Klystiere mit Essig, Senfteige; lange fortgesetzte künstliche Athmung hat sich in diesen Fällen als besonders wirksam bewährt.

Capitel IX.

Ernährung und Diät. — Schlusswort.

Die ausgezeichneten Bücher von Dr. J. Wiel („Diätetisches Kochbuch" und „Tisch für Magenkranke"), welche in keinem Krankenhause und in keiner Familie fehlen sollen, überheben mich der Aufgabe, in diesem Capitel auf das Besondere der Diät bei einzelnen Krankheiten und auf die Bereitung der einzelnen Speisen einzugehen. Eine Hausfrau, die in Küche und Keller gut Bescheid weiß, wird sich selbst leicht in den praktischen Vorschriften zurecht finden, welche in jenen Büchern gegeben sind; eine Salondame und eine Pflegerin, welche sich überhaupt nie mit Kochen beschäftigt hat, kann diese für die Kranken so wichtige Kunst ohne praktische Anleitung doch nicht aus einem Buche lernen.

Immerhin will ich nicht unterlassen, hier die Aufmerksamkeit auf einige Erfahrungen zu lenken, welche der Auswahl einer passenden Nahrung (der Diätetik) zu Grunde liegen.

Die Ernährung ist ein von sehr vielen Umständen abhängiger höchst verwickelter Vorgang bei allen lebenden Wesen (Organismen: Pflanzen, Thiere, Mensch). Jedes lebende Wesen muß, um zu wachsen und sich eine Zeit lang auf dieser Erde zu erhalten, Stoffe von Außen in sich aufnehmen und aus diesen Stoffen Bestandtheile seines Leibes bilden, beim Wachsthum dieselben auch noch vermehren. Der Mensch nimmt durch die Lungen bei der Athmung Luft, durch den Magen und Darm Pflanzen- und Thierbestandtheile, sowie Mineralien (meist in Form sogenannter Mineralsalze) in sich auf. Damit aus der eingenommenen Nahrung etwas in's

Blut übergehen kann, müssen alle Nahrungsbestandtheile in einen flüssigen Zustand gebracht werden, sofern sie nicht schon in diesem Zustande aufgenommen werden. Die weichen und festen Bestandtheile des Leibes nehmen dann aus dem sie durchströmenden Blut das auf, was sie zu ihrer Erhaltung und bei jungen Menschen auch zu ihrem Wachsthum brauchen.

Damit dies Alles in geregelter Weise vorgeht, ist Folgendes nöthig: Die durch das Zerschneiden nur unvollkommen verkleinerten Nahrungsmittel müssen durch das Kauen in einen breiartigen Zustand versetzt und mit Speichel gemischt werden, ehe sie in den Magen gelangen. Schon hier kann eine Quelle schlechter Verdauung und schlechter Ernährung liegen. Zahnlose, besonders ältere Leute leiden nicht selten deshalb an Verdauungsstörungen, weil sie zu große unverkaute Bissen herunterschlucken. Kinder sind zuweilen zu träge um lange zu kauen, oder sie sind zu lebhaft, zu zerstreut, um dem Kaugeschäft die gehörige Ausdauer zu widmen. Für schwache Kranke ist das Kauen oft ebenso ermüdend, als wenn man von ihnen verlangen wollte, fünfzig Mal rasch nach einander die Arme hoch zu heben. Zahnlose Leute helfen sich mit künstlichen Gebissen, oder durch sehr feines Zerschneiden oder Haschiren des Fleisches; Kranken kann man nur auf letzterem Wege helfen, wenn es nöthig ist, daß sie festere Nahrung nehmen. Mit Kindern hat man beim Essen oft seine Noth, die Erziehung muß da nachhelfen. Nur haschirtes Fleisch nehmen zu lassen ist einerseits nicht durchführbar, weil es bald zuwider wird, andererseits wird dabei die zur Verdauung wichtige Speichelabsonderung zu wenig angeregt. Letztere ist besonders nöthig zur Verdauung von Brod, Mehlspeisen und Kartoffeln. Das Brod sollte bei kauschwachen und kaufaulen Menschen nur trocken als Zwieback, Bisquit gegeben werden; es zerbröckelt schnell im Munde, oder kann auch in Milch, Thee oder Bouillon eingetaucht genommen werden; so zertheilt es sich im Magen leicht, während viel frisches, weiches Brod sich zu festen Klößen zusammenballt, auf welche die Verdauungssäfte nur schwer und langsam einwirken. Bei Kindern macht man oft die Beobachtung, daß ihnen auch das Hinunterschlingen der gekauten Speisen große Anstrengung kostet; dies steigert sich bis zur Unmöglichkeit, wenn die in die Backentaschen hineingeschobenen ausgesaugten Massen sich zu dicken Klumpen zusammengeballt haben; es ist dies eine üble Gewohnheit, die nur durch eine gewisse Strenge der Ueberwachung beim Essen beseitigt werden kann.

Im Magen angelangt, verfallen die Speisen der Einwirkung des Magensaftes, weiterhin der Einwirkung des Darmsaftes. Diese aus der inneren Haut des Magens und Darmes (Schleimhaut) austretenden vom Schleime verschiedenen Säfte bringen einen großen Theil der (verdaulichen) eingenommenen Speisen in einen gallertigen, dann in einen flüssigen Zustand, in welchem sie in den Darm gelangen, von den Saugadern der Darmschleimhaut aufgenommen und durch sie in's Blut geführt werden; dabei haben sie noch sehr enge Siebe, die Gekrösdrüsen zu passiren. — Die Störungen, welche in diesem Vorgange statthaben können, sind äußerst mannigfache.

1. Es wird zu wenig oder zu viel, oder ein zu schwach wirkender Magensaft abgesondert. Dies kann wieder verschiedene Gründe haben. Die Bildung von gesundem Magensaft erfordert vor Allem reichliche Zufuhr gesunden Blutes zum Magen und unbehinderte lebhafte Bewegung in den Blutgefäßen des Magens; dazu sind auch gesunde Magennerven nöthig. Blutarme Menschen, fiebernde Kranke, Erschöpfte, Nervenkranke sondern keine genügende Menge von Magensaft ab; bei Typhuskranken kann Speichel- und Magensaftabsonderung zeitweise ganz aufgehoben sein. Die Magenschleimhaut kann auch selbst krank sein, und deshalb nichts leisten. — Dem Nerveneinfluß wird bei diesem Act in den meisten Büchern über Diätetik viel zu wenig Rechnung getragen. Es ist ein altes Sprichwort, daß einem beim Geruch vortrefflicher Speisen „das Wasser im Munde zusammenläuft". Es ist dies fast wörtlich richtig. Duftende Speisen, ja selbst die lebhafte Vorstellung von

solchen rufen rasch vermehrte Speichelabsonderung hervor, wohl auch vermehrte Absonderung des Magensaftes. Wie sehr Gemüthsstimmungen auf den Appetit wirken, ist bekannt. Dann kommt auch noch der instinktive Nachahmungstrieb des Menschen beim gemeinsamen Essen in Betracht; jede Hausfrau wird die Beobachtung gemacht haben, daß einige schlechte Esser auf die Eßlust der übrigen Gäste sehr übel einwirken. Anderntheils sieht man, daß Kinder, denen man oft jeden Bissen hineinquälen muß, nicht selten die doppelten und dreifachen Portionen essen, wenn ihr Ehrgeiz durch andere gleichalterige, gut essende Kinder neben ihnen angespornt wird. — Wie erregt eine hübsche, appetitliche Herrichtung der Gerichte, des Eßtisches, des Eßzimmers, behagliches Sitzen, den Appetit!

Wenngleich immer der Arzt zu befragen ist, in wie weit der Magen eines appetitlosen Kranken durch sogenannte pikante Speisen angeregt werden darf, so ist ihre mäßige Anwendung doch erlaubt. Manchen Kranken ist der Geruch der Speisen besonders widerlich, zumal der Geruch von warmem Fleisch; solche Kranke nehmen dann viel eher kaltes Roastbeef und Schinken, als die schönsten und zartesten warmen Braten. Auch der Gewohnheit und der persönlichen Neigung muß man bis auf den zuträglichen Grad nachgeben. Wem gebratenes Fleisch auch in gesunden Tagen zuwider war, den zwinge man nicht dazu, es zu essen, wenn er krank ist.

2. Der Magensaft muß mit den Speisen in innige Berührung kommen können. Dies ist nicht möglich, wenn der Magen überfüllt ist, sei es mit großen Mengen von Flüssigkeit, sei es mit Massen von Speisebrei; es ist ferner nicht möglich, wenn der kranke Magen viel Schleim absondert. Dann ist dazu nöthig, daß der Magen sich zusammenzieht, die Speisen durcheinander wälzt, und einen Theil derselben fortschiebt, um auf den andern wirken zu können. Schlaffe, fast gelähmte Magenwandungen können also auch (z. B. bei Magenerweiterung) Ursache schlechter Verdauung und Ernährung sein.

3. Massenhaft aufgenommene im Magen ver-

bleibende und dort gährende Speisen üben einen krankmachenden Einfluß auf die Magenschleimhaut aus, und machen den Magensaft unwirksam.

4. Von der Thätigkeit und der Menge der Saugadern in den sogenannten Darmzotten hängt es ab, wie viel von der gelösten Nahrung aufgenommen wird. Diese Thätigkeit ist wieder durch ähnliche Umstände beeinflußt wie die Thätigkeit der Magenschleimhaut.

5. Sind die Gekrösdrüsen verstopft, durch welche der Nahrungssaft aus den Saugadern hindurch muß, ein bei Kindern nicht selten vorkommender Fall, so verhungert der Mensch, weil nichts oder nur sehr wenig vom Nahrungssaft in's Blut gelangt.

6. Die Zuführung eines mit kräftigem Nahrungssaft verbundenen Blutes zu den übrigen Körperbestandtheilen würde auf letztere gar keinen Einfluß haben, wenn sie nicht im Stande wären, das ihnen Zugeführte in sich aufzunehmen, und aus ihm das zu machen, was sie selber sind: Muskel (Fleisch), Fett, Bindegewebe (Häute), Drüsen, Hirn, Nerven, Gefäße. Das eigentliche Wesen des Lebens steckt also nicht minder in diesen meist aus Fasern zusammengewebten Theilen, wie in der Thätigkeit des Hirns, der Nerven, der Athmung, des Herzens. Keine aller dieser Thätigkeiten kann ohne die andere bestehen; nicht nur der ganze Mensch, sondern jeder kleinste Theil lebt. Man könnte wohl eine Vorrichtung machen, um vom Herzen aus Blut und Nahrungssaft in einen todten Körper zu treiben, doch er würde dadurch nicht wieder zum Aufleben zu bringen sein, da die einzelnen Theilchen ihr Leben verloren haben.

Wie das Alles so verwickelt und schwer zu verstehen ist! Die Leserin soll sich auch nicht damit abplagen, es ganz verstehen zu wollen. Ich habe sie nur einen Blick in diesen kleinen Theil der Lehre vom Leben (Biologie, Physiologie) thun lassen, damit sie nicht glaubt, es sei eine gar so einfache Sache, einen mageren Menschen fett, einen schwachen stark, einen fetten mager zu machen. Es ist Sache des Arztes, sich den Kopf darüber zu zerbrechen, wo in jedem einzelnen Falle die Störungen der Ernährung liegen, und wie ihnen abzuhelfen ist.

Zum Schluß noch einige allgemeine hieher gehörige Bemerkungen.

Es ist aus dem hier und schon früher bei den fieberhaften Krankheiten Gesagten klar, daß der Ernährung bei Kranken gewisse natürliche Schranken gesetzt sind. Die Idee, jeder Abmagerung und jeder Schwäche durch sofortige massenhafte beliebige Nahrungszufuhr selbst zwangsweise abhelfen zu wollen, muß man aufgeben. Abgesehen davon, daß dies in vielen Fällen geradezu schädlich, ja tödtlich wirken könnte, kann das massenhafte Einführen von Nahrungsmitteln einem in seinen Ernährungsorganen Kranken ebenso wenig nützen, wie wenn man einem Automaten das schönste Diner eingösse.

Zum Glück ist ein vollkommenes Versagen der Verdauungsthätigkeit nicht häufig; selbst bei den schwersten Krankheiten bleibt immer noch die Aufnahme des zum Leben am allernöthigsten Wassers und meist auch die Einführung von dünnen Lösungen einiger wichtiger Nahrungsmittel möglich. Es ist für Laien ganz besonders erstaunlich, wie lange man damit Menschen hinhalten kann, die (wie so oft beim Typhus), wochenlang besinnungslos, ohne Hunger- und Durstgefühl daliegen, und ohne Pflege sicher zu Grunde gehen würden.

Der Naturforscher' freilich weiß, daß ein in guten Verhältnissen lebender mäßiger Mensch mindestens vier- bis sechsmal so viel Nahrung in sich aufzunehmen pflegt, als er nöthig hätte, um seine tägliche Arbeit zu leisten. Der Mensch unterscheidet sich ja auch dadurch vom Thier, daß er nicht nur ißt, um zu leben, sondern weil ihm das Essen einen Genuß bereitet.

Ein sehr verbreiteter Irrthum ist es auch, man könne schwächlichen Kindern und schwachen Kranken durch Einführung einer sehr concentrirten flüssigen Nahrung rasch Kräfte beibringen. Dies scheitert gewöhnlich schon an dem Widerstand der Kranken selbst, die oft genug mit Widerwillen die kräftigsten und schmackhaftesten Fleischbrühen von sich weisen, ja denen schon die Suppe, wie sie täglich sonst auf ihren Tisch kommt, zu stark ist. Es gibt außer den Lösungen der verschiedenen Mineralsalze, welche den meisten unserer Nahrungsmittel schon durch die Natur beigegeben sind, gar keine Speisen, welche ohne Mithilfe von Speichel, Magen- und Darmsaft und ohne Bewegung des Magens und Darmcanals in die Blutmasse aufgenommen werden könnten; versiegt das Verdauungsmaterial und stellt der Verdauungsapparat seine Bewegungen ein, so kann das Einführen von Speisen die Eingeweide nur belasten. Zwischen dieser vollkommenen Unthätigkeit und der kräftigen gesunden Thätigkeit der Ernährungsorgane liegen ebenso viele Zwischenstufen, wie zwischen entschiedener Krankheit und vollkommener Gesundheit. Es sind die vielen kleinen Stufen bedingten Gesundseins, bedingter Kraft, bedingter Thätigkeit, die der Mensch so ungern herabsteigt, weil er instinctiv fühlt, daß er nach einem Abstieg selten wieder ganz auf die Höhe zurückgelangt, auf welcher er stand. Wird er vom Geschick auf ein Mal viele Stufen herabgestoßen, oder springt er auch wohl im Uebermuthe selbst herab, so kann er nicht mit einem Satz wieder in die Höhe, sondern er muß, wie er es als schwaches hilfloses Kind gethan, von Stufe zu Stufe wieder hinauf. — Der schwache Kranke muß fast zur Kindernahrung und zu Kindergewohnheiten zurückkehren; die Nahrung wird ihm nur gedeihlich, wenn sie ihm oft, nie zu viel auf einmal und in einer seinen schwachen Verdauungskräften angemessenen verdünnten Form gereicht wird. Gibt man einem Reconvalescenten alle 1 bis 2 Stunden etwas Tauben- oder Hühner- oder Kalbfleischsuppe, dann etwas Thee mit Zwieback und Aehnliches, was alles nur einen sehr geringen sogenannten Nährwerth hat — so wird er nicht nur täglich kräftiger werden, sondern auch mit Freuden seinen kleinen Mahlzeiten entgegensehen. Bringt man ihm einmal oder zweimal am Tage concentrirteste Rindsbrühe, Ochsenschwanz-, Schildkrötensuppe, die einem Gesunden wie flüssiges Fleisch eingeht und denen man durch allerlei Beisatz den höchsten Nährwerth geben kann, der in flüssiger menschlicher Nahrung überhaupt denkbar ist, so wird der Kranke sich mit Recht sträuben, auch nur einen Löffel davon zu nehmen (schon der kräftige, aromatische, für einen Gesunden köstliche Geruch ist ihm zuwider!) und wenn er es thäte, würde es ihm wie Blei im Magen liegen, ohne ihm zu nützen. — Wir müssen bei der Ernährung und der Diät der Kranken überhaupt daran denken, daß der Culturmensch seine Lebensweise nicht deshalb so oder so gewählt hat, weil er sie für die gesundeste hält, (z. B. auch seine Mahlzeiten nur ein oder zwei Mal und dann massenhaft einnimmt) — sondern weil sie ihm gestattet, seinen zum Leben nöthigen Gelderwerb unter diesen Bedingungen am sichersten zu erzielen, am meisten Zeit für die Arbeit zu gewinnen. Man schaue doch nur um sich! Wo sind denn die Menschen, welche fragen, welches Land, welche Stadt, welche Beschäftigung, welche Lebensweise sind meiner Gesundheit am zuträglichsten? Wie klein ist die Zahl der Menschen, für welche diese Umstände überhaupt in Frage kommen! Die meisten Menschen leben so, wie sie den Umständen nach eben leben müssen. Leidet ihr Körper darunter, ist er nach Jahre langer Arbeit da und dort abgenützt, nicht mehr so leistungsfähig wie früher, dann soll der Arzt helfen. Wird eine Arzenei aus der Apotheke verordnet, und sei es auch die theuerste, so wird sie beschafft und regelmäßig eingenommen. Doch wenn der Arzt dem Hilfe Suchenden auseinandersetzt, daß er seine Lebensweise so und so ändern muß und ihm zu verstehen gibt, daß er überhaupt nur noch bedingt leistungsfähig ist, und sich auch diese bedingte Leistungsfähigkeit nur erhalten kann, wenn er dies thut und jenes meidet, so wird der Kranke ihm kaum zuhören und entweder einfach erklären, er könne und wolle in seiner Lebensweise nichts ändern, oder es sei ein Irrthum, ihn für eigentlich krank zu halten: man gebe ihm ein wirksames Mittel gegen Kopfweh und Magendruck, und damit sei er ganz gesund wie früher. Daß die Seuchen und manche andere Krankheiten den Menschen plötzlich von außen treffen, etwa wie eine Verletzung, ist Allen klar. Daß zu weit mehr Krankheiten der Keim in der schwachen Entwicklung und Ausbildung dieses oder jenes Körpertheiles angeboren ist, daß vollendete, in allen Theilen gleichmäßige Gesundheit des Körpers und Geistes ebenso selten sind, wie in allen Theilen vollendete Schönheit, das geben Viele wohl als im Allgemeinen richtig zu, ohne jedoch zu der schmerzlichen Einsicht kommen zu wollen, daß sie selbst auch zu den unvollkommenen Geschöpfen gehören und für's ganze Leben dazu gehören werden. Man soll das auch von Keinem verlangen! Die Vorstellung, daß alle Menschen gleich sind, ist eine der segensreichsten Täuschungen, durch welche sich die christliche Welt und zumal unser Jahrhundert fortdauernd veredelt und vervollkommnet; sie ist die Quelle unermeßlichen Glückes für viele Tausende, weil sich an diese Annahme der Anspruch der Gleichberechtigung aller Menschen geknüpft hat, welche die Grundlage unserer jetzigen menschlichen Gemeinschaft bildet. — Wir wollen daran gewiß nicht rütteln; doch ist es gut, wenn man darüber klar denkt, weil man nur dann die richtigen Mittel finden kann, die Ungleichheiten, welche Mutter Natur nun einmal immer wieder und wieder hervorbringt, auszugleichen. — Daß sich diese Unvollkommenheiten da und dort oft erst herausstellen, wenn die Kräfte an einer bestimmten Leistung geprüft werden, und daß selbst der stärkste Mensch durch übermäßige Anstrengungen und durch das Alter früher oder später in seiner Leistungsfähigkeit unvollkommen wird, ist eine traurige Erfahrung, an die wir uns mit Entsagung gewöhnen müssen.

Es ist gewiß ein Unglück, als Kranker oder als schwacher, kränklicher Mensch nur unvollkommen der Arbeit und dem Genuß leben zu können. Doch ist es auch schmerzlich für den Arzt und die Pflegerin, nur bedingt und oft gar nicht mehr helfen zu können. Es gibt nur einen Trost in diesem Leid, und das ist das Bewußtsein, nach bestem Wissen und Gewissen seine Pflicht gethan zu haben.

Anhang.

Notizen über Pflegerinnen-Vereine im Deutschen Reiche.

Aus dem in Weimar erschienenen „Taschenbuche für Krankenpflegerinnen 1880" entnehmen wir Folgendes über die im Deutschen Reiche bestehenden Pflegerinnen-Vereine:

Der Verband der deutschen Frauen-Hilfs- und Pflege-Vereine umfaßt die sämmtlichen unter dem „Rothen Kreuz" in den deutschen Staaten wirkenden Frauenvereine:

den preußischen vaterländischen Frauenverein, mit den ihm affiliirten Vereinen in Anhalt, Braunschweig, Bremen, Hamburg, beiden Lippe, Oldenburg, Sachsen-Gotha, Waldeck;
den baierischen Frauenverein;
den sächsischen Albertverein;
den württembergischen Wohlthätigkeitsverein;
den badischen Frauenverein;
den hessischen Aliceverein;
das patriotische Institut der weimarischen Frauenvereine.

Für die gemeinsame Thätigkeit ist bestimmend die Verbandsordnung vom 12. August 1871, deren §. 1 lautet:

„Die deutschen Frauenvereine verfolgen den gemeinschaftlichen Zweck:

1. in Friedenszeiten innerhalb des Verbandes außerordentliche Nothstände zu lindern, sowie für die Förderung und Hebung der Krankenpflege Sorge zu tragen;
2. in Kriegszeiten an der Fürsorge für die im Felde Verwundeten und Kranken theilzunehmen und die hiezu dienenden Einrichtungen zu unterstützen."

Protectorin des Verbandes ist Ihre Majestät die Kaiserin und Königin Augusta.

Die Vereine in folgenden Städten haben ihr eigenes Krankenhaus, welches auch meist zur praktischen Ausbildung der Pflegerinnen benützt wird.

Berlin: Augusta-Spital; 8 Schwestern und 12 Pflegerinnen. Die von den dirigirenden Aerzten in zwei Cursen jährlich ausgebildeten Pflegerinnen werden in die Privatpflege abgegeben. Mit dem Augusta-Hospital ist ein Pflegerinnen-Asyl und Pensionsinstitut für Pflegerinnen verbunden.

Halle: 52 ausgebildete Diaconissen, 20 lernende. Das Mutterhaus ist zugleich Krankenhaus.

Kiel: Das Mutterhaus für Pflegerinnen zählt 16 Schwestern, davon 3 in der Ausbildung begriffen. Die Anstalt hat ein Kinderspital und ein Operationszimmer für die chirurgische Poliklinik. Die Schwestern erhalten ihre Ausbildung in dem akademischen Hospital zu Kiel.

Hannover: Provinzial-Pflegerinnenanstalt Clementinenstift in Hannover; 24 Schwestern, von denen 10 lernen. Die Anstalt hat ein eigenes Krankenhaus verbunden mit Poliklinik.

Elberfeld: Die Pflegerinnenanstalt zählt 14 Schwestern, davon in der Ausbildung begriffen 4; sie besitzt ein Kinderhospital, eine Abtheilung für erwachsene Privatpersonen und Augenklinik.

Braunschweig: Das Marienstift zählt 21 pflegende Schwestern, deren 10 in der Ausbildung begriffen; dieselben pflegen im eigenen Krankenhause.

Bremen: Das Vereinshaus zur Ausbildung von Krankenpflegerinnen zählt 14 Schwestern, von denen 5 in der Ausbildung begriffen sind; dieselben pflegen im eigenen Krankenhause und werden in demselben ausgebildet.

Hamburg: Die Krankenpflegerinnenanstalt zählt 20 Schwestern, von denen 7 in der Ausbildung begriffen sind; dieselben pflegen im eigenen Krankenhause und werden in demselben ausgebildet.

Metz: Das Mathildenstift zählt 3 Diaconissen; dasselbe besitzt ein eigenes Krankenhaus.

München: Protectorin: Ihre Majestät die Königin-Witwe. Die Pflegerinnenanstalt des baierischen Frauenvereines besitzt unter der Leitung einer eigenen Vorsteherin ein Haus mit Garten im Mittelpunkte der Stadt. In demselben befinden sich außer den Wohnungen der Vorsteherin und der Pflegerinnen zwei zur Aufnahme von Kranken eingerichtete geräumige Zimmer.

Dresden: Präsidentin: Ihre Maj. die Königin Carola. Die Krankenpflegerinnenanstalt des Albertvereines zählt mit Ausschluß derjenigen Pflegerinnen, welche nur für den Kriegsfall verfügbar sind, 69. Von diesen sind 9 noch in der Ausbildung begriffen.

Der Albertverein besitzt in dem Carolahaus ein eigenes Krankenhaus in Dresden, außerdem besteht ein zweites eigenes in der Verwaltung des Zweigvereines Ostritz in Grünau.

Stuttgart: Die Diaconissenanstalt ist im Besitze eines Hauses, welches zugleich Lehranstalt, Krankenhaus und Heimstätte ist und einer auf dem Lande gelegenen Filiale, welche als Erholungsstätte erkrankter Schwestern und zugleich als Asyl für chronisch kranke Frauen dient.

Carlsruhe: Protectorin: Ihre königliche Hoheit die Großherzogin. Der badische Frauenverein besitzt als eigenes Krankenhaus die Vereinsklinik in Carlsruhe für chirurgische und Augenkranke.

Darmstadt: Protector: Se. königliche Hoheit der Großherzog. Der Alice-Frauenverein für Kranken- und Waisenpflege besitzt zwei Krankenpflegerinnen-Anstalten, eine in Darmstadt, die andere in Mainz.

Rudolphiner-Verein

zur

Erbauung und Erhaltung eines Pavillon-Krankenhauses

behufs

Heranbildung

von

Pflegerinnen für Kranke und Verwundete

in Wien.

Unter dem hohen Protectorate Sr. kais. und kön. Hoheit des durchlauchtigsten

Kronprinzen und Herrn Erzherzogs Rudolph.

Statuten.

I. Abschnitt.

Zweck des Vereines.

§. 1.

Der Rudolphiner-Verein, dessen Sitz in Wien ist, hat den Zweck, das Los der Kranken und Verwundeten durch Heranbildung von praktisch und theoretisch geschulten Pflegerinnen zu verbessern.

II. Abschnitt.

Mittel zur Erreichung dieses Zweckes.

§. 2.

Die Erreichung dieses Zweckes wird angestrebt werden:

a) Durch Errichtung eines mit besonderer Rücksicht auf die Heranbildung von Pflegerinnen eingerichteten Krankenhauses.

b) Durch Auswahl und Heranziehen von Frauen und Mädchen, welche sich allein im Dienste der Humanität oder auch des Erwerbes wegen der Krankenpflege widmen wollen.
c) Durch einen, denselben in der Anstalt zu ertheilenden praktischen und theoretischen Unterricht.
d) Durch Verwendung der auf diese Weise geschulten Pflegerinnen in Spitälern und bei Privaten in Friedenszeiten, sowie durch Verwendung der Pflegerinnen und des Vereins-Krankenhauses zur Pflege von Verwundeten in Kriegszeiten.
e) Endlich durch Vorträge und Schriften über Kranken- und Verwundetenpflege.

III. Abschnitt.

Bildung des Vereines.

§. 3.

Dem Vereine kann Jedermann ohne Unterschied des Geschlechtes beitreten.

§. 4.

Der Verein besteht aus Stiftern, Wohlthätern, ordentlichen Mitgliedern und Ehrenmitgliedern.

I. Stifter sind solche, welche 5000—10.000 Gulden österr. Währung einzahlen. Stifter mit 5000 Gulden haben das Recht für 6 Monate (183 Verpflegstage), Stifter mit 6000—9000 Gulden (entsprechend den eingezahlten Summen) für 7—10 Monate (210—300 Verpflegstage) eines Jahres, Stifter mit 10.000 Gulden das ganze Jahr hindurch ein Bett mit einem Kranken unentgeltlich zu belegen. Nicht nur einzelne Personen, sondern auch Gesellschaften, Vereine und Familien können als Stifter dem Vereine beitreten.

Name und Wappenschild aller Stifter werden an besonderen Tafeln über dem Stiftsbette und im Sitzungszimmer des Ausschusses angebracht.

II. Wohlthäter des Vereines werden diejenigen benannt, welche sofort mindestens 500 Gulden einzahlen, oder sich verpflichten, durch zehn Jahre hindurch einen Jahresbeitrag von 50 Gulden zu leisten.

Die Namen aller Wohlthäter werden auf Marmortafeln an den Wänden der Krankenzimmer oder des Sitzungssaales eingravirt.

III. Ordentliche Mitglieder sind alle, welche jährlich einen Betrag von mindestens drei Gulden entrichten oder dem Vereine auf einmal eine Spende von mindestens 100 Gulden widmen.

IV. Ehrenmitglieder werden vom Ausschusse mit zwei Drittel Stimmen ernannt.

IV. Abschnitt.

General-Versammlung.

§. 5.

Die General-Versammlung vertritt die Gesammtheit der Mitglieder des Vereines. Ihre statutenmäßig gefaßten Beschlüsse sind für alle, mithin auch für abwesende Mitglieder bindend.

In jedem Jahre findet eine ordentliche General-Versammlung statt, deren Zeitpunkt vom Ausschuß bestimmt wird.

§. 6.

Außerordentliche General-Versammlungen beruft der Ausschuß, so oft er es im Interesse des Vereines für nothwendig erachtet, oder wenn dies mindestens von dem fünften Theile aller Stimmen mit Angabe des Zweckes verlangt wird.

Alle ordentlichen Mitglieder, welche einen Jahresbeitrag von mindestens drei Gulden zahlen, und die Ehrenmitglieder sind einfach stimmberechtigt; ebenso diejenigen, welche auf einmal eine Spende von 100 fl. gewidmet haben; mit jedem zweiten, dritten, vierten Hundert der Spende verfügt der Spender über eine zweite, dritte, vierte Stimme.

Diejenigen Wohlthäter, welche sich verpflichtet haben, 10 Jahre hindurch jährlich 50 Gulden zu zahlen, sind im ersten und zweiten Jahre einfach stimmberechtigt, im dritten und vierten Jahre repräsentiren sie zwei Stimmen, und dann nach jedem zweiten Jahre eine Stimme mehr.

Diejenigen Wohlthäter, welche 500 Gulden auf einmal einzahlen, repräsentiren 5 Stimmen; mit jedem Hundert der Nachzahlung wächst die Zahl der repräsentirten Stimmen um eine.

Die Stifter mit 5000 Gulden repräsentiren 50 Stimmen; mit jeder Mehrzahlung von 1000 Gulden wächst die Stimmenzahl um 10, so daß die Stifter mit 10.000 Gulden über 100 Stimmen verfügen.

Jedes ordentliche Mitglied und Ehrenmitglied, sowie jeder Wohlthäter und Stifter kann sich durch ein von ihm schriftlich bevollmächtigtes Mitglied des Vereins bei der Abstimmung vertreten lassen.

§. 7.

Die Einladung zur General-Versammlung geschieht brieflich unter Angabe der zur Verhandlung kommenden Gegenstände mindestens 8 Tage vor dem für dieselbe anberaumten Tage.

Anträge der Mitglieder sind an den Schriftführer des Vereins-Ausschusses mindestens drei Tage vor der General-Versammlung schriftlich einzubringen.

§. 8.

Die General-Versammlung ist beschlußfähig, wenn mindestens zweihundert Stimmen in derselben vertreten sind.

Ist diese Zahl nicht erreicht, so muß innerhalb der nächsten vierzehn Tage eine neue Versammlung ausgeschrieben werden, und diese ist unter allen Umständen beschlußfähig, auf welchen Umstand in der Einladung zu derselben besonders aufmerksam zu machen ist.

§. 9.

Die General-Versammlung beschließt in der Regel mit einfacher Majorität. Sie wählt aus der Mitte der Stimmberechtigten mit absoluter Stimmenmehrheit die Mitglieder des Ausschusses für die Dauer von drei Jahren und zwei Rechnungs-Revisoren für ein Jahr.

Sie genehmigt über Antrag der Revisoren die Rechnungen des Ausschusses, berathet und beschließt über die Mittel zur Erreichung der Vereinszwecke.

Ueber Aenderungen der Statuten und über die etwa beantragte Auflösung des Vereines beschließt die General-Versammlung mit zwei Drittel der Stimmen.

§. 10.

Ueber die General-Versammlung wird ein die Beschlüsse registrirendes Protokoll geführt, welches von dem Vorsitzenden, dem Schriftführer und von zwei von der General-Versammlung besonders zu diesem Zwecke zu wählenden Mitgliedern zu unterzeichnen ist.

V. Abschnitt.

Besorgung der Vereinsangelegenheiten.

§. 11.

Die Besorgung der Vereinsangelegenheiten obliegt dem Ausschuß.

Derselbe besteht aus acht männlichen und vier weiblichen Mitgliedern.

Treten Mitglieder des Ausschusses während ihrer Functionsdauer aus, so ergänzt sich der Ausschuß bis zur nächsten Wahl durch Cooptation nach eigenem Ermessen.

§. 12.

Die Vereinsgeschäfte werden vom Ausschusse unentgeltlich besorgt.

§. 13.

Der Ausschuß wählt aus seinen männlichen Mitgliedern einen Vorsitzenden, einen Stellvertreter desselben, einen Schriftführer und einen Cassier. Dieselben bilden das Bureau des Vereinsausschusses

Der Ausschuß beschließt mit einfacher Majorität der Anwesenden und ist beschlußfähig, wenn ohne den Vorsitzenden wenigstens vier Mitglieder anwesend sind.

§. 14.

Der Ausschuß bildet aus seinen Mitgliedern verschiedene Comité's zur Durchführung der verschiedenen im Laufe der Zeit sich darbietenden Aufgaben. Sowohl der Ausschuß als die Comité's können Personen als Sachverständige ohne Stimmrecht zuziehen, welche dem Vereine nicht angehören.

§. 15.

Dem Ausschusse kommt die Wahl des Bauplatzes, der Entwurf und die Durchführung des Baues, sowie die Einrichtung und Verwaltung des Krankenhauses und der Pflegerinnenschule zu.

§. 16.

Dem Ausschusse kommt ferner die Anstellung, Entlassung oder Suspendirung der Aerzte, Pflegerinnen, Beamten, Arbeiter und Diener des Vereines zu.

Der Ausschuß macht der General-Versammlung Vorschläge, vollzieht deren Beschlüsse, legt Rechnung und berichtet über alle wichtigen Vorkommnisse im Verein.

§. 17.

Der Vorsitzende und in seiner Verhinderung sein Stellvertreter vertritt den Verein nach Außen.

Ausfertigungen und Bekanntmachungen des Vereines unterzeichnet rechtsgiltig der Vorsitzende und in dessen Verhinderung sein Stellvertreter.

VI. Abschnitt.

Vermögen des Vereines.

§. 18.

Das Vermögen des Vereines wird aus den Stiftungen, Spenden und den Beiträgen der Wohlthäter und Mitglieder, aus dem Grundbesitze und den darauf erbauten Häusern, sowie aus anderen Zuflüssen, dann aus den Zinsen der fruchtbringend angelegten Vereinsgelder gebildet und von dem Ausschusse verwaltet.

§. 19.

Das gesammte Vermögen bleibt ein untheilbares Eigenthum desselben; weder austretende Mitglieder, Stifter und Wohlthäter, noch die Erben derselben können an denselben einen Anspruch auf dasselbe erheben.

VII. Abschnitt.

Schiedsgericht.

§. 20.

Streitigkeiten, welche aus den Vereinsverhältnissen hervorgehen, sind vom ordentlichen Rechtswege ausgeschlossen und werden durch ein Schiedsgericht ausgetragen, zu welchem jeder der streitenden Theile zwei Schiedsrichter ernennt.

Die ernannten Schiedsrichter wählen ihrerseits einen Obmann und fällen nach Anhörung beider streitenden Theile ihren Ausspruch. Jedes Vereinsmitglied ist verpflichtet, sich dem Ausspruche des Schiedsgerichtes zu fügen.

VIII. Abschnitt.

Auflösung des Vereines.

Im Falle der Auflösung des Vereines fällt das Vereinsvermögen einem von der General-Versammlung zu bestimmenden wohlthätigen Zwecke zu.

Der Ausschuß des Rudolphiner-Vereins ist in folgender Weise zusammengesetzt: Vorsitzender: Se. Excellenz Graf Hans Wilczek. — Vorsitzender-Stellvertreter: Se. Excellenz Freiherr Leopold v. Hoffmann. — Schriftführer: Prof. Dr. Th. Billroth. — Cassier: Herr Wilhelm Ritter von Gutmann. — Mitglieder: Die Damen: Frau Emilie Bach, Fräulein Minna Gomperz, Fräulein Marie Miller von und zu Aichholz, Frau Bürgermeisterin Laura von Newald. — Die Herren: Dr. Robert Gersuny, Sanitätsrath Dr. F. W. Lorinser, Dr. J. von Mundy, Primararzt Dr. J. Standhartner.

Der Verein besitzt zum Bau des „Rudolphiner-Hauses" (einer Pflegerinnenschule mit eigenem Pavillon-Krankenhaus) einen herrlich gelegenen und gut gepflegten Park in Unter-Döbling (Langegasse Nr. 51 und 52) bei Wien, und hofft mit Unterstützung edler Menschenfreunde und Wohlthäter bald so viel Mittel beisammen zu haben, um die Adaptirung der auf dem erwähnten Grundstücke vorhandenen Gebäude und den Neubau von Krankenpavillons beginnen und dann die Pflegerinnenschule eröffnen zu können.

Alle Mitglieder des Ausschusses, sowie der unterzeichnete Schriftführer desselben nehmen jede, auch die kleinste Gabe für den Verein mit dem wärmsten Danke entgegen.

Mögen vor Allem die Genesenden der noch Leidenden gedenken!

Professor Dr. Th. Billroth.
Wien, IX., Alserstraße 20.